U0198343

创伤骨科典型病例

主　编　王海滨　贾代良　赵益峰　吴　彬　张钦明

上海科学技术文献出版社

Shanghai Scientific and Technological Literature Press

图书在版编目（CIP）数据

创伤骨科典型病例 / 王海滨等主编 . -- 上海：上海科学技术文献出版社，2022.3
ISBN 978-7-5439-8522-3

Ⅰ . ①创… Ⅱ . ①王… Ⅲ . ①骨损伤－病案 Ⅳ . ① R683

中国版本图书馆 CIP 数据核字（2022）第 026948 号

策划编辑：张　树
责任编辑：应丽春
封面设计：李　楠

创伤骨科典型病例

CHUANGSHANG GUKE DIANXING BINGLI

主　　编　王海滨　贾代良　赵益峰　吴　彬　张钦明
出版发行：上海科学技术文献出版社
地　　址：上海市长乐路 746 号
邮政编码：200040
经　　销：全国新华书店
印　　刷：朗翔印刷（天津）有限公司
开　　本：787mm×1092mm　1/16
印　　张：24.25
版　　次：2022 年 3 月第 1 版　2022 年 3 月第 1 次印刷
书　　号：ISBN 978-7-5439-8522-3
定　　价：298.00 元

http://www.sstlp.com

《创伤骨科典型病例》

编委会

名誉主编

孟纯阳　张元民　赵晓伟

主　编

王海滨　贾代良　赵益峰　吴　彬　张钦明

副主编

李冬梅　褚风龙　孙　鹏　李笑颜　吴春屾

张　瑞　姜　振　韩　亮　王　勇　章　旭

高　明　宋富强

编　委

（按姓氏笔画排序）

马武剑　王　勇　王海滨　孔凡东　付　强

刘保瑞　孙　鹏　李文卓　李冬梅　李京玉

李笑颜　杨　峰　时迎旭　吴　彬　吴春屾

宋富强　张　瑞　张大学　张元民　张钦明

郑　熠　孟纯阳　赵晓伟　赵益峰　姜　振

贾代良　贾存岭　高　明　高肇篷　常　波

章　旭　韩　建　韩　亮　韩秀国　鉴晓东

褚风龙　綦　磊　谭清实

名誉主编简介

孟纯阳，医学博士，主任医师，二级教授，博士研究生导师，享受国务院特殊津贴专家，山东省有突出贡献的中青年专家，山东省首届名医联盟常务理事，山东省优秀研究生导师，山东省科技创新人才，济宁市首批知名专家等。现任济宁医学院附属医院骨科医院骨科及脊柱外科主任、山东省临床精品特色专科"腰椎间盘微创治疗"学科带头人、济宁市自然科学学科带头人、济宁医学院脊神经疼痛研究所所长、济宁医学院"一流学科"和"一流团队"学科带头人。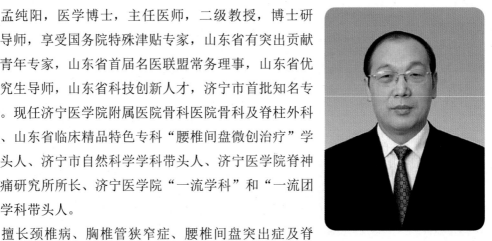

擅长颈椎病、胸椎管狭窄症、腰椎间盘突出症及脊柱创伤、肿瘤、结核的诊治。在鲁西南率先开展微创经皮穿刺椎体成形和后凸成形术（PVP、PKP）治疗老年骨质疏松骨折和经皮穿刺椎弓根置入治疗胸腰椎骨折、椎间盘镜（MED）及椎间孔镜（PLED/PTLD)、通道技术等脊柱微创新技术，并获创新技术奖8项，获省部厅级科研奖7项。领衔的腰椎间盘微创治疗项目于2018年12月被山东省卫生健康委员会、山东省发展和改革委员会、山东省市场监督管理局共同评选为"山东省临床精品特色专科"。现主持国家自然科学基金面上项目2项，省自然基金1项。

张元民，医学博士，主任医师，教授，硕士研究生导师，济宁市任城区人大代表，致公党济宁医学院支部主任委员。现任济宁医学院康复医学院副院长、济宁医学院附属医院骨关节科主任。兼任中国康复医学会教育专业委员会委员，山东省康复医学会骨与关节委员会副主任委员，山东省预防医学会骨与关节疾病防治分会副主任委员，山东省健康管理协会运动与健康促进专业委员会副主任委员等。

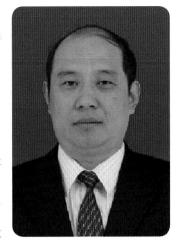

主要荣誉：曾荣获中国医师协会人文医生、山东省总工会颁发的富民兴鲁劳动奖章、山东省省级青年岗位能手、山东省抗菌药物临床应用工作示范标兵、山东省医院协会优秀科主任、济宁市自然科学"学科带头人"提名奖、济宁市骨科专业学科带头人等荣誉称号。

科研成果：承担和参与国家级、省市级科研课题 10 余项，其中参与国家自然科学基金 1 项、省自然科学基金 2 项，承担山东省科技攻关 1 项、教育部产学合作协同育人项目 1 项、发明专利 2 项。主编及参编临床著作 5 部，发表 SCI 论文 8 篇，在国家核心期刊发表论文 20 余篇。

专业特长：在山东省较早开展关节镜微创手术，开展了关节镜下半月板缝合，前后交叉韧带一期重建技术，复杂的膝、髋关节置换和关节翻修等技术项目。

赵晓伟，医学博士，主任医师，教授，硕士研究生导师，济宁医学院附属医院副院长，关节与运动医学科副主任，济宁医学院外科教研室主任，济宁市骨科专业学科带头人。兼任济宁市医学会运动医疗分会主任委员，山东省医师协会运动医疗分会副主任委员，山东省医学会髋关节工作委员会委员，山东省医学会运动医疗委员会委员，济宁市医学会骨科学分会膝关节学组副组长。

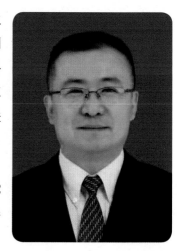

1993 年本科毕业于山东医科大学临床医学系，2002 年硕士毕业于福建医科大学骨外科专业，2013 年博士毕业于天津医科大学骨外科专业。

曾荣获山东省抗击新冠肺炎疫情先进个人、济宁市卫生工作先进个人、首批济宁市知名专家、中国 PTC 传播贡献奖、首批济宁医学院附属医院名医、济宁医学院教学先进个人等荣誉称号。除临床工作外，负责本专业的临床教学，还承担参与省市级科研项目 5 项，获国家专利 2 项。并发表 SCI 3 篇，学术论文 10 余篇，主编著作 3 部。

擅长股骨头缺血坏死、膝骨关节炎、半月板损伤、交叉韧带损伤等骨关节疾病的诊治，重视开展骨关节疾病的个性化治疗，对复杂疑难病例有独到的见解，特别在髋、膝人工关节置换、翻修及关节镜手术等方面有很深的造诣。

主编简介

王海滨，主任医师，教授，硕士研究生导师，现任济宁医学院附属医院创伤骨科主任、急诊外科主任、创伤中心主任。兼任中华医学会急诊医师分会急诊外科专业委员会委员，中国医师协会创伤外科医师分会第二、第三届委员会委员，中国医师协会急诊外科委员会多发伤专业委员会委员，中国医师协会急救复苏专业委员会急救学组委员，山东省医学会创伤外科分会第三、第四届委员会委员，山东省医学会急诊医师分会急诊与现场灾害救援学组组长，山东省医学会创伤外科分会多发伤救治学组副组长，山东省医师协会急诊创伤学分会第一、第二届委员会常务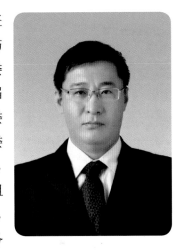委员，山东省医师协会急诊创伤学分会老年创伤委员会副主任委员，山东省医学会灾害医学委员会委员，山东省医学会骨科学分会创伤学组委员，山东省研究型医院协会创伤骨科分会副主任委员，济宁市医学会创伤外科分会第二、第三届委员会副主任委员。为济宁市"五一"劳动奖章获得者，山东省、济宁市劳动能力鉴定委员会医疗卫生专家、济宁市首批知名医学专家。为山东省 AO 讲师团讲师、中国 OTC 讲师团讲师、山东省医学会创伤外科分会血栓讲师团讲师。

从事骨科工作 20 多年，在骨科疾病及创伤性疾病的诊治方面积累丰富经验，特别是四肢骨折微创治疗，对四肢多发性损伤的诊断、治疗，对骨盆、髋臼骨折复位及治疗等有系统性研究，对老年四肢骨折的治疗有深入研究，对四肢濒于截肢患肢多次成功进行保肢治疗。

承担省级课题 3 项、市级 2 项，主编、副主编专业著作 9 部。在国家级核心期刊发表论文 15 篇。

贾代良，副主任医师，副教授，硕士研究生导师，法医临床司法鉴定专家，济宁医学院附属医院急诊外科副主任。

核心期刊发表文章 10 余篇，参编著作 4 部，主编著作 1 部。

主持山东省自然科学基金 1 项，山东省卫生厅科技发展基金 1 项，济宁市科技局科技发展项目 1 项，院校级科研项目 3 项。

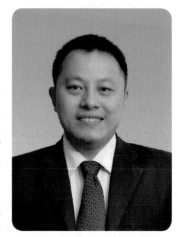

专业特长：熟练掌握骨科疾病的诊断与治疗，侧重于急诊外科、创伤骨科方向，对多发伤、四肢骨折、关节内及关节周围骨折、骨髓炎、骨折不愈合、骨不连的手术治疗有着丰富的经验，擅长踝部疾患的手术治疗。

赵益峰，骨外科医学硕士，主任医师，教授，济宁医学院附属医院创伤骨科副主任。兼任中国医师协会急诊外科委员会委员，山东省医学会创伤外科修复重建学组委员，山东省医师协会急诊创伤青年委员会委员。

2009 年作为国内访问学者被山东省卫生厅公派到北京积水潭医院学习 1 年，期间师从王满宜教授。

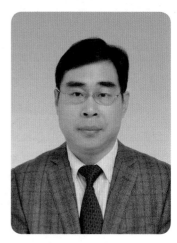

擅长于膝关节周围、肘关节周围骨折的治疗，也擅长髋周、肩周、踝关节骨折的治疗。对于肘关节僵硬、膝关节僵硬的松解、复杂骨髓炎的控制及下肢畸形的矫正、陈旧性骨折不愈合、大段骨缺损的诊治也具有较深入的研究与掌握。

吴彬，医学硕士，副主任医师，硕士研究生导师，就职于济宁医学院附属医院创伤骨科。兼任山东省医学会罕见病分会委员，山东省医学会创伤外科修复重建学组委员，山东省医师协会急诊创伤青年委员会委员。

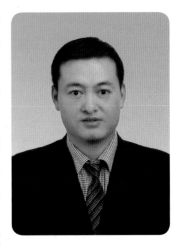

曾在上海六院、北京积水潭医院、美国迈阿密大学Jackson 纪念医院创伤中心进修学习。

常年在急诊创伤一线工作，系统接受了 AO 理念及创伤控制理论的培训，擅长多发伤、复合外伤的急诊救治及四肢骨与关节周围骨折的微创治疗，在髋关节周围骨折及复杂肢体创伤的修复重建方面尤为擅长。

以第一作者发表 SCI 论文 2 篇，在国家级期刊发表论著 10 篇，主编著作 2 部，完成专利 2 项。

主要参与国家自然科学基金 1 项，主持山东省自然科学基金 1 项，主持济宁医学院课题 1 项并获得济宁市科技进步三等奖。

张钦明，医学硕士，主治医师，2011 年 7 月毕业于中国医科大学，毕业至今于济宁医学院附属医院创伤骨科工作，2016 年 7 月至 2017 年 7 月于北京积水潭医院进修深造学习 1 年。

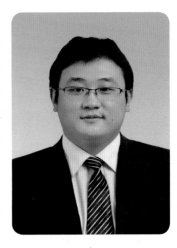

熟练掌握骨科疾病的诊断与治疗，侧重于创伤骨科方向，对四肢骨折、关节内及关节周围骨折、骨髓炎、骨折不愈合手术治疗有着丰富的经验。

前　言

随着近年来，医学新技术、新方法、新理念推陈出新，不断更新、进步，创伤骨科技术也得到迅速发展。但创伤骨科疾病多种多样、部位多、伤情不一、病情复杂，对于骨科医生、创伤骨科医生来讲，临床工作中对于多变的病情，即使经验丰富的医生，也难免有漏诊、误诊等情况的发生。在临床、教学等工作中，我们注意到：年轻医生、规培进修医生、研究生等对某一创伤的诊治，不论是认识、还是方法上都存在不足，能力需要提高，基础知识需要进一步学习，创伤机制、创伤骨科新进展需要了解，为此我们编写此书。

本书以实际病例为主题，所收录病例均为本院创伤骨科医生在临床实际工作中遇到、接诊、治疗病例，选择典型，值得一读。每一病例我们均按照临床工作实际，以病历摘要、体格检查、辅助检查、初步诊断、鉴别诊断、诊疗计划、治疗过程、最后诊断、随访康复结果、治疗心得、主编评述等，对每一病例的诊疗过程作记录。让读者熟悉创伤骨科常见损伤与典型病例的诊治思路，同时了解新进展，从而帮助医学生、规培、进修医生、年轻医生尽快系统地学习掌握本专业疾病的诊治方法。

本书读者对象为创伤骨科专业医生，以及广大基层医疗机构包括县级医院、乡镇卫生院的临床医务人员，同时还包括医学生、规培进修人员、青年医生，为其提供工作学习的工具书及参考资料。

当然，因时间有限，经验不足，书中一定会存在不妥及不当之处，敬请读者、同道批评指正、不吝赐教！最后，衷心感谢为此书的编写支持、辛勤付出和默默奉献的人们！

编　者

2021 年 6 月

目　录

第一章　肩部创伤

病例1　肩锁关节脱位、肩峰骨折（Tossy Ⅱ型）

一、病历摘要

患者崔某某，女，33岁。

主诉： 外伤致头部、右肩部疼痛3小时。

现病史： 患者及其家属诉3小时前在下班路上骑电车被三轮车撞伤，伤后即感头部、右肩部疼痛，右肩活动受限，无昏迷、意识障碍，无胸闷、心悸、呼吸困难，无恶心、呕吐，无大小便失禁，伤后被"120"接至我院，急诊给予行X线检查提示："右肩锁关节脱位、肩胛骨骨折"，并以"右肩外伤"收入我科。患者受伤来未进食水，未行睡眠，大小便未排。

既往史： 既往有"乙肝"病史10年，否认结核等传染病史及其密切接触病史，否认高血压及糖尿病史，否认重大外伤及手术史，否认输血史，否认食物及药物过敏史，预防接种史随当地。

个人史： 生长于原籍，否认外地及疫区长期居留史，否认毒物接触史。生活较规律，无吸烟、酗酒史，否认其他不良嗜好。

月经史： 15岁初潮，周期28～30天，经期5～6天，末次月经2018年8月10日，既往月经规律、经量中等、无痛经。

婚育史： 24岁结婚，育有1子，配偶及儿子体健。

家族史： 父亲因病去世3年（原因不清），母体健，否认家族性遗传病、传染病史。

二、体格检查

T：36.7℃，P：65次/分，R：16次/分，BP：121/81mmHg。右肩部可见皮肤擦伤，肩部压痛，锁骨远端压痛明显，肩关节活动受限，右上肢肢端血运正常。

三、辅助检查

X线片：右肩锁关节脱位、肩峰骨折（2018年8月21日）（病例1图1）。

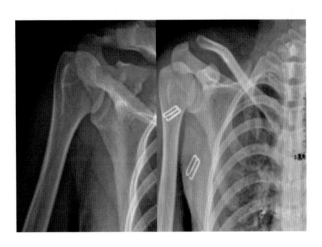

病例1图1　右肩锁关节脱位、肩峰骨折

四、初步诊断

右肩锁关节脱位（Tossy Ⅱ型）

右肩峰骨折

头部外伤

头皮血肿

头部、右肩部皮肤擦伤

五、鉴别诊断及诊疗计划

1. 鉴别诊断

（1）胸锁关节脱位：受伤位置位于胸部，两侧胸锁关节可出现不对称，有异常活动，锁骨内端可见突出或空虚。

（2）肋骨骨折：伤后胸部疼痛，咳嗽及深呼吸时疼痛加重；挤压胸廓时，骨折部分疼痛加剧；有时可合并气、血胸；X线片示肋骨骨折。

（3）肱骨外髁颈骨折：多为传达暴力所致，上臂近端压痛，肩关节内侧可见瘀斑，有疼痛、压痛、功能障碍，可触及骨擦感及异常活动，本患者可排除。

2. 诊疗计划

（1）护理常规：创伤骨科护理常规，Ⅰ级护理。

（2）检查计划：入院后行检查，如化验（血常规、血型、凝血常规、肝炎六项、术前三抗体、肝肾功能、尿便常规等）、心电图等，24小时内完成检查。

（3）治疗计划：患肢给予三角巾悬吊，患者诉伤处疼痛，评分5分，给予氟比洛芬酯镇痛治疗；患肢肿胀，给予七叶皂甙钠消肿、虎力散活血等药物治疗；排除手术禁忌后，待局部肿胀病情允许后，手术治疗。

（4）饮食康复计划：静脉血栓栓塞症（VTE）评分 0 分，采取预防措施：患肢给予踝泵治疗，预防下肢静脉血栓。

（5）出院计划：术后 14 日拆线，切口愈合良好，术后复查 X 线骨折固定效果可，办理出院，预计住院 3 周。

六、治疗过程

患者入院后患肢给予三角巾悬吊，给予镇痛、活血消肿等药物治疗，排除手术禁忌后，于 2018 年 8 月 30 日在静吸复合麻醉下行右肩峰骨折切开复位内固定术＋肩锁关节脱位切开复位内固定术，手术顺利，术后给予镇痛、消肿、接骨、护胃等药物治疗。

手术过程：患者入手术室后手术者、麻醉医师、巡回护士核对患者信息无误，麻醉后行手术治疗。取肩部弧形切口进入，肩峰骨折，位置可，肩锁关节脱位，经肩峰打入克氏针两枚，透视肩峰骨折位置好，张力带固定，肩锁关节脱位，给予复位后，锁骨构固定，透视见肩锁关节复位固定好，冲洗，逐层缝合。无手术标本。术中出血约 50ml，未输血，输液 1600ml，术中未排尿。术后患者返回病房。

七、术后复查及最终诊断

术后 X 线片见病例 1 图 2。

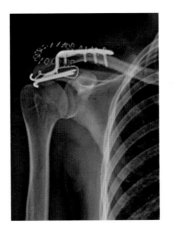

病例 1 图 2　术后 X 线检查

最终诊断：

右肩锁关节脱位（Tossy Ⅱ型）

右肩峰骨折

头部外伤

头皮血肿

头部、右肩部皮肤擦伤

肋骨骨折

支气管炎

肺结节

八、随访

患者术后随访，影像相关检查如病例1图3至病例1图5所示。

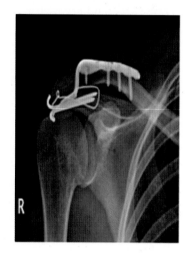

病例1图3 术后2个月

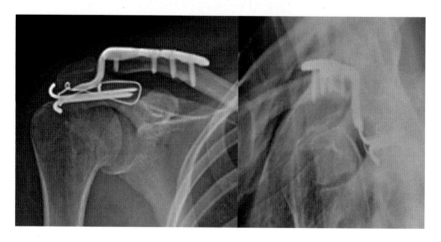

病例1图4 术后6个月

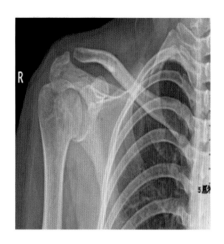

病例 1 图 5　术后 7 个月拆除内固定

九、心得体会及病例讨论

1. 手术切口选择　取肩部弧形切口,同时显露锁骨远端、肩峰,处理肩锁关节脱位、肩峰骨折才能得心应手。

2. 肩峰骨折的固定方式　张力带固定,较螺钉牢固能抵抗锁骨钩向上的应力。

3. 手术顺序　先行肩峰骨折张力带固定,为锁骨钩的固定创造条件,再行肩锁关节脱位锁骨钩固定。

十、主编评述

一般肩锁关节脱位 Tossy Ⅱ型保守治疗即可得到较好的功能恢复,但该患者同时合并同侧肩峰的骨折,肩部悬吊复合体(SSSC)发生了 2 处断裂、损伤,需要进行修复,避免出现骨折不愈合、肩峰撞击等功能障碍,这样对 2 处损伤均进行了修复,恢复悬吊复合体的稳定性,最终患者得到了良好的肩关节功能恢复。

病例 2　锁骨远端骨折(Allman 分型 Ⅱa 型)

一、病历摘要

患者李某某,男,39 岁。

主诉:高处坠落伤后头痛头晕 5 小时。

现病史:患者于 5 小时前于电线杆上进行有线电视工作时不慎坠落在地,伤后诉头痛头晕,右肩部疼痛,无意识不清,无肢体抽搐,具体情况不详,家属不在现场。急送入当地医院,行检查示“脑挫裂伤、锁骨骨折”。患者家属为求进一步诊治,前来我院，急诊行颅脑 CT 检查后以"急性颅脑损伤"收入神经外科。患者自受伤以来神志清，精神差，未进饮食，未解大小便。

既往史：既往体健，否认有高血压、糖尿病、冠心病等慢性疾病史，否认有肝炎、结核等慢性传染病及其密切接触史，预防接种史随当地，否认有重大手术、外伤史，无输血史，无药物、食物过敏史。

个人史：出生地原籍，无外地久居史，无毒物接触史，生活较规律，有吸烟史，20 支 / 日 ×10 年，偶有饮酒史，职业工人，无毒物、粉尘及放射性物质接触史，无冶游史。

婚育史：25 岁结婚，家庭和睦，配偶体健，育有 1 子 1 女，子女体健。

家族史：无家族性遗传病、传染病史，无类似病史。父母健在。

二、体格检查

T：36.8℃，P：75 次 / 分，R：20 次 / 分，BP：127/89mmHg。右肩部青紫肿胀，锁骨远端处压痛明显，右肩关节活动受限，右上肢感觉、血运正常。

三、辅助检查

CT：左锁骨远端粉碎性骨折，骨折断端移位明显（2018 年 9 月 10 日）（病例 2 图 1）。

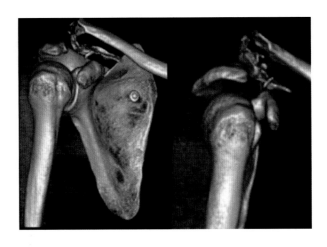

病例 2 图 1　CT 检查

X 线片：左锁骨远端骨折，移位明显（2018 年 9 月 11 日）（病例 2 图 2）。

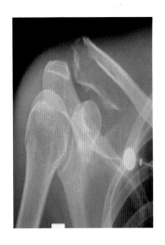

病例 2 图 2　左锁骨远端骨折

四、初步诊断

急性颅脑损伤

左额颞叶脑挫裂伤

蛛网膜下隙出血

左额颞部硬膜下血肿

右颞顶部头皮血肿

右侧锁骨骨折（Allman 分型 Ⅱa 型）

五、鉴别诊断及诊疗计划

1. 鉴别诊断

（1）肩锁关节脱位：锁骨的外端高于肩峰，甚至可出现梯状畸形，如向下牵拉上肢骨外端隆起更明显；向下按压骨外端时可恢复，松手后可又出现隆起；X 线片显示肩关节脱位，与本病不符，可排除。

（2）胸锁关节脱位：两侧可见不对称的胸锁关节，有异常活动，锁骨内端可突出或空虚。本患者可排除。

2. 诊疗计划

（1）护理常规：创伤骨科护理常规，Ⅰ级整体护理。

（2）检查计划：入院后完善化验（血型、血常规、凝血常规、肝炎六项、术前三抗体、肝肾功能、尿便常规等）、心电图等，24 小时内完成检查。

（3）治疗计划：患者入重症监护室，病情稳定后，排除手术禁忌后，我科择期行手术治疗。

（4）饮食康复计划：VTE 评分 5 分，采取预防措施：嘱多下床活动，踝泵运动，预防下肢静脉血栓形成。适当加强营养，促进康复。

（5）出院计划：待术后复查 X 线查看骨折对位对线可，切口换药无感染迹象、生命体征稳定可办理出院。

六、治疗过程

患者入院后入重症监护室治疗，给予完善相关检查，甘露醇脱水、营养神经、止血、护胃、预防癫痫、补液等对症支持治疗。患者经住院完善检查，合并胸部外伤，多发肋骨骨折，胸外科会诊，给予胸带外固定、利痰药物治疗，鼓励患者咳嗽、咳痰、加强营养支持治疗，病情允许给予止痛、促进骨折愈合药物治疗。锁骨远端粉碎性骨折，手术指征明确，病情稳定后，转入我科病房治疗。排除手术禁忌，于 2018 年 9 月 22 日 9：18 在静吸复合麻醉下行锁骨骨折切开复位内固定术，术后给予补液、止疼、抗感染等对症治疗。术后 3 日换药，并复查 X 线片，1 周出院。

手术过程：患者入手术室后手术者、麻醉医师、巡回护士核对患者信息无误，麻醉后行手术治疗。术中见锁骨远端粉碎性骨折，骨折近端上翘明显，复位骨折，1 枚普通螺钉固定，之后用 1 枚 7 孔锁骨钩接骨板固定，透视见骨折位置满意，内固定位置满意，冲洗、止血，探查无活动性出血后，逐层关闭切口，无菌敷料包扎。术中出血约 50ml，未输血，输液 1100ml。

七、术后复查及最终诊断

术后第 1 天 X 线片见病例 2 图 3。

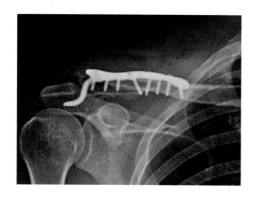

病例 2 图 3　术后 X 线检查

最终诊断：

右侧锁骨远段粉碎性骨折（Allman 分型 Ⅱa 型）

急性颅脑损伤

左额颞叶脑挫裂伤

蛛网膜下隙出血

左额颞部硬膜下血肿

右颞顶部头皮血肿

左侧基底节脑出血

胸部外伤

右侧多发肋骨骨折

双肺挫伤

八、随访

患者术后随访，影像相关检查如病例 2 图 4 至病例 2 图 7 所示。

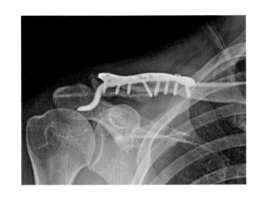

病例 2 图 4　术后 1 个月

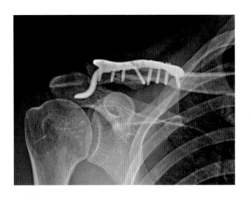

病例 2 图 5　术后 3 个月

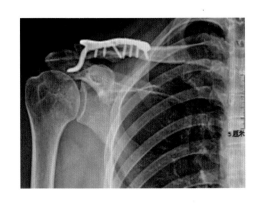

病例 2 图 6　术后 4 个月

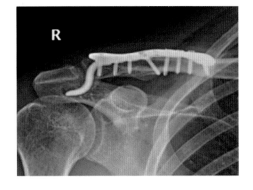

病例 2 图 7　术后 6 个月

九、心得体会及病例讨论

1. 较长的锁骨钩贴附性差，近端容易上翘，锁骨钩需要预弯处理。

2. 锁骨钩的安放位置适中，避免无效固定导致钩与肱骨头碰撞，引起疼痛，影响肩关节活动。

3. 粉碎性骨折，不要求解剖复位，重点解决肩锁关节脱位。

十、主编评述

锁骨骨折既往较多采用保守治疗，制动锁骨带固定，大多数取得了较好的效果，骨折愈合率高，功能恢复满意。手术治疗往往需要明确的血管、神经损伤，疼痛、美观等手术指征，但经过对照研究，手术治疗能够获得更高的愈合率、更好的功能恢复和形态恢复。目前随着人们生活水平的提高，对这类骨折的治疗提出了越来越高的要求，锁骨骨折越来越多的采取了手术治疗，目的在于使患者更早地恢复功能、生活与工作。

病例 3　陈旧性肩锁关节脱位（Tossy Ⅲ型）

一、病历摘要

患者刘某某，男，25 岁。

主诉：外伤致右肩部疼痛、活动受限 3 周。

现病史：患者诉约 3 周前在泗水泉林交界处骑自行车时摔倒，当时右肩部着地，伤后即感右肩部疼痛、活动受限，当时无昏迷、意识障碍，无头痛、头晕，无胸闷、心悸、呼吸困难，无恶心、呕吐，伤后于当地医院就诊，X 线检查提示"右肩锁关节脱位"，给予保守治疗。现患者为求进一步诊疗来我院就诊，门诊以"右肩锁关节脱位"收入我科。患者自受伤来神志清，精神可，饮食正常，睡眠可，大小便无明显异常。

既往史：平素身体体健，否认肝炎、结核等传染病史及其密切接触病史，否认高血压及糖尿病史，否认重大外伤及手术史，否认输血史，否认食物及药物过敏史，预防接种史随当地。

个人史：生长于原籍，否认外地及疫区长期居留史，否认毒物接触史。生活较规律，无吸烟、酗酒史，否认其他不良嗜好。

婚育史：22 岁结婚，育有 1 子，家庭和谐，配偶及儿子体健。

家族史：父母体健，否认家族性遗传病、传染病史。

二、体格检查

T：36.6℃，P：97 次 / 分，R：18 次 / 分，BP：129/77mmHg。右肩部轻微肿胀，右肩锁关节畸形、压痛，可及琴键感，右肩关节活动受限，右肘、腕关节活动可，右上肢末梢血运、感觉可。

三、辅助检查

右肩关节正斜位片：右肩锁关节脱位（我院，2015 年 10 月 19 日）（病例 3 图 1）。

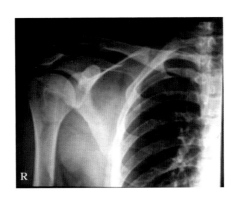

病例 3 图 1　右肩关节正斜位片

四、初步诊断

肩锁关节陈旧性脱位（右）（Tossy Ⅲ型）

五、鉴别诊断及诊疗计划

1. 鉴别诊断

（1）肩关节脱位：患者可表现为肩关节疼痛，不敢活动，查体可见"方肩"畸形，关节盂空虚，X 线摄片可见肱骨头从关节盂内脱出，与本病不符，可排除。

（2）锁骨骨折合并血管损伤：外伤史明确，伤后上肢皮温低，桡动脉搏动弱甚至消失，根据目前查体可排除。

2. 诊疗计划

（1）护理常规：创伤骨科护理常规，Ⅱ级整体护理。

（2）检查计划：入院后行检查，如化验（血常规、血型、凝血常规、肝炎六项、术前三抗体、肝肾功能、尿便常规等）、心电图、胸片等，入院后立即抽血化验，24 小时内完成检查。

（3）治疗计划：排除手术禁忌，择期行手术治疗。

（4）饮食康复计划：正常饮食，术后康复锻炼。

（5）出院计划：待术后刀口无红肿渗出、VAS 评分低于 2 分后办理出院，预计住院时间 10 天。

六、治疗过程

患者入院后，完善相关检查，无明显手术禁忌，于 2015 年 10 月 21 日在静吸复合麻醉下行"右肩锁关节陈旧性脱位切开复位内固定术"，手术顺利，术后给予消肿、止痛、三角巾悬吊等治疗。术后复查 X 线片示：右肩锁关节脱位复位满意，内固定物在位。患者及其家属要求今日出院，今日办理出院。

手术过程：患者入手术室后手术者、麻醉医师、巡回护士核对患者信息无误，麻醉后行手术治疗。术中见右肩锁关节脱位、肩锁韧带完全断裂，术中诊断为右肩锁关节陈旧性脱位。处理：右肩锁关节复位，锁骨远端咬除，带线锚钉、喙肩韧带重建喙锁韧带。术中出血约 100ml，未输血，输液 1600ml，术中未排尿。术后患者返回病房。

七、术后复查及最终诊断

术后 X 线片见病例 3 图 2。

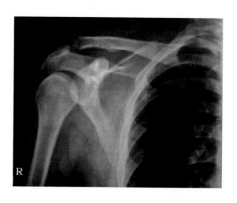

病例 3 图 2　术后 X 线检查

最终诊断：右肩锁关节陈旧性脱位（Tossy Ⅲ型）。

八、随访

患者术后随访，功能恢复情况如病例 3 图 3 至病例 3 图 5。

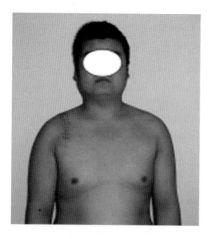
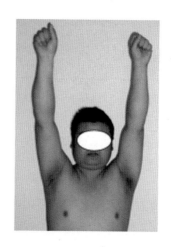
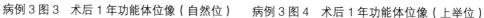

病例 3 图 3　术后 1 年功能体位像（自然位）　　病例 3 图 4　术后 1 年功能体位像（上举位）

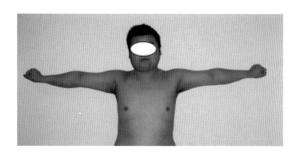

病例 3 图 5　术后 1 年功能体位像（外展位）

九、心得体会及病例讨论

目前对于肩锁关节脱位三度损伤，治疗方式存在争议。主流的观点是可以保守治疗，随访发现最终手术与不手术功能结果无明显差异。但是由于年轻人存在局部肩锁关节明显畸形的缺点，大部分年轻患者更主张手术治疗。手术方式非常多，本手术采取复合方式重建喙锁韧带。喙肩韧带重建加强，用 2 个锚钉复位、维持、重建喙锁韧带。术中注意的要点是两个锚钉分别从喙突的基底部的后内侧、前外侧打入，避免发生医源性喙突骨折。

十、主编评述

陈旧性肩锁关节脱位，当出现明显的临床症状时，主流的治疗方式是手术治疗。并且主流的治疗方式锁骨远端切除，喙肩韧带重建喙锁韧带，部分作者用人工肌腱锁骨上穿孔加强喙锁韧带的重建，缺点是手术创伤大。本病例作者巧妙地应用 2 个锚钉加强了喙锁韧带的重建，减小了创伤，减轻了手术难度，效果良好。

病例 4　锁骨干骨折（Allman 分型 Ⅰ型）

一、病历摘要

薛某某，男，36 岁。

主诉：外伤后左侧肩部疼痛、活动受限约 1 小时。

现病史：患者自诉约 1 小时前在当地乡间路坐拖拉机时摔下，伤及左侧肩部，伤后即感左侧肩部疼痛、活动受限，无昏迷、意识障碍，无头痛、头晕，无胸闷、心悸、呼吸困难，无恶心、呕吐，无大小便失禁，伤后就诊于我院，给予行 X 线检查提示"左侧锁骨骨折"，为求进一步手术治疗，急诊以"左侧锁骨骨折"收入我科。患者受伤来精神可，未行睡眠，未解大小便。

既往史：平素身体体健，否认肝炎、结核等传染病史及其密切接触病史，否认高血压及糖尿病史，否认重大外伤及手术史，否认输血史，否认食物及药物过敏史，预防接种史随当地。

个人史：生长于原籍，否认外地及疫区长期居留史，否认毒物接触史。生活较规律，无酗酒史，吸烟约20支/日×约20年，少量间断饮酒，否认其他不良嗜好。

婚育史：23岁结婚，育有1子2女，家庭和谐，配偶及子女体健。

家族史：父母体健，否认家族性遗传病、传染病史。

二、体格检查

T：36.9℃，P：92次/分，R：20次/分，BP：142/101mmHg。左侧胸部压痛，左侧肩部皮肤完整，肿胀，锁骨区域中段压痛明显，骨擦感，肩关节活动可，疼痛，桡动脉波动有力，各手指感觉、肌力正常。

三、辅助检查

左侧肩关节X线片：左侧锁骨骨折，左侧第6肋骨骨质紊乱，骨折可能（我院，2018年2月26日）（病例4图1）。

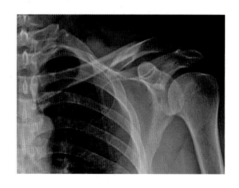

病例4图1　左侧肩关节X线检查

四、初步诊断

左侧锁骨骨折（Allman分型 Ⅰ型）

胸部外伤

五、鉴别诊断及诊疗计划

1. 鉴别诊断

（1）肩峰骨折：表现为肩部肿痛，但压痛点位于肩峰部，被动外展时可有一定的活动度；X线可见肩峰骨折。结合患者病史、体征以及辅助检查，与之不符，可排除。

（2）臂丛神经瘫痪：易与婴幼儿锁骨骨折相混淆，前者锁骨仍完整，同时可见典型的肩部内收内旋、肘部伸直畸形；一般在 2～3 个月后可有显著恢复。本患者可排除。

2. 诊疗计划

（1）护理常规：创伤骨科护理常规，Ⅰ级护理。

（2）检查计划：入院后行检查，如化验（血常规、血型、凝血常规、肝炎六项、术前三抗体、肝肾功能、尿便常规等）、心电图等，入院后抽血化验（部分空腹项目明晨抽血），24 小时内完成检查。

（3）治疗计划：患者入院后给予三角巾悬吊患肢，给予氟比洛芬酯镇痛、七叶皂苷钠消肿治疗，完善术前准备后行骨折手术治疗。

（4）饮食康复计划：普通饮食，术后行患肢伸屈训练。

（5）出院计划：待刀口无明显渗出红肿、患肢疼痛评分低于 2 分后办理出院，预计住院时间 10 天。

六、治疗过程

患者入院后完善相关检查，排除手术禁忌，于 2018 年 3 月 1 日 22：07 在静吸复合麻醉下行左侧锁骨骨折切开复位内固定术，术后刀口每 2～3 天换药，14 天拆线，术后给予氟比洛芬酯镇痛、泮托拉唑护胃预防溃疡、头孢呋辛钠预防感染药物治疗。

手术过程：患者入手术室后手术者、麻醉医师、巡回护士核对患者信息无误，麻醉后行手术治疗。左侧肩部斜形切开，暴露骨折断端，清理骨屑及血块，见骨折断端粉碎，斜形断面，前侧蝶形骨块，给予骨折复位后螺钉固定骨折断端，取创生 8 孔锁定接骨板、6 枚锁钉螺钉固定，透视位置满意，冲洗止血缝合。术中出血约 50ml，未输血，**输液** 1100ml，术中未排尿。术后患者返回病房。

七、术后复查及最终诊断

术后 X 线片见病例 4 图 2。

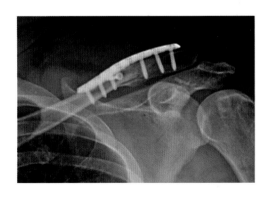

病例 4 图 2　左侧锁骨骨折术后复查

最终诊断：

左侧锁骨骨折（Allman 分型　Ⅰ型）

胸部外伤

八、随访

患者术后随访，影像相关检查如病例 4 图 3 至病例 4 图 6 所示。

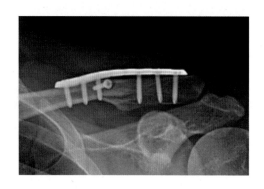
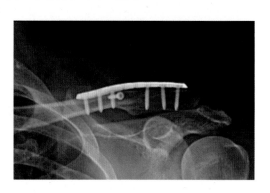

病例 4 图 3　术后 1 个月　　　　　　病例 4 图 4　术后 6 个月

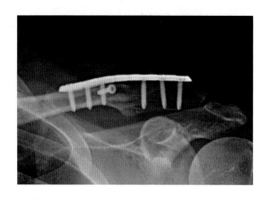
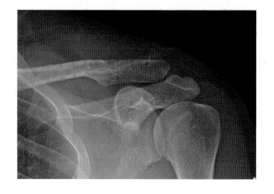

病例 4 图 5　术后 12 个月　　　　　病例 4 图 6　术后 13 个月内固定取出术后

九、心得体会及病例讨论

1. 避免骨膜的过度剥离，以防医源性骨折不愈合。

2. 本患者斜形骨折复位，复位后螺钉固定，再行接骨板固定。

3. 锁骨位于皮下，注意切口软组织的保护，术后避免内固定物外露。

4. 接骨板需要预弯，预弯时避免反复折弯，导致接骨板强度降低。

十、主编评述

锁骨骨折既往保守治疗较多，大多数取得了较好的效果，骨折愈合率高，功能恢复满意。但对于粉碎性骨折，有蝶形骨折快，骨折往往不稳定，易出现移位、加重周围组织损伤，特别是锁骨下血管损伤风险增大，而尽早手术复位内固定治疗；稳定骨折端，恢复锁骨外形，能够获得更高的愈合率，更好的功能、形态恢复。

病例 5 肩胛盂骨折（Ideberg Ⅰa 型）

一、病历摘要

患者胡某某，男，49 岁。

主诉：外伤致左肩部疼痛、活动受限 4 天。

现病史：患者自诉约 4 天前在自家村中路上骑电动车摔伤，伤后即感左肩部疼痛、活动受限，伤后由家人送至当地医院，行 X 线、CT 检查示左侧关节盂骨折，建议上级医院就诊。患者及家属为求进一步治疗，遂来我院就诊，门诊查体后以"左肩胛盂骨折"为主要诊断收入病房，患者自受伤以来神志清，精神可，饮食睡眠可，大小便正常，体重无明显增减。

既往史：既往"高血压"病史 5 年，不规律口服"马来酸依那普利"降压治疗，自诉控制尚可；否认肝炎、结核等传染病史及其密切接触病史，否认糖尿病史，否认其他重大外伤史，既往有"右腹股沟疝、阑尾炎"手术史，自诉现恢复良好；否认输血史，否认食物及药物过敏史，预防接种史随当地。

个人史：生长于原籍，否认外地及疫区长期居留史，否认毒物接触史。生活较规律，无吸烟、酗酒史，否认其他不良嗜好。

婚育史：26 岁结婚，育有 1 子 1 女，家庭和谐，配偶及子女体健。

家族史：父母健在，否认家族性遗传病、传染病史。

二、体格检查

T：36.4℃，P：83 次/分，R：18 次/分，BP：136/87mmHg。

专科检查：左上肢三角巾悬吊，可见左肩部稍肿胀，轻压痛，皮肤完整，左肩关节伸屈活动受限，左上肢肌力、肌张力浅感觉较健侧无异常，左桡动脉搏动可扪及，指端血运可。

三、辅助检查

左肩正位片回示左侧关节盂骨折（当地医院，2019 年 4 月 29 日）（病例 5 图 1）。

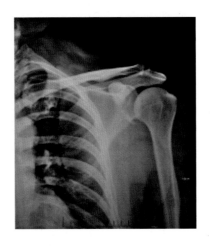

病例5图1 左侧关节盂骨折正位片

肩部CT：左侧肩胛骨关节盂骨折（病例5图2）。

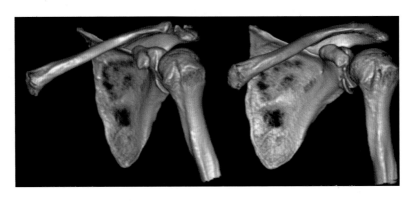

病例5图2 左侧肩胛骨关节盂骨折CT表现

四、初步诊断

左肩胛盂骨折（Ideberg Ⅰa型）

高血压

五、鉴别诊断及诊疗计划

1. 鉴别诊断

（1）肩胛盂骨折（Ideberg Ⅱ型）：通常暴力来自于侧方，施加于肱骨的上端，方向对着盂窝，产生横形盂窝骨折，通过肱骨头向下传递，骨折线下传至肩胛骨外侧缘，下碎段移位，结合患者X线等辅助检查，与之不符，可排除。

（2）肩胛盂骨折（Ideberg Ⅲ型）：通常暴力向上，盂窝骨折线横行，并伴有悬吊复合体的破裂。骨折段大小不一，包括喙突与盂窝的上半部一起发生移位。结合患者相关辅助检查，本患者可排除。

2. 诊疗计划　创伤骨科护理常规，Ⅰ级护理；完善常规抽血检查，完善心电图、心脏彩超等检查。给予患肢三角巾悬吊，监测患者血压水平，必要时给予降压治疗，排除手术禁忌，择日行手术治疗。

六、治疗过程

入院后完善实验室检查、心电图未见明显异常。胸部CT线示：心肺膈未见明确病变。肩关节MRI：①左侧肩胛盂骨折；②左侧肱骨头骨挫伤并骨髓水肿；肱骨大结节囊变；③左肩关节岗上肌肌腱增粗并内异常信号：符合肩袖损伤MRI改变；④左肩关节周围肌肉软组织肿胀；⑤左肩关节少量积液（病例5图3）。

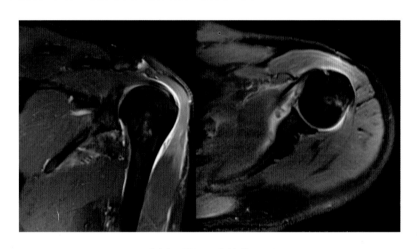

病例5图3　肩关节MRI

入院第7天，患肢消肿后行左肩胛盂骨折切开复位内固定术。

手术过程：入手术室后三方核对患者信息无误，麻醉成功后患者仰卧位。常规消毒患肢，铺单，执行叫停程序。采取左肩关节前侧入路，在三角肌、胸大肌之间进入，保护头静脉，暴露大小结节，距离小结节止点约1cm处切断肩胛下肌腱，暴露肱骨头，将肱骨头向外侧牵开，暴露肩胛盂，探查见：左肩胛盂约7、8、9点处骨折，连带关节囊损伤，部分破裂，将骨折块连带关节囊复位，3枚空心埋头螺丝钉固定，检查固定牢固，透视见骨折复位满意。彻底冲洗，清点器械敷料无误后，依次关闭各层。

七、术后复查及最终诊断

术后X线片见病例5图4。

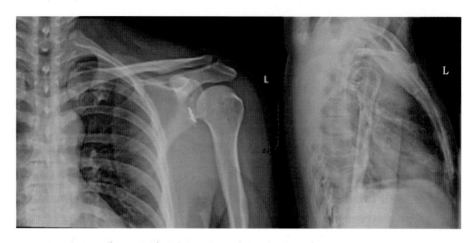

病例 5 图 4　术后 X 线检查

最终诊断：

左肩胛盂骨折（Ideberg Ⅰa 型）

左肩袖损伤

高血压

八、随访

患者术后随访，影像相关检查如病例 5 图 5、病例 5 图 6 所示。

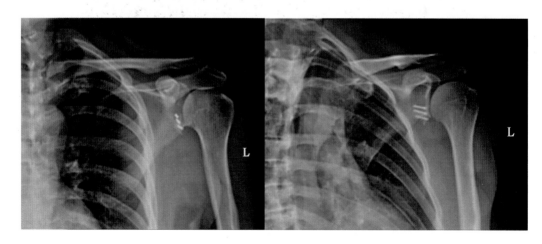

病例 5 图 5　术后 4 周

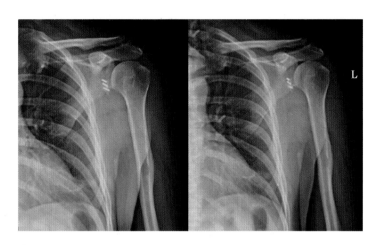

病例 5 图 6　术后 2 个月

九、心得体会及病例讨论

患者肩关节盂前内侧骨折，多发生于肩关节前脱位，在发生骨性结构骨折的同时，多伴有大块的盂唇骨折，关节明显不稳。若不予以修补，患者非常容易发展为习惯性肩关节脱位，并且容易发生创伤后关节炎。所以手术修补指征明确。目前关节镜下修补是主流，但是对于创伤骨科医生来说学习曲线较长。既往的传统前路切开复位内固定仍然是效果肯定。固定方式有锚钉、埋头空心钉。我们认为埋头空心钉固定确实、牢靠，利于患者尽快恢复功能锻炼，最终恢复正常的肩关节功能。这个患者最后就获得了完全正常的肩关节功能。

十、主编评述

肩胛盂骨折，即使是小的撕脱骨折及 Banket 损伤，需要尽早稳定肩关节，尽可能地复位并牢固固定，避免肩关节迟发性僵硬、脱位等，以达到避免关节不稳造成肩关节脱位的目的。该损伤，目前主流的复位固定方式是关节镜下完成的，培养读者微创的意识。当然也让我们认识到，在没有条件的单位，传统的切开复位内固定方式，虽然创伤稍大，但是仍然是一个不错的选择。

病例 6　肩胛盂骨折（Ideberg II 型）

一、病历摘要

患者韩某某，男，21 岁。

主诉： 左肩部外伤后疼痛、活动受限约 4.5 小时。

现病史：患者本人及家属诉约 4.5 小时前在自家卫生间内摔倒左肩部，即感左肩部疼痛、活动受限，就诊于当地医院，行左肩关节 X 线检查提示左肩胛骨骨折，未予特殊处置，患者及家属为求进一步治疗来我院就诊。急诊门诊行肩关节 CT 检查提示左肩胛骨骨折，门诊查体后以"左肩胛骨骨折"收入我科。患者自受伤来，神志清，精神可，少量进水，未进饮食，小便正常，大便未解，体重无明显增减。

既往史：平素身体体健，否认肝炎、结核等传染病史及其密切接触病史，否认高血压及糖尿病史，否认重大外伤及手术史，否认输血史，否认食物及药物过敏史，预防接种史随当地。

个人史：生长于原籍，否认外地及疫区长期居留史，否认毒物接触史。生活较规律，有吸烟史约 10 支 / 日 ×4 年，偶尔少量饮酒，否认其他不良嗜好。

婚育史：未婚未育。

家族史：父母体健，否认家族性遗传病史。

二、体格检查

T：36.5℃，P：114 次 / 分，R：20 次 / 分，BP：120/80mmHg。

专科检查：左肩背部肿胀，局部压痛明显，左肩关节活动明显受限，桡动脉可扪及，末梢血供正常，指端感觉、活动可。

三、辅助检查

左肩关节 X 线回示左肩胛骨骨折（当地医院）（病例 6 图 1）。

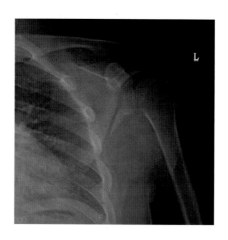

病例 6 图 1　左肩关节 X 线

肩关节 CT 回示：①左侧肩胛骨骨折累及肩关节面；②左肩部软组织肿胀；③所示左侧第 1 后肋骨质结构欠规整：骨折可能（我院）（病例 6 图 2）。

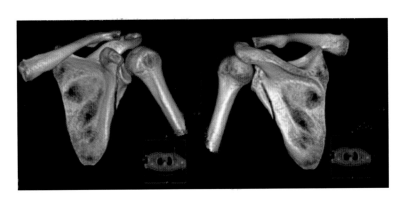

病例6图2　肩关节CT

四、初步诊断

左肩胛盂骨折（Ideberg Ⅱ型）

左侧肋骨骨折待排

五、鉴别诊断及诊疗计划

1. 鉴别诊断

（1）肩胛盂骨折（Ideberg Ⅰ型）：此型与肱骨头脱位冲撞了关节囊和唇缘而撕下的小片骨折是不同的，通常骨折片较大，可分为两型，Ⅰa型累及盂缘前半部，Ⅰb型累及盂缘后半部，通过相关辅助检查，与之不符，可排除。

（2）肩胛盂骨折（Ideberg Ⅳ型）：此型骨折线经盂窝，沿着肩胛骨内侧缘，使肩胛骨横行劈裂成两半，上部小，下部大。通过患者的相关辅助检查，可排除。

2. 诊疗计划　创伤骨科护理常规，Ⅱ级护理。完善常规抽血检查，完善心电图、胸片等检查。给予患肢三角巾悬吊制动、冰敷消肿，并给予消肿、止痛等治疗，排除手术禁忌后，拟择期行手术治疗。

六、治疗过程

入院后完善实验室检查、心电图未见明显异常。X线示：心肺膈未见明确病变。入院6天患肢消肿后，在静吸复合麻醉下行肩胛骨骨折切开复位内固定术（左）。

手术过程：入手术室后三方核对患者信息无误，麻醉成功后患者侧卧位。常规消毒患肢，铺单，执行叫停程序。取肩胛骨后侧纵形切口，将三角肌向上牵拉，暴露冈下肌、小圆肌，冈下肌小圆肌间隙入路，钝性分开冈下肌和小圆肌，暴露骨折端，探查见肩胛盂下半骨折，骨折端向下移位，应用库克钳复位后克氏针临时固定，透视复位满意，之后用桡骨远端T型锁定板（康辉公司）固定，透视复位满意。生理盐水冲洗，逐层缝合皮下组织及皮肤。

七、术后复查及最终诊断

术后 X 线片见病例 6 图 3。

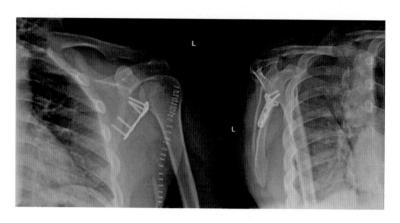

病例 6 图 3　术后 X 线复查

最终诊断：

左肩胛盂骨折（Ideberg Ⅱ型）

左侧肋骨骨折

八、随访

患者术后随访，影像相关检查如病例 6 图 4 所示。

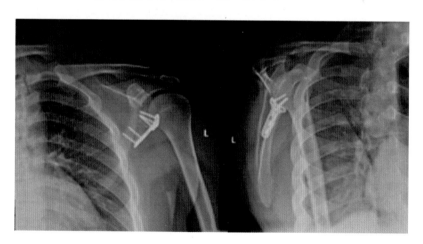

病例 6 图 4　术后 4 周

九、心得体会及病例讨论

患者肩胛盂骨折 Ideberg 分型的 Ⅱ型，既往多采用后入路的倒 L 形切口，损伤较大，容易造成肩关节僵硬。本手术采用改良的后入路，将三角肌向上牵拉，在其下的冈下肌与小圆肌之间进入，暴露肩胛盂下部，不对任何肌肉进行切断，完成了骨折的良好固定。患者肩关节功能很快得到了良好恢复。

十、主编评述

通过这个病例，我们注意到肩胛盂骨折，累及关节面，移位明显，严重影响肩关节功能。为了尽早开始功能锻炼，避免迟发性肩关节脱位，需要我们尽早对骨折进行复位和坚强固定，这样才能够获得良好的功能。肩部骨折、创伤后，容易发生肩关节僵硬，我们需要最早、最大可能地降低手术创伤，尽可能地减轻或者避免肩关节僵硬的发生。

病例 7　肩胛盂骨折（Ideberg Ⅳ型）

一、病历摘要

患者曹某某，男，25 岁。

主诉：外伤后右肩疼痛、活动受限 1 天。

现病史：患者昨日下午骑摩托车在自己家中路口被一轿车撞伤，感头晕，右肩部疼痛明显，活动受限，右手略麻木，示指明显，"120"急救车将患者送至当地医院。行右侧肩部 X 线片、CT 检查提示右侧肩胛骨肩峰骨折，喙突骨折，骨折断端移位，当地医院建议患者转上级医院就诊，今日为进一步治疗来我院就诊，门诊以"右侧肩胛骨喙突骨折"收入院。患者自外伤以来，大小便正常，饮食正常。

既往史：平素身体健康，无乙肝病史及其密切接触者，有手术史，2012 年在某医院行"阑尾炎切除术"，手术顺利，无外伤史，无血制品输入史，无过敏史，预防接种史随当地。

个人史：出生地原籍，无外地久居史，无毒物接触史，生活较规律，无吸烟史，有饮酒史，日常生活中偶尔饮酒，少量，无酗酒。

婚育史：25 岁结婚，未育，妻子身体健康。

家族史：无家族性遗传病、传染病史，父母身体健康。

二、体格检查

T：36.5℃，P：88 次 / 分，R：22 次 / 分，BP：120/70mmHg。

专科检查：右肩部肿胀，肩背部可见皮肤擦伤，活动受限，外展、上抬均受限，右肘伸屈活动可，右手活动可，右手示指近节指间关节肿胀，可见局部血肿，周围少许血迹，已经干燥，伸屈指间关节活动可，右侧桡动脉搏动可，左上肢伸屈正常；骨盆挤压分离试验阴性；双下肢活动可，右侧足跟部略肿胀，伸屈踝关节活动可，左踝内侧略肿胀，伸屈踝关节活动可，双侧足背动脉搏动可。

三、辅助检查

右侧肩关节正位片（当地医院）：右侧肩胛骨肩峰骨折、喙突骨折；右侧肩关节三维CT（当地医院）：右侧肩胛骨肩峰骨折，喙突骨折，骨折线累及肩胛盂（病例7图1）。

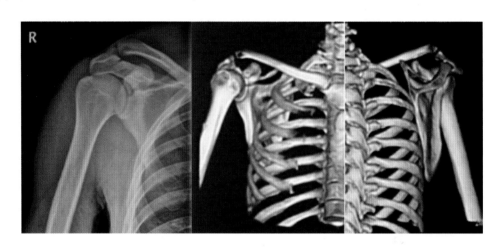

病例7图1　右侧肩关节正位片及三维CT

四、初步诊断

肩胛盂骨折（右）（Ideberg Ⅳ型）

肩峰骨折（右）

头皮血肿

多处皮肤擦挫伤

五、鉴别诊断及诊疗计划

1. 鉴别诊断

（1）锁骨骨折：锁骨中外侧畸形、肿胀，触痛明显，可及骨擦感，肩关节上举受限，患肢手活动及感觉无明显异常，桡动脉搏动可，远端血运可。本患者可排除。

（2）肩关节脱位：患者可表现为肩关节疼痛，不敢活动，查体可见"方肩"畸形，关节盂空虚，X线摄片可见肱骨头从关节盂内脱出，与本病不符，可排除。

2. 诊疗计划　创伤骨科护理常规，Ⅱ级整体护理；完善常规抽血检查，完善心电图等检查，给予消肿、活血化瘀、止痛等对症治疗，排除手术禁忌后，待局部肿胀消后行手术治疗。

六、治疗过程

入院后完善实验室检查、心电图未见明显异常。考虑右肩胛盂骨折,右喙突骨折诊断明确,入院 3 天后患肢消肿后行右侧肩胛骨肩峰骨折、喙突骨折切开复位内固定术。

手术过程:入手术室后三方核对患者信息无误,麻醉成功后患者侧卧位,右侧在上。常规消毒患肢,铺单,执行叫停程序。首先右肱骨近端前侧入路,依次进入,在三角肌、胸大肌之间进入,保护头静脉,切断肩胛下肌与关节囊,暴露肩关节,将肱骨头向下向外牵引,保护关节盂,见:关节盂上 1/3 骨折,近端向内上移位,骨折复位后,通过盂上以及喙突固定 2 枚空心螺丝钉,透视见骨折复位可,关节盂直视下复位可,螺丝钉在关节外。固定牢固,彻底冲洗,清点器械敷料无误后,留置负压引流管一根,依次关闭各层。之后肩峰到肩胛冈切开,依次进入,暴露肩峰及肩胛冈,见肩峰近端骨折,肩峰向远端翻转移位,纠正骨折,2 枚克氏针固定,之后 5 孔桡骨远端解剖锁钉钛板固定于肩峰以及肩胛冈,远端打入 4 枚锁钉,近端打入 3 枚,之后张力带钢丝加强固定,透视见骨折复位良好。彻底冲洗,清点器械敷料无误后,留置引流条一根,依次关闭各层。

七、最终诊断

肩胛盂骨折(右)(Ideberg Ⅳ型)

肩峰骨折(右)

头皮血肿

多处皮肤擦挫伤

八、随访

患者术后随访,影像相关检查如病例 7 图 2 所示。

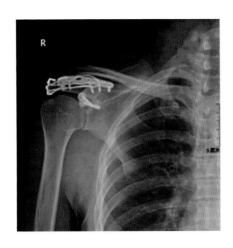

病例 7 图 2　患者术后随访 X 线片

九、心得体会及病例讨论

患者肩峰骨折，移位明显，合并肩胛盂骨折 Ideberg 分型Ⅳ型，骨折严重，若不能够良好的复位，坚强的固定，将导致肩关节的功能严重受限。我们对肩峰骨折、肩胛盂骨折进行了良好、坚强的固定，保证了早期的功能锻炼，最终患者获得了完全正常的肩关节功能。

十、主编评述

这个病例是一个典型的肩部多处骨折的病例，肩部悬吊复合体 2 处出现断裂，骨折累及肩胛盂，应该为上肩复合体损伤诊断。如果不能对骨折进行坚强的固定，将导致关节不稳，影响肩关节功能，难以进行正常的训练，最终导致肩关节僵硬，甚至脱位。肩胛盂骨折，累及关节，不对骨折进行良好的复位和固定，最终会导致创伤性关节炎的发生，通过这个病例让我们认识到悬吊复合体完整的重要性以及关节盂骨折解剖复位坚强固定的必要性。

病例 8　肩胛体部骨折

一、病历摘要

患者文某某，男，47 岁。

主诉：车祸致全身多处疼痛、活动受限 3 天。

现病史：患者诉 3 天前在当地家具城附近骑"助力车"被"机动车"撞伤，伤后出现昏迷（具体昏迷时间不详），苏醒后即感头部、左肩部、左踝部疼痛、活动受限，伴有左踝部皮肤裂伤、出血，急被"120"送至我院急诊，行 CT 检查提示左肩胛骨骨折、双侧顶部皮下血肿、双肺挫伤，以"多部位损伤"收住我科。患者自受伤以来，神志如上所述，精神可，饮食可，大小便正常。

既往史：平素身体健康，否认高血压、冠心病、糖尿病病史，无乙肝病史及其密切接触者，患者 7 年前因"颈椎骨折、右肩胛骨骨折、右臂丛神经损伤"在我院住院治疗，在上海某医院行"右臂丛神经损伤探查术"，术后恢复可，目前右肩关节活动受限；3 年前因"右侧锁骨骨折"在当地医院行手术治疗，目前恢复顺利，已行内固定取出术，无血制品输入史，有药物过敏史，自诉对"头孢类"药物过敏史，无食物过敏史，预防接种史随当地。

个人史：出生地原籍，无外地久居史，有毒物接触史，生活较规律，无吸烟史，少量饮酒史，职业装修员，无粉尘及放射性物质接触史，无冶游史。

婚育史：23 岁结婚，家庭和睦，配偶体健，育有 1 子，儿子体健。

家族史：父亲已故（死因不详），母亲体健，无家族性遗传病、传染病。

二、体格检查

T：36.7℃，P：86 次 / 分，R：19 次 / 分，BP：123/78mmHg。

专科检查：右肩部可见陈旧手术瘢痕，愈合可，肩关节活动受限，手指活动可，远端感觉稍麻木，血运正常；左肩背部肿胀，皮肤完整，局部明显压痛，左肩关节活动受限，手指感觉、活动可，左桡动脉可触及，末梢血运可；左踝部可见敷料包扎，清洁干燥，可见长约 4cm 伤口，伤口无红肿、渗出，无感染迹象，踝关节活动可，远端感觉、血运正常。

三、辅助检查

肩胛骨 CT 回示左侧肩胛骨多发骨折；右侧肩胛骨及右锁骨陈旧性骨折，右肩胛骨骨性关节炎；右侧第 5 ～ 第 7 肋骨形态欠规整：陈旧骨折可能；双肺胸膜下带状稍高密度影，考虑坠积性效应（我院）（病例 8 图 1）。

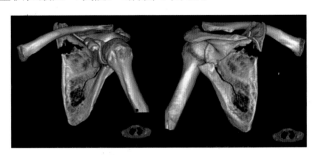

病例 8 图 1　肩胛骨 CT 表现

四、初步诊断

多部位损伤

左肩胛骨体部骨折

颅脑外伤

双侧顶部皮下血肿

胸部外伤

双肺挫伤？

左小腿软组织裂伤清创缝合术后

五、鉴别诊断及诊疗计划

1. 鉴别诊断

（1）肩部挫伤：通常为直接暴力所致，局部皮肤有擦伤、瘀斑、肿胀，压痛局限于着力部位，无环形压痛及纵向叩击痛；X线无骨折征象。与本病不符，可排除。

（2）肱骨外髁颈骨折：多为传达暴力所致，上臂内侧可见瘀斑，有疼痛、压痛、功能障碍，可触及骨擦感及异常活动。本患者可排除。

2. 诊疗计划　护理常规：急诊科护理常规，Ⅰ级护理；完善常规抽血检查，完善心电图、胸片等检查。给予消肿、活血化瘀、止痛等对症治疗，排除手术禁忌，择期行手术治疗。

六、治疗过程

入院后完善实验室检查、心电图未见明显异常，排除手术禁忌。入院第2天，患肢消肿后行肩胛骨骨折切开复位内固定术（左）。

手术过程：入手术室后三方核对患者信息无误，麻醉成功后患者俯卧位。常规消毒患肢，铺单，执行叫停程序。首先手术取左肩胛部弧形切口，逐层切开皮肤、皮下组织、深筋膜，再冈下肌浅层向外分离，从肩胛下肌与小圆肌间隙进入，内侧从肩胛骨内缘及上缘进入，显露骨折断端，见肩胛体部粉碎性骨折，远端向外侧移位明显，给予撬拨复位，外侧1枚锁定钛板及4枚螺钉固定，外侧1枚钛板及5枚螺钉固定，透视见骨折复位基本满意，内固定物位置良好。生理盐水冲洗、止血、清点无误，逐层关闭手术切口。

七、术后复查及最终诊断

术后X线片见病例8图2。

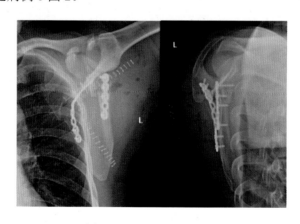

病例8图2　术后X线复查

最终诊断：

多部位损伤

左肩胛骨体部骨折

颅脑外伤

双侧顶部皮下血肿

胸部外伤

双肺挫伤？

左小腿软组织裂伤清创缝合术后

八、随访

术后随访功能恢复情况见病例 8 图 3 至病例 8 图 5。

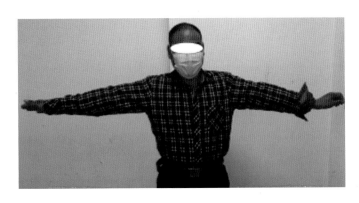

病例 8 图 3　术后 1 年功能体位像（外展位）

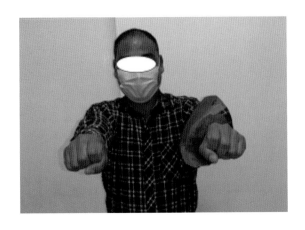

病例 8 图 4　术后 1 年功能体位像（前伸位）

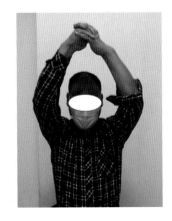

病例 8 图 5　术后 1 年功能体位像（上举位）

九、心得体会及病例讨论

肩胛体部骨折，一般保守治疗即可获得较好的疗效。但是一部分严重的体部骨折，由于损伤严重，在保守治疗的过程中锻炼时容易引发疼痛，所以最终肩关节功能恢复不是很理想。因此，目前已经有部分创伤骨科医生开始尝试对肩胛骨体部骨折进行复位固定，这样由于局部骨折得到了稳定，在锻炼时疼痛明显减轻，并且锻炼开始的时间也大大提前。我们也开始做这方面的尝试。

十、主编评述

目前肩胛体部骨折，主流的治疗方式是保守治疗。但是，一部分创伤骨科医生已经在探讨比较严重的体部骨折的保守治疗与手术治疗的优劣。我们完成数十例肩胛骨体部骨折的手术治疗，结果显示手术治疗有一定的优势：患者可以尽早开始功能锻炼，但由于手术不可避免地产生了创伤，最终这两种治疗方式的结果相近。

病例 9　肩胛颈、肩胛体部、肩峰多发骨折

一、病历摘要

患者闫某某，男，38 岁。

主诉：车祸伤后全身多处疼痛 6 小时。

现病史：患者本人及家属诉患者约 6 小时前在当地公司卸货时被一机动车碾轧，伤后感头面部、左侧颈、肩部、胸背部疼痛不适、活动受限，拨打 120，急诊就诊于当地医院，行颈胸部 CT 回示左侧多发肋骨骨折、左侧肩胛骨骨折，建议患者上级医院就诊。患者为求进一步治疗，急诊就诊于我院，急诊查体后遂以"多部位损伤"收入我科。患者自受伤以来，神志清，精神可，未进食，少量饮水，未入睡，大小便未解，体重无明显增减。

既往史：平素身体健康，否认"高血压、冠心病、糖尿病"等慢性疾病史。无乙肝病史及其密切接触者，无手术史，无外伤史，无血制品输入史，无药物过敏史，无食物过敏史，预防接种史随当地。

个人史：出生地原籍，无外地久居史，无毒物接触史，生活较规律，有吸烟史，20 支／日×10 余年，无饮酒史，职业其他，无毒物、粉尘及放射性物质接触史，无冶游史。

家族史：父母体健，无家族性遗传病、传染病史，无类似病史。

二、体格检查

T：36.5℃，P：86 次／分，R：20 次／分，BP：130/95mmHg，身高 168cm，体重 65kg，疼痛评分 2 分，营养评分 0 分，VTE 评分 1 分，ISS 评分 9 分。一般情况良好，发育正常，体型匀称，营养良好，意识清醒，自主体位，查体合作。全身皮肤、黏膜无黄染，无皮疹，双侧腹股沟区等浅表淋巴结未及肿大。头部无畸形，右枕部肿胀、压痛。眼睑无水肿，巩膜无黄染，双侧瞳孔等大等圆，直径约 3mm，对光反射灵敏。鼻中隔无偏曲，鼻腔无分泌物。左侧颌面部肿胀明显，可见片状皮肤擦伤，无明显渗

血，触痛明显，张口受限，咽无充血，扁桃体无肿大，伸舌居中，左耳听力粗侧稍下降，右侧无异常，乳突无压痛。颈部无抵抗感，气管居中，甲状腺无肿大，颈静脉无充盈、怒张。胸廓无畸形，胸骨无压痛，左侧胸壁压痛，双侧呼吸均匀，叩诊两侧清音，呼吸音粗，无干湿啰音，无胸膜摩擦音。心前区无异常隆起，无震颤，心界正常，心率86次/分，心律规则，心音有力，无杂音，无周围血管征。腹部平坦，无胃肠型蠕动波，腹壁柔软，无压痛，无反跳痛，无包块。Murphy's征阴性，肝脏未触及，脾脏未触及，肝区无叩痛，肾区无叩痛，移动性浊音阴性，肠鸣音约4次/分，外生殖器正常，直肠、肛门正常。脊柱无畸形，胸背部叩压痛，活动受限。左肩部查体详见专科检查，余肢体肌张力正常，膝腱反射正常，跟腱反射正常，肱二头肌反射正常，肱三头肌反射正常，巴宾斯基征阴性，脑膜刺激征阴性。

专科检查：左前胸壁、左后背部可见大片皮肤擦挫伤，污染，渗血，触痛明显；左肩部肿胀明显，压痛，肩关节活动受限，局部浅感觉稍减退，左上肢末梢循环可，左前臂、左手感觉、活动无异常。

三、辅助检查

肩胛部三维重建CT检查示肩胛颈骨折、肩胛体粉碎性骨折（2019年7月7日）（病例9图1）。

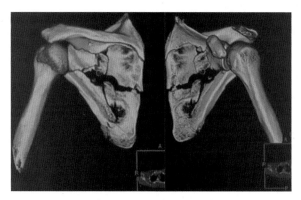

病例9图1　肩胛部三维重建CT检查

四、初步诊断

多部位损伤

左侧肩胛骨粉碎性骨折

多处皮肤擦挫伤（左胸部、左肩背部、左侧颌面部）

头外伤

颌面部外伤

左侧下颌第一磨牙区牙槽骨骨折

牙外伤

胸部闭合性损伤

多发肋骨骨折

胸椎多发棘突骨折

肺部炎症

五、鉴别诊断及诊疗计划

1. 鉴别诊断

（1）肩袖损伤：常引起肩部疼痛，多为持续性钝痛，可向上臂或颈部放射，肩外展或伴有内旋和外旋时疼痛加重，以肱骨大结节处压痛最为明显。根据患者的临床表现及相关辅助检查，可排除。

（2）肱骨大结节骨折：肩外侧大结节处压痛明显，外展活动受限，上臂内侧无瘀斑，无环形压痛；X 线片见骨折线位于大结节处。本患者可排除。

2. 诊疗计划   创伤骨科护理常规，Ⅰ级护理；完善常规抽血检查，完善心电图，肩关节 CT 三维重建等检查。给予三角巾悬吊患肢，镇痛、消肿、抗感染等对症治疗，待完善相关检查，排除手术禁忌，择日行手术治疗。

六、治疗过程

入院后完善实验室检查、心电图未见明显异常。入院第 17 天后患肢消肿后行肩胛骨骨折切开复位接骨板内固定术（左）＋肩关节成形术（左）。

手术过程：入手术室后三方核对患者信息无误，麻醉成功后患者侧卧位。常规消毒患肢，铺单，执行叫停程序。首先切开肩峰以及肩胛冈，暴露肩峰，探查见：肩峰远段骨折，移位明显，骨折复位后张力带、锁定板联合固定，检查肩峰骨折固定牢固。再肩关节后侧纵形切开，将三角肌向外侧翻开，暴露冈下肌、小圆肌，在其间隙进入，探查见：左肩胛颈骨折，复位后桡骨远端斜 T 形锁定板固定肩胛颈、肩胛冈，透视见骨折复位良好，内固定位置良好。彻底冲洗，清点器械敷料无误后，依次关闭各层。

七、术后复查及最终诊断

术后 X 线片见病例 9 图 2。

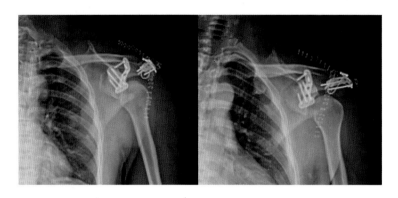

病例 9 图 2　术后 X 线检查

最终诊断：

多部位损伤

左侧肩胛骨粉碎性骨折

左肩胛颈骨折

左肩胛骨体部骨折

左肩峰骨折

多处皮肤擦挫伤（左胸部、左肩背部、左侧颌面部）

头外伤

颌面部外伤

左侧下颌第一磨牙区牙槽骨骨折

牙外伤

胸部闭合性损伤

多发肋骨骨折

胸椎多发棘突骨折

肺部炎症

八、随访

患者术后随访，影像相关检查如病例 9 图 3、病例 9 图 4 所示。

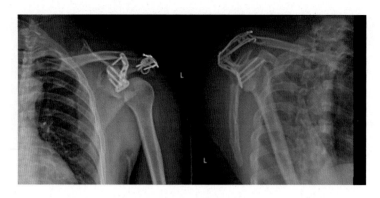

病例9图3　术后4周

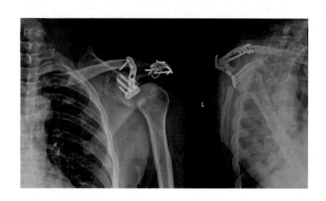

病例9图4　术后2个月

九、心得体会及病例讨论

患者肩胛颈、肩胛体部、肩峰多发骨折，手术指征明确。由于骨折多处、复杂，要求在尽量坚强固定的同时，减少手术副损伤，尽量恢复肩关节的功能。我们在术前仔细的研究了患者的骨折特点，制定了坚强牢固固定肩峰骨折、最大可能牢固固定肩胛颈骨折（肩胛颈骨折能够固定把持的骨量已经很少），舍弃固定肩胛体骨折的策略，最终患者获得了较坚强的固定，肩关节功能也得到了大部分的恢复。

十、主编评述

通过这个病例，我们应该能够体会到，一个复杂的创伤，术前审慎的评估非常重要。创伤骨科医生都能够说出骨折的治疗原则：良好的复位，牢固的固定，早期有效的功能锻炼，这样才能获得重返社会的最大可能。但是具体的每一个病例，都要仔细分析骨折的特点，有的放矢，最终使治疗方案达到上述骨折治疗原则，那么这个手术距离成功也就不远了。

病例 10 肩胛骨骨折（Thompson-Ⅰ型）

一、病历摘要

患者樊某某，女，47 岁。

主诉：外伤后右肩部、腰部疼痛约 3 小时。

现病史：患者自诉约 3 小时前乘坐小汽车时翻车，伤后感右侧肩部、腰背部剧烈疼痛，伴活动受限，伤后由其同事及家属送至当地医院急诊科，行右肩 X 线示"右肩胛骨骨折、右侧肩锁关节脱位"，建议住院治疗。患者为求进一步治疗来我院就诊，急诊予以拍摄肩关节 CT 显示"右侧肩胛骨骨折、右侧肩锁关节脱位"，遂以"右侧肩胛骨骨折、右侧肩锁关节脱位"收入创伤骨科。病程中，患者一般情况可，未解大小便，未进食水。

既往史：平素身体健康，无乙肝病史及其密切接触者，无手术史，无外伤史，无血制品输入史，无过敏史，预防接种史随当地。

个人及婚育史：出生地原籍，无外地久居史，无毒物接触史，生活较规律，无吸烟史，无饮酒史。

月经史：月经初潮 13 岁，经期 5 天，周期 28 天。末次月经日期 2014 年 1 月 9 日，经量中等，无痛经，月经规律。未绝经。

婚育史：22 岁结婚，家庭和睦，配偶体健，育有 1 女儿，体健。

家族史：无家族性遗传病、传染病史，父母体健。

二、体格检查

T：36.7℃，P：72 次 / 分，R：18 次 / 分，BP：110/80mmHg。胸廓挤压分离试验阳性，右肩部畸形、压痛、肿胀，肩部活动受限，桡动脉搏动有力，肘关节活动自如，远端各指感觉、肌力正常。腰背部压痛，叩击痛，骨盆挤压分离试验阴性，双下肢查体未见明显异常，双侧足背动脉搏动可。

三、辅助检查

肩关节、胸腰椎 CT：①右侧肩胛骨骨折、右侧肩锁关节脱位；②右侧第 2 肋骨骨折；③ T_8 压缩骨折，$L_{2\sim3}$ 左侧横突，$T_{2\sim8}$ 右侧横突及 T_7 椎板、右侧下关节突、T_8 左侧上关节突骨折；④右侧少量胸腔积液（病例 10 图 1）。

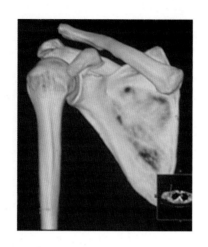

病例 10 图 1　肩关节 CT

四、初步诊断

肩胛骨骨折（Thompson-Ⅰ型）

肩锁关节脱位（右）

第 2 肋骨骨折（右）

T_8 胸椎骨折

胸腔少量积液（右）

$L_{2\sim3}$、$T_{2\sim8}$ 横突骨折

$T_{7\sim8}$ 关节突骨折

T_7 椎板骨折

五、鉴别诊断及诊疗计划

1. 鉴别诊断

（1）肋骨骨折：伤后胸部疼痛，咳嗽及深呼吸时疼痛加重；挤压胸廓时，骨折部分疼痛加重，有时可合并血气胸；X 线片示肋骨骨折。可排除。

（2）锁骨骨折：骨折后患者出现肿胀、瘀斑、肩关节活动使疼痛加重，检查示可扪及骨折端，有局限性压痛，有骨擦感，上胸部正侧位 X 线拍片可鉴别。

2. 诊疗计划　创伤骨科护理常规，Ⅰ级护理。完善常规抽血检查，完善心电图、肩关节 CT 三维重建等检查。给予三角巾悬吊患肢、镇痛、消肿等对症治疗，胸外科及脊柱外科会诊指导相关部位外伤治疗，完善相关检查，排除手术禁忌后择期行手术治疗。

六、治疗过程

入院后完善实验室检查、心电图、下肢静脉彩超未见明显异常。X 线示：心肺膈未见明确病变。

入院后第 4 天，完善检查排除手术禁忌后行手术治疗。

手术过程：入手术室后三方核对患者信息无误，麻醉成功后患者仰卧位。常规消毒患肢，铺单，执行叫停程序。沿右锁骨外侧 S 形切开，依次进入，探查见：右锁骨远端上翘，右肩锁关节脱位，右喙锁韧带完整，右喙突骨折，移位。复位肩锁关节，3＋3 右侧锁骨钩维持并固定，透视见复位满意，之后分离三角肌，暴露喙突，将喙突骨折复位后 2 枚空心钉固定，喙突固定牢固，透视见骨折复位满意。冲洗，探查无活动性出血，清点器械敷料无误，逐层缝合切口。

七、术后复查及最终诊断

术后 X 线片见病例 10 图 2。

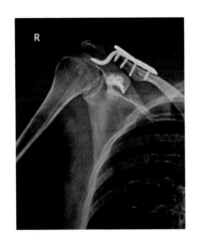

病例 10 图 2　术后 X 线复查

最终诊断：

肩胛骨骨折（Thompson- Ⅰ 型）

肩锁关节脱位（右）

第 2 肋骨骨折（右）

T_8 胸椎骨折

胸腔少量积液（右）

$L_{2\sim3}$、$T_{2\sim8}$ 横突骨折

$T_{7\sim8}$ 关节突骨折

T_7 椎板骨折

八、随访

患者术后随访，影像相关检查如病例 10 图 3 所示。

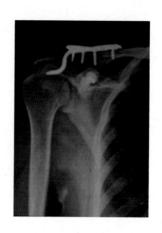

病例 10 图 3　术后 4 周

九、心得体会及病例讨论

患者肩锁关节三度脱位，喙突骨折移位，右肩锁关节明显不稳，右肩部悬吊复合体明显不稳，手术指征明确。我们对患者进行锁骨钩重建右肩锁关节稳定，再用 2 枚空心钉牢固固定喙突，这样右肩悬吊复合体就得到良好的修复，最终患者右肩关节功能得到了良好的恢复。

十、主编评述

一般情况下，肩胛骨骨折（Thompson-Ⅰ型）为喙突等边缘性的撕脱骨折，不影响肩胛骨的稳定性，也就是说不影响悬吊复合体的稳定性，完全可以保守治疗。但是当这种类型的损伤合并肩锁关节脱位时，悬吊复合体的稳定性遭到了严重的破坏，必须手术稳定喙突骨折和或肩锁关节脱位，才能稳定悬吊复合体，最终患者才能恢复良好的肩关节功能。

病例 11　肩峰骨折（Ogawa-Ⅲ型）

一、病历摘要

患者王某某，男，51 岁。

主诉： 外伤后多部位疼痛、活动受限 20 天。

现病史： 患者诉 20 天前在当地骑电动车时与汽车相撞，伤及头部、左肩部、胸部等身体多处，伤后立感患处疼痛、活动受限，伴头痛、头晕及短暂性意识丧失，被"120"送至当地医院，予住院治疗（具体不详）。现患者病情平稳为手术治疗"左肩胛骨骨折"特来我院就诊，急诊以"多发外伤、左肩胛骨骨折"为主要诊断收住创伤骨科。患者自受伤来，神志清、精神可，饮食睡眠可，大小便正常，体重无明显增减。

既往史：平素身体一般，无乙肝病史及其密切接触者，有手术史，半年前因"双下肢静脉曲张"行手术治疗，恢复可。无外伤史，无血制品输入史，无药物过敏史，无食物过敏史，预防接种史随当地。

个人史：出生地原籍，无外地久居史，无毒物接触史，生活较规律，无吸烟史，无饮酒史，无毒物、粉尘及放射性物质接触史，无冶游史。

婚育史：24 岁结婚，配偶体健，育有 2 女，女儿均体健。

家族史：父母体健。无家族性遗传病、传染病史。

二、体格检查

T：36.5℃，P：64 次 / 分，R：18 次 / 分，BP：130/82mmHg。神志清，精神可，头面部无明显肿胀，无压痛，双侧瞳孔等大等圆，对光反射灵敏，胸廓无畸形，左胸部触压痛明显。双侧呼吸均匀，叩诊两侧清音，呼吸音粗，无闻及干湿性啰音，无胸膜摩擦音。左肩部肿胀，左肩关节活动受限，左肩局部触压痛明显。左侧肘关节、腕关节活动可，桡动脉搏动可，左手各指感觉活动可，余肢查体未见明显异常。

三、辅助检查

CT：左肩胛骨肩峰骨折、左侧 3～8 肋骨骨折（病例 11 图 1）。

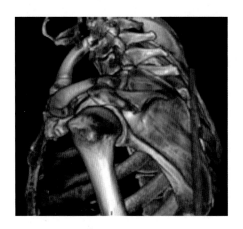

病例 11 图 1　左肩胛骨肩峰骨折、肋骨骨折 CT 表现

四、初步诊断

多发外伤

肩峰骨折（Ogawa- Ⅲ型）

头部外伤

胸部外伤

多发肋骨骨折

胸腔积液

双下肢静脉曲张术后

五、鉴别诊断及诊疗计划

1. 鉴别诊断

（1）锁骨远端骨折：伤后患处肿胀、畸形，往往可触及明显骨擦感，局部触痛，患处肩关节活动受限，X线片等辅助检查可明确诊断。

（2）肩关节前脱位：表现为肩部肿痛，活动受限，典型表现为方肩畸形，可扪及异位肱骨头，搭肩试验阳性，肩关节弹性固定，X线片可与之鉴别。

2. 诊疗计划   创伤骨科护理常规，Ⅰ级护理。完善常规实验室抽血检查，完善心电图、胸片等检查。给予消肿、止痛、抗凝治疗，邀请相关科室会诊指导头胸部外伤等治疗，排除手术禁忌，择期行手术治疗。

六、治疗过程

入院后完善实验室检查、心电图、下肢静脉彩超未见明显异常。X线示：心肺膈未见明确病变。

完善检查，排除手术禁忌后行手术治疗。

手术过程：入手术室后三方核对患者信息无误，麻醉成功后患者仰卧位。常规消毒患肢，铺单，执行叫停程序。沿左肩峰外侧端切开，依次进入，探查见：左肩峰大块骨折，轻度移位，断端不稳，骨折复位后，2枚克氏针固定维持，之后1枚桡骨远端解剖锁定钛板塑形后固定于肩峰外侧端，再用张力带加强。检查骨折断端明显稳定。透视见骨折复位良好。冲洗，探查无活动性出血，清点器械敷料无误，逐层缝合切口。

七、术后复查及最终诊断

术后X线片见病例11图2。

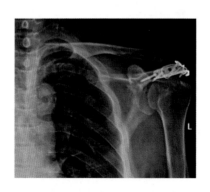

病例 11 图 2   术后 X 线检查

最终诊断：

多发外伤

肩峰骨折（Ogawa-Ⅲ型）

头部外伤

胸部外伤

多发肋骨骨折

胸腔积液

双下肢静脉曲张术后

八、随访

患者术后随访，影像相关检查如病例 11 图 3 所示。

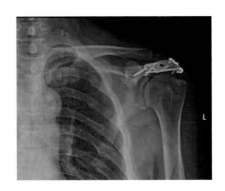

病例 11 图 3　术后 4 周

九、心得体会及病例讨论

患者肩峰骨折，移位明显。手术必须修复，因为肩峰是三角肌、斜方肌的起点，如果不予以修复，患者将因为疼痛难以行肩关节的功能锻炼，最终造成肩关节的僵硬。我们予以肩峰坚固的固定，术后患者立即能够进行功能锻炼，最终获得了良好的肩关节功能。

十、主编评述

肩峰在肩关节的解剖构成中占有重要地位，因为肩峰是肩关节的一部分。肱骨头除了和肩胛盂相关节外，还和肩峰形成关节。另外肩峰还是肩关节动力肌三角肌、斜方肌的起点，若肩峰发生骨折并移位，将严重影响三角肌的功能，外展、上举等动力无法起动，最终造成肩关节的功能丧失。所以必须重建肩峰的稳定性，恢复肩关节功能。

参考文献

[1]Bin L, Shiming L, Kejian L. A comparative study on three devices in treatment of dislocation of acromioclavicular joint. chinese journal of orthopaedic trauma，2002

[2]Itami Y, Shirahata T. [Surgical treatment of clavicle fracture and dislocation of acromioclavicular joint]. Journal of Symbolic Logic，1971，25（6）：750-764

[3] 王满宜. 锁骨骨折的治疗现状. 中国骨伤，2008，21（7）：487-489

[4]Robinson CM. Primary nonoperative treatment of displaced lateral fracture of the clavicle. J bone Joint Surg. am，2004，86（4）：778-782

[5]Meeder PJ, Dannöhl C. Injuries of the acromioclavicular joint. aktuelle traumatol，1988，18（1）：24-34

[6]Wang C, Qi B, Tan L, et al. Acromioclavicular joint dislocation associated with fracture of the ipsilateral acromial base：A case report and review of the literature. international journal of clinical & experimental medicine，2017，10（2）：3817-3822

[7]Zlowodzki M, Bhandari M, Zelle BA, et al. Treatment of Scapula Fractures：Systematic Review of 520 Fractures in 22 Case Series. Journal of Orthopaedic Trauma，2006，20（3）：230-233

[8] 叶小雨，林初勇，赖宪良，等. 肩胛骨骨折的分类及治疗方法的选择. 临床骨科杂志，2009，12（2）：156-159

[9]Adam FF. Surgical treatment of displaced fractures of the glenoid cavity. international orthopaedics，2002，26（3）：150-153

[10]Ebraheim NA, Ramineni SK, Alla SR, et al. Anatomical basis of the vascular risk related to the circumflex scapular artery during posterior approach to the scapula. Surgical & Radiologic Anatomy，2010，32（1）：p51-54

[11]Jan Barton bek, Cronier P. History of the treatment of scapula fractures. archives of orthopaedic & trauma surgery，2010，130（1）：83-92

[12]Park JT, Ahn GY, Shin YS, et al. The Operative Treatment of Scapula

Fracture, 1998, 11（1）: 41

[13] 田维，王建民，崔壮，等 . 不同类型肩胛骨骨折手术入路的选择 . 中华骨科杂志，2009，29（11）: 1028-1032

[14] 田宏涛 . 不稳定性肩胛骨骨折的手术治疗与入路选择分析 . 中外健康文摘，2014，（19）: 81-82

[15] 李新旭，罗晓冬，汪志中，等 . 不稳定性肩胛骨骨折的手术治疗与入路选择分析 . 中国骨科临床与基础研究杂志，2009，1（2）: 105-108

[16] 莫挺挺，何爱咏 . 肩胛骨骨折三种手术入路的应用解剖比较 . 局解手术学杂志，2008，17（2）: 124-125

[17]Noort AV, Kampen AV. Fractures of the scapula surgical neck : outcome after conservative treatment in 13 cases. archives of orthopaedic & trauma surgery, 2005, 125（10）: 696-700

[18]Ogawa k, Yoshida A. Fractures of the superior border of the scapula : long-term results after conservative treatment. Arch Orthop Trauma Surg, 2009, 129 : 1511-1519

[19]Schofer MD, Sehrt AC, Timmesfeld N, et al. Fractures of the scapula : long-term results after conservative treatment. Archives of Orthopaedic and Trauma Surgery, 2009, 129（11）: p1511-1519

第二章 上臂骨折

病例 12 右肱骨干骨折（AO 分型 A1 型）

一、病历摘要

患者岳某某，男，34 岁；入院时间：2017 年 5 月 22 日。

主诉：外伤后右上臂疼痛、活动受限 1 小时。

现病史：患者 1 小时前走路摔倒，致右上臂疼痛、活动受限，当时无昏迷、意识障碍等，伤后就诊于我院急诊，行 X 线检查提示右肱骨干骨折，急诊以"右肱骨干骨折"收入我科。患者受伤来精神可，未进食水，大小便未解。

既往史：既往体健，否认肝炎、结核等传染病史，否认高血压及糖尿病史，否认食物及药物过敏史，否认重大外伤及手术史，否认输血史，预防接种史随当地。

个人婚育史：生长于原籍，否认外地及疫区长期居留史，否认毒物接触史。生活较规律，吸烟约 40 支 / 日 × 约 10 年，饮酒约 500ml/d× 约 10 年，否认其他不良嗜好。22 岁结婚，育有 2 子，配偶及儿子体健。

家族史：父亲去世（原因不清），母亲健在，否认家族性遗传病、传染病史。

二、体格检查

T：37.2℃，P：101 次 / 分，R：20 次 / 分，BP：121/82mmHg，ISS 评分 4 分。右上臂肿胀、畸形，皮肤完整，压痛明显，可触及骨擦感，右肘关节活动正常，右手感觉、活动可，桡动脉搏动可扪及；末梢循环正常。

三、辅助检查

右肱骨 X 线：右肱骨干骨折，移位明显（我院 CR，2017 年 5 月 21 日）（病例 12 图 1）。

四、初步诊断

右肱骨干骨折（AO 分型 A1 型）

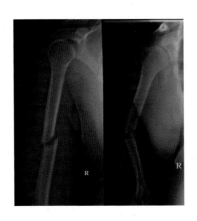

病例 12 图 1 右肱骨 X 线

五、鉴别诊断及诊疗计划

1. 鉴别诊断

（1）肱骨干骨折并血管神经损伤：外伤后可出现患肢血运障碍，感觉障碍。受伤部位肿胀、畸形、反常活动；本患者虽有骨折，最常见的并发症是合并桡神经损伤，但患者查体，腕关节背伸、手指背伸均正常，虎口区感觉肌正常，桡动脉搏动好，可排除。

（2）肱骨干病理性骨折：上臂部 X 线正侧位片可明确骨折的部位、类型和移位情况，注意有无骨质破坏，鉴别是否为转移癌、骨囊肿等所致的病理性骨折。

2. 诊疗计划

（1）Ⅰ级整体化护理。

（2）石膏外固定，三角巾悬吊；动态观察指端血运、感觉情况。

（3）七叶皂苷钠消肿、活血化瘀等对症处理；疼痛评分：3 分；注射用萘普生钠超前镇痛处理。

（4）完善术前准备，完善肱骨三维重建 CT 检查，排除手术禁忌证，择期手术治疗；术后功能锻炼。

六、治疗过程

入院后行检查，如化验（血常规、血型、凝血常规、肝炎六项、术前三抗体、肝肾功能、尿便常规等），心电图等。右上肢三角巾悬吊，完善 CT 三维重建：右肱骨中段骨折（病例 12 图 2），给予消肿、止痛等治疗，排除手术禁忌，择期行手术治疗。

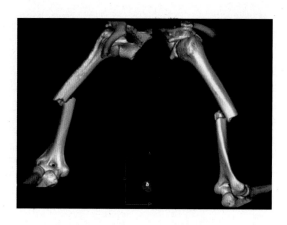

病例 12 图 2　CT 三维重建

患者右肱骨干骨折诊断明确，消肿后，伤后 1 周予以肱骨骨折切开复位内固定术（右）治疗。

手术过程：入手术室后医护、麻醉师三方核对患者、手术部位及方式无误，麻醉成功后患者取仰卧位，常规消毒右上肢、铺单，执行叫停程序。取肱骨前外侧入路，以骨折端为中心，依次切开，劈开肱肌外半侧，显露骨折断端，见肱骨斜形骨折，断端侧方重叠移位。清理骨折断端，复位骨折，复位钳临时固定，取 9 孔直形锁定板（钛材料），测量长度合适且贴附良好，远近端分别打入 4 枚及 3 枚锁钉，测试骨折断端稳定，透视见骨折复位满意，内固定位置好。冲洗、探查无活动性出血，断端硫酸钙骨植骨，清点器械敷料无误，逐层缝合切口，敷料加压包扎，未留置引流。手术顺利，麻醉满意，术中出血约 100ml，未输血，术后患者清醒安返病房。

七、术后复查及最终诊断

术后 X 线片见病例 12 图 3。

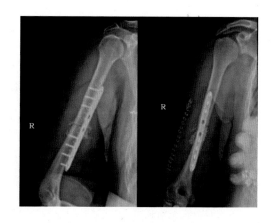

病例 12 图 3　术后 X 线检查

最终诊断：右肱骨干骨折（AO 分型 A1 型）

八、心得体会及病例讨论

肱骨干骨折是成年人常见骨折，通常系暴力损伤所导致，合并神经损伤、多部位外伤，术前需仔细查体，避免漏诊，对于肱骨干部骨折的治疗，手术可分为普通钢板螺丝钉固定固定、加压钢板固定、交锁髓内钉固定、锁定钢板固定和外固定支架固定技术，髓内钉固定优势在于中心固定，力学优势明显，而且闭合复位髓内固定可不干扰断端，有利于骨折愈合；接骨板固定创伤相对较大，但优点在于骨折复位较好，且对于陈旧骨折及因断端不稳定所致的髓内固定的在治疗具有优势；外固定支架固定相对骨不连、畸形愈合发生概率高，小概率针道感染；综合患者，术后可早期康复锻炼，减少术后并发症发生。

九、主编评述

大多数低能量损伤导致的单一肱骨干骨折可以采取非手术治疗，但是对于高能量损伤的闭合骨折、开放骨折及多发伤，用功能性支具治疗肱骨干骨折一般效果不理想。对这些患者手术固定的益处可能大于危害性。根据该患者影像学检查，肱骨骨折端成角超过 25°，择期手术指征明确，选择锁定钢板术中固定牢固后，术后患者功能完全恢复。

病例 13　右肱骨干骨折（AO 分型 C2 型）1

一、病历摘要

患者李某某，男，54 岁；入院时间：2017 年 4 月 22 日。

主诉：外伤后右上肢疼痛、活动受限 5 小时。

现病史：患者 5 小时前骑电动车摔伤，伤后即感右上臂疼痛、活动受限，伴右肘部及右耳部疼痛、流血，当时无昏迷、意识障碍等，伤后就诊于"当地人民医院"，行 X 线检查提示右肱骨干粉碎性骨折，未行治疗，就诊于我院急诊。行腕关节 X 线回示右尺骨茎突骨折，右耳伤口耳鼻喉科给予清创缝合，行破伤风皮试示过敏，急诊以"多部位损伤"收入我科。患者受伤来精神差，未进食水，大小便未解。

既往史：体健，否认肝炎、结核等传染病史，否认高血压及糖尿病史，对"破伤风抗毒素"有过敏史，否认其他重大外伤及手术史，否认输血史，预防接种史随当地。

个人及婚育史：生长于原籍，否认外地及疫区长期居留史，否认毒物接触史。生活较规律，吸烟约 20 支 / 日 ×30 年，少量间断饮酒，否认其他不良嗜好。24 岁结婚，育有 1 子 1 女，配偶及子女体健。

二、体格检查

T：36.3℃，P：59 次 / 分，R：17 次 / 分，BP：108/61mmHg，ISS 评分 8 分。右上臂肿胀、畸形，压痛明显，可触及骨擦感，肘后可见约 12cm 长皮肤撕脱伤口，伤口污染重，可见大量黑色颗粒异物，尺骨近端外露，部分肌肉断裂，肘关节活动受限，右腕部稍肿胀、压痛，右手感觉减退，腕关节及手指背伸受限，手指可稍屈曲，桡动脉搏动可扪及。

三、辅助检查

右上臂 X 线、腕关节 X 线：右肱骨干粉碎性骨折，移位明显（当地人民医院）、右尺骨茎突骨折，腕钩骨撕脱骨折可考虑（我院 CR）。

四、初步诊断

多部位损伤

右肱骨干骨折

右桡神经损伤（上臂）

右肘部皮肤软组织撕脱伤

右尺骨茎突骨折

右腕骨骨折

右耳外伤

颌面部外伤

五、鉴别诊断及诊疗计划

1. 鉴别诊断

（1）肱骨外髁颈骨折：症状、体征相似，但本病肿胀及瘀斑较明显，肱骨上端环形压痛，可有异常活动；X 线片见骨折线位于肱骨外颈，也可两者合并存在，本患者可排除。

（2）肩关节前脱位：也表现肩部疼痛、压痛、活动受限，典型方肩畸形；但伤肢外展 250 ～ 300 位弹性固定，搭肩试验阳性；X 线可鉴别，有时两者合并存在。

2. 诊疗计划

（1）Ⅰ级整体化护理。

（2）石膏外固定，动态观察指端血运、感觉情况。

（3）进一步完善颌面部 CT 检查，排除隐匿性损伤；耳鼻喉、颌面外科会诊，协助治疗，评估病情。

（4）予以开放伤口清创缝合术，术后七叶皂苷钠消肿、活血化瘀、营养神经等对症处理；疼痛评分：4分；注射用萘普生钠超前镇痛处理；头孢类抗生素抗感染治疗。

（5）完善术前准备，排除手术禁忌证，择期手术治疗；术后注意功能锻炼。

六、治疗过程

右肘部伤口污染严重，行清创缝合，上肢石膏固定，给予消肿、止痛、抗感染等治疗，完善检查（病例13图1），明确诊断，排除手术禁忌，择期行肱骨骨折手术治疗。

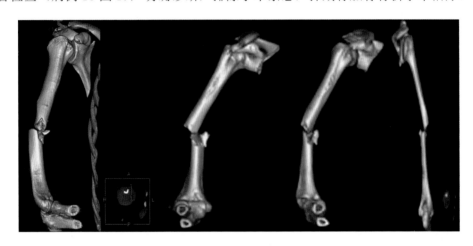

病例 13 图 1　三维 CT 重建

手术经过、术中发现的情况及处理：术者、麻醉师、护士三方核对患者、患肢、手术方式无误后开始麻醉及手术。麻醉成功后患者仰卧于手术台，常规消毒右上肢皮肤，铺无菌巾单。右上臂前侧远近端分别作切口，切开皮肤皮下组织及深筋膜，显露肱骨远近端，打通隧道，插入2枚威曼肱骨固定棒，各上1枚螺钉固定，透视骨折位置不良，再次复位，也难复位，随于骨折端作切口，复位，上螺钉固定，透视骨折位置可，螺钉位置可，冲洗刀口，植硫酸钙人工骨5g，逐层缝合刀口。右尺骨茎突处切口，切开显露骨折端，见尺骨茎突骨折，移位，予以复位，上1枚空心加压螺钉固定。透视骨折位置可，螺钉位置可。清点器械无误，冲洗缝合刀口。术中诊断同术前，术中出血100ml。手术顺利，术中患者病情稳定，麻醉效果好，术毕送患者回病房，出室血压110/70mmHg，脉搏80次/分。

七、术后复查及最终诊断

术后 X 线片见病例 13 图 2。

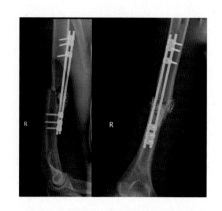

病例 13 图 2　术后复查 X 线片

最终诊断：

多部位损伤

右肱骨干骨折（AO 分型 C2 型）

右桡神经损伤（上臂）

右肘部皮肤软组织撕脱伤

右尺骨茎突骨折

右腕骨骨折

右耳外伤

颌面部外伤

八、随访

患者术后随访，影像相关检查如病例 13 图 3、病例 13 图 4 所示。

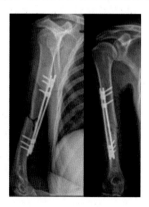

病例 13 图 3　术后 2 个月

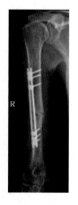

病例 13 图 4　术后 4 个月

九、心得体会及病例讨论

切开复位钢板螺钉内固定是目前治疗肱骨干骨折最为常用的手术方法，可以达到坚固的固定，有利于患肢早期功能锻炼，促进骨折早期愈合。肱骨干骨折切开复位钢板螺钉内固定手术通常选择前外侧入路，即经胸大肌与三角肌间隙入路的远端延伸，术中需切开肱肌，可以充分显露骨折断端，并且不干扰血液供应，钢板放置在肱骨的前外侧，固定后可很好地控制肱骨干旋转、恢复长度、矫正成角，术后患者可早期行肩、肘关节功能锻炼。该手术需要严格掌握适应证，否则医源性桡神经损伤的发生率较高，而广泛的软组织剥离及桡神经的显露是医源性桡神经损伤的主要原因。另外，钢板固定后的应力遮挡效应常导致骨质疏松、萎缩，造成骨折不愈合。传统钢板螺钉系统内固定需要切开复位，术中骨膜广泛剥离、骨滋养血管断裂或软组织挫伤严重，破坏了骨断端的血供，可能引起骨折延迟愈合甚至不愈合。目前锁定钢板是新研发的符合生物学固定（BO）理念的内固定器械，已在临床广泛应用。

十、主编评述

开放性骨折可先行清创治疗，待感染控制，无明显感染迹象后，二期行骨折切开复位内固定术，桥接棒可有效复位、固定不规则骨折断端，起到外支架内植的目的。肱骨干骨折手术适应证包括：病理性骨折及病理性病变有骨折风险、移位的阶段性骨折，同侧前臂骨折（浮动肘）、骨折伴有动脉损伤、开放性骨折及伴有明显软组织损伤需要进一步处理伤口的骨折。外固定支架固定相对骨不连、畸形愈合发生概率高，小概率针道感染；本病例属于开放性骨折并伴有同侧茎突骨折，软组织污染、损伤，明确手术指征，处理得当。

病例 14　右肱骨干骨折（AO 分型 C2 型）2

一、病历摘要

患者陈某某，男，30 岁。入院时间：2020 年 11 月 17 日。

主诉：摔伤后右上臂、腰部疼痛、活动受限 5 小时。

现病史：患者在丰通石子厂料场揭防尘网时，不小心从石头上摔下，即感右上臂、腰部疼痛并活动受限，受伤时无一过性意识不清，无恶心、呕吐，无大、小便失禁，遂去当地医院治疗，给予 X 线、腰椎 CT 检查，X 线提示：右肱骨干骨折。腰椎 CT 提示：腰$_2$、腰$_3$ 椎体右侧横突骨折，给予右上臂夹板固定。患者为求进一步治疗来我院急诊门诊就诊，急诊阅片并查体后以"右肱骨干骨折、腰椎横突骨折"收入院。

既往史：平素身体健康，患者否认糖尿病、冠心病、高血压病病史，无乙肝病史及其密切接触者，无手术史，无外伤史，无血制品输入史，无药物过敏史，无食物过敏史，预防接种史不详。

入院前用药清单：（患者提供的用药情况）无。

个人及婚育史：出生地原籍，无外地久居史，无疫区长期居住史，无毒物接触史，生活较规律，无吸烟史，无饮酒史，职业自由职业者，无毒物、粉尘及放射性物质接触史，无冶游史。22 岁结婚，家庭和睦，配偶体健，育有 2 子，儿子体健。

家族史：父母健在，无家族性遗传病、传染病史。

二、体格检查

T：36.7℃，P：76 次 / 分，R：18 次 / 分，BP：138/69mmHg，ISS 评分 8 分。右上臂夹板固定在位，右上臂局部肿胀、压痛，右上肢活动受限，右腕关节活动略受限，右桡动脉搏动可扪及，右拇指活动略受限、感觉略麻木，余各指活动、感觉可，腰椎走行区局部压痛、活动受限，余肢体活动、感觉可。

三、辅助检查

X 线：右肱骨干骨折（病例 14 图 1）。右上臂 CT：右肱骨干骨折（病例 14 图 2）。

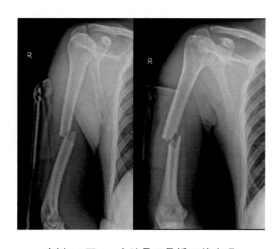 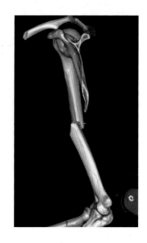

病例 14 图 1　右肱骨干骨折 X 线表现　　病例 14 图 2　右肱骨干骨折 CT 表现

四、初步诊断

右肱骨干骨折（AO 分型 C2 型）

腰椎横突骨折

五、鉴别诊断

1. 鉴别诊断

（1）肱骨干骨折合并桡神经损伤：患者受伤位置位于上臂，常见的位置位于肱骨干中下段，典型表现是腕下垂，各手指掌指关节不能背伸。桡神经损伤可以使一般的骨折断端刺激或者卡压，神经的连续性和完整性常保持良好。本患者可排除。

（2）病理性骨折：患者多有原发病表现，查血碱性磷酸酶异常，X线检查可见骨折局部伴有病理性改变，本患者可排除。

（3）肘关节脱位：外伤史明确，伤后肘关节可出现肿胀和疼痛，活动受限，查体可见肘后三角关系改变；本患者单纯从症状和查体上难以鉴别，影像学检查可明确诊断。

2．诊疗计划

（1）Ⅰ级整体化护理。

（2）石膏外固定，动态观察指端血运、感觉情况。

（3）进一步完善相关检查，评估病情。

（4）交锁髓内钉固定术后，予以对症处理、抗感染治疗等。

（5）完善术前准备，排除手术禁忌证，择期手术治疗；术后注意功能锻炼。

六、治疗过程

入院后完善化验（血型、血常规、凝血常规、肝炎六项、术前三抗体、肝肾功能、尿便常规等），心电图、右肱骨三维CT、胸部、腰椎CT检查等，24小时内完成检查。给予右上肢石膏外固定，抬高患肢，给予消肿、活血化瘀、营养神经等治疗。排除手术禁忌后，拟定入院5日左右行手术治疗。

手术经过、术中发现的情况及处理：患者入室后手术者、麻醉医师、巡回护士核对患者信息无误，麻醉后行手术治疗，患者半卧位，常规消毒、铺单，X线机透视见右侧肱骨干骨折，断端移位。取右侧肩关节上方开口，逐层切开、分离，暴露大结节内侧入针点，安置定位针，开口，闭合穿针，顺利经过骨折断端后，至远端，测深、扩髓，植入1套髓内钉（博益宁·钛）固定，顺利植入远近端共6枚锁钉，X线检查：骨折复位，肱骨力线恢复，内固定物位置好，冲洗刀口，止血，逐层缝合，无菌敷料包扎，手术顺利，麻醉满意。

术中出血约500ml，未输血，输液2100ml，尿量1000ml。术后患者返回病房。

七、术后复查及最终诊断

术后1个月复查X线片见病例14图3。

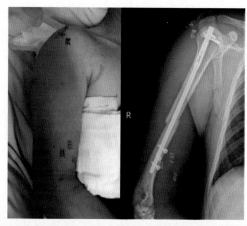

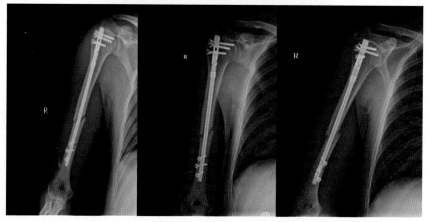

病例 14 图 3 术后 1 个月复查 X 线片

最终诊断：

右肱骨干骨折（AO 分型 C2 型）

腰椎横突骨折

八、随访

目前患者尚未满足术后 1 年复查。

九、心得体会及病例讨论

肱骨骨折多发于车祸、摔伤、高处坠落伤等，但是随着年龄的增长，病理性的肱骨骨折发病率逐渐增高。以前肱骨骨折多采用接骨板内固定治疗，随着人们对疾病治愈、重返工作岗位及肢体功能的要求逐渐提高，近年来骨科微创技术的发展，肱骨骨干骨折闭合复位髓内钉固定在各级医院广泛开展。接骨板固定治疗存在手术创伤性大、骨折血运破坏大。随着现代骨折内固定技术的不断发展，应用交锁髓内钉闭合复位固定治疗肱骨干部位骨折成为国际通用的治疗肱骨干骨折首选方法之一。手术方式和髓内钉的选择可根据患者的具体情况进行选择。闭合复位交锁髓内钉治疗肱骨干骨折可明显降低并发症的发生，提高临床疗效，最大限度地减少手术创伤，保护骨折端血运促进骨折部位快速愈合并尽早恢复肢体功能及重返工作。肱骨干骨折闭合复位交锁髓内钉固定术需要手术医师团队具备熟练的技能、手感、对骨折移位类型及手术器械充分熟悉、准确判断髓内钉位置，防止手术过程中造成不必要的神经血管损伤、医源性骨折及过多 X 线环境中操作。对于肩关节的损伤，熟练掌握开孔技术及不切开显露入钉点，钉尾不超出软骨面可有效避免损伤，肩关节的活动恢复很大程度上取决于原发性创伤的轻重，而与髓内钉技术本身无明显关系。远端锁钉需行约 2cm 小切口显露桡神经并予以保护以避免损伤桡神经。近端锁钉需注意保护腋神经。总之，交锁髓内钉固定治疗肱骨干骨折具有手术创伤小、出血量少、骨折不愈合率低、并发症发生率低、轴心固定符合力学特点等优点，临床疗效明显，肢体功能恢复快，是治疗肱骨干骨折首选方式。

十、主编评述

肱骨干骨折是骨科常见疾病，是指上起肱骨外髁颈下 1cm 处，下达肱骨髁上 2cm 处的骨折，多见于成年人，直接暴力或间接暴力是骨折主要原因，临床表现为患臂肿胀、疼痛、畸形及活动障碍等为主。过去多采用接骨板固定治疗，医学技术逐渐发现，钢板内固定术曾是肱骨干骨折治疗的"金标准"但其存在手术创伤大、骨折端血运破坏严重骨折不愈合、神经损伤等缺点。交锁髓内钉固定术逐渐推广应用，可用于肱骨干粉碎性骨折、多段骨折及其他病理性骨折的治疗其具有微创、血运破坏少，骨折愈合快，固定可靠、早期功能锻炼、肢体功能影响小等优点，是目前肱骨骨折的首选治疗方法之一。

病例 15　右肱骨干骨折（AO 分型 C3 型）

一、病历摘要

患者褚某某，男，36 岁。入院时间：2017 年 2 月 13 日。

主诉：外伤致右上臂疼痛、活动受限 2.5 小时。

现病史：患者自诉约 2.5 个小时前在家中走路时摔倒，右上臂着地，当即感觉右上臂疼痛、活动受限，当时无昏迷，无恶心呕吐，被朋友送来我院急诊就诊，急诊行右肱骨正侧位片示：右肱骨粉碎性骨折。急诊查体后以"右肱骨粉碎性骨折"为主要诊断收住入院。患者受伤以来未进食水，二便未解。

既往史：平素身体体健，否认肝炎、结核等传染病史及其密切接触病史，否认高血压及糖尿病史，否认重大外伤及手术史，否认输血史，否认食物及药物过敏史，预防接种史随当地。

入院前用药清单：（患者提供的用药情况）无。

个人史：生长于原籍，否认外地及疫区长期居留史，否认毒物接触史。生活较规律，无吸烟，少量间断饮酒，否认其他不良嗜好。23 岁结婚，育有 1 子，家庭和谐，配偶及儿子体健。

家族史：父母体健，否认家族性遗传病、传染病史。

二、体格检查

T：36.5℃，P：90 次 / 分，R：20 次 / 分，BP：120/73mmHg，ISS 评分 4 分。右上臂肿胀、畸形、活动受限，可及骨擦音及骨擦感，右腕关节、右拇指背伸活动受限，右桡动脉搏动可及，右手虎口区皮肤感觉减退，右手其余诸指活动可。

三、辅助检查

右肱骨正侧位片：右肱骨粉碎性骨折（我院，2017 年 2 月 13 日）。

四、初步诊断

右肱骨粉碎性骨折（AO 分型 C3 型）

右桡神经损伤

五、鉴别诊断及诊疗计划

1. 鉴别诊断

（1）肘关节脱位：外伤史明确，伤后肘关节肿胀、疼痛，活动受限，查体见肘后三角关系改变；本患者单纯从症状上难以鉴别，查体也不确定，影像学检查可明确诊断。

（2）肱骨外髁颈骨折：症状、体征相似，但本病肿胀及瘀斑较明显，肱骨上端环形压痛，可有异常活动；X 线片见骨折线位于肱骨外颈，也可两者合并存在。

2. 诊疗计划

（1）Ⅰ级整体化护理。

（2）三角巾悬吊，石膏外固定，动态观察指端血运、感觉情况。

（3）进一步完善右肱骨三维 CT 检查了解病情。

（4）七叶皂苷钠消肿、活血化瘀、营养神经等对症处理；疼痛评分：4 分；注射用萘普生钠超前镇痛处理。

（5）完善术前准备，排除手术禁忌证，择期手术治疗；术后注意功能锻炼。

六、治疗过程

入院后完善化验（血型、血常规、凝血常规、肝炎六项、术前三抗体、肝肾功能、尿便常规等），心电图，右肱骨三维CT检查、X线检查等（病例15图1），24小时内完成检查。给予右上肢石膏外固定，抬高患肢，给予消肿、活血化瘀、营养神经等治疗。排除手术禁忌后，拟定入院5日左右行手术治疗。

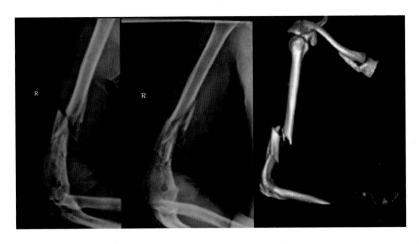

病例15图1 术前影像学检查

手术经过、术中发现的情况及处理：患者入手术室后手术者、麻醉医师、巡回护士核对患者信息无误，麻醉后行手术治疗。患者取左侧卧位，爱尔碘常规消毒右上肢皮肤，铺无菌巾单，贴护皮膜。取右上臂后侧切口，长约20cm，切开皮肤皮下组织及深筋膜，于肱三头肌与肱桡肌间隙分离，显露桡神经，桡神经被骨块顶撞，挫伤，探查见右肱骨骨折粉碎，移位明显，术中诊断为右肱骨骨折并桡神经损伤，复位肱骨骨折后上威曼肱骨双连接棒固定，稳定，透视骨折位置可，冲洗刀口，骨折端及周围植入人工骨5g，缝合刀口。术中出血约300ml，未输血，术中患者病情稳定，麻醉效果好，术毕送患者回病房，出室血压100/60mmHg，脉搏90次/分。

七、最终诊断

右肱骨粉碎性骨折（AO分型C3型）

右桡神经损伤

八、随访

患者术后随访，影像相关检查如病例15图2至病例15图6所示。

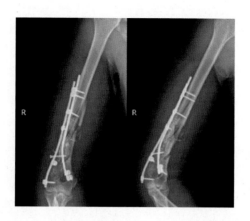

病例 15 图 2　术后 1 个月

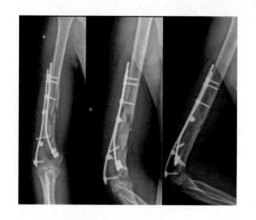

病例 15 图 3　术后 1 年

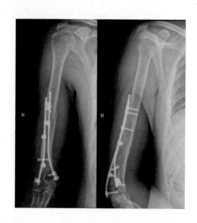

病例 15 图 4　术后 1 年 9 个月

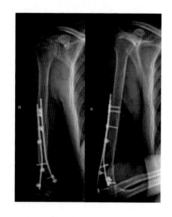

病例 15 图 5　术后 2 年 2 个月

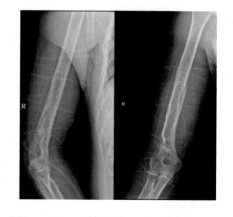

病例 15 图 6　骨折愈合，内固定物取出术后

九、心得体会及病例讨论

肱骨干骨折是成年人常见的一种骨折，通常系暴力致伤，合并神经损伤、多部位

外伤，术前要进行详细的查体，避免漏诊。目前长管状骨高能量损伤的发病率日益增加，其骨折形式复杂，特别是 C 型骨折的比率极高，骨折多呈多段粉碎性，治疗比较棘手，传统的手术方法为保证骨折的解剖复位及绝对稳定，需广泛剥离骨膜，常可造成骨折的延迟愈合等不良后果。因此，长管状骨高能量损伤的治疗方式宜选用生物学的固定方式；MIPO 技术治疗肱骨干骨折是一种满意的治疗方法，固定可靠，手术时间短，并发症少，利于肩肘关节早期功能恢复。本病例选用的桥接棒系统类似于骨外表面的内固定架，棒的两端都通过 3、4 枚螺钉与骨折端固定在一起，由于弯曲的应力分散于整根棒，单位面积的压力减小，降低了内固定失败的风险，通过钉棒和连接块的多平面组合技术，可以很好地解决长骨的短缩、成角及旋转畸形，并具有一定的稳定性，非常适合闭合性或比较清洁、软组织损伤不重、感染可能性不大的长管状骨 C 型骨折。有生物力学研究证实四肢骨折采用桥接组合式内固定系统固定时，骨折区域上的应力小于金属锁定接骨板钉系统，根据 Wolf 定律，这将有利于骨折区域骨组织之间的相互融合，提高骨组织自身稳定性。

十、主编评述

肱骨干骨折的手术适应证包括：病理性骨折及病理性病变有骨折风险、移位的阶段性骨折，同侧前臂骨折（浮动肘）、骨折伴有神经、动脉损伤、开放性骨折及伴有明显软组织损伤需要进一步处理伤口的骨折。桥接棒系统是通过棒块及钉的随意搭配与组合，是骨折生物学内固定的一种形式，使之能满足绝大部分长管状骨不同解剖部位骨折的需要，包括邻近关节部位的骨折，并能替代解剖型钢板；此外还可替代交锁髓内钉治疗多节段或长节段粉碎性骨折，同时还可兼用作外固定架，其核心是避免直接暴露骨折端，维持适当稳定的固定、长骨的长度和对线，最大限度地保护骨折断端及其周围的血供，为骨折愈合创造了良好的条件；长管状骨的 C 型骨折，因其血运破坏严重，断端又极不稳定，在治疗过程中应注意各个环节，否则可导致感染、骨不连、肢体短缩、肢体成角及旋转畸形等并发症；应注意以下几个问题：①须掌握桥接棒的适应证，即适合闭合性或 I 度开放性的复杂长管状骨骨折；②术前应测量对侧肢体长度作为对照，股骨骨折还须通过骨科牵引床牵引加手法复位，在获得与对侧体相同长度及纠正旋转后再进行手术；③利用单棒固定可采用多方向螺钉置入，有效控制旋转和防止螺钉拔出，这种只有外固定架才能实现的多维固定，在本系统内固定中实现了；④复位须经 C 型臂透视机透视证实，可以利于牵引纠正骨折端短缩成角和骨折端桥接棒螺钉纠正旋转；⑤桥接棒两端电钻钻孔前，特别是肌肉发达的部位仍须 X 线确认；⑥骨折两端需各拧入 3 枚以上螺钉方可达到有效固定，如对稳定性有疑问，应加以相应的外固定进行保护；⑦近关节的复杂骨折须在术中用模板在皮肤表面取样后对桥接棒进行预弯解剖塑形；⑧待 X 线片示骨折线模糊后下肢骨折方可开始下地逐渐负重；⑨ 4 个月骨折部仍无相应的骨痂须采取积极的措施。

病例 16　右肱骨近端骨折（Neer 分型：二部分骨折）

一、病历摘要

患者冯某某，女性，58 岁；入院时间：2017 年 4 月 27 日。

主诉：摔伤致右肩部疼痛、活动受限 5.5 小时。

现病史：患者本人及儿子、儿媳诉 5.5 小时前在村路边上散步时"踩空"摔倒，致伤右肩部，即感右肩部疼痛、活动受限，受伤当时无昏迷，无胸闷、呼吸困难，无大小便失禁，伤后急去当地医院就诊，行 X 线平片检查提示"右肱骨近端骨折"，未予特殊处置。患者为求进一步诊治，而来我院，急诊检查后以"右肱骨近端骨折"收入院。病程中，患者神志清，精神可，未进饮食，大小便未解。

既往史：平素身体健康，自诉曾测血压发现偏高，不规律口服药物治疗，具体药物名称不详，血压情况不详；无乙肝病史及其密切接触者，无手术史，无外伤史，无血制品输入史，无过敏史，预防接种史随当地。

入院前用药清单：（患者提供的用药情况）无。

个人史：出生地原籍，无外地久居史，无毒物接触史，生活较规律，无吸烟史，无饮酒史。

月经史：月经初潮 14 岁，经期 3 ～ 5 天，周期 28 ～ 30 天。末次月经日期不详，经量中等，无痛经，月经规律。48 岁绝经。

婚育史：24 岁结婚，家庭和睦，配偶体健，育有 1 子 1 女，儿女体健。

家族史：父母亲因病去世，否认家族性遗传病、传染病史。

二、体格检查

T：36.7℃，P：79 次 / 分，R：19 次 / 分，BP：142/76mmHg。右肩部肿胀明显，压痛并伸屈、旋转活动受限，桡动脉搏动可及，末梢血供正常，右肘、右腕、右手各手指感觉、运动正常。

三、辅助检查

右肩部 X 线：右肱骨近端骨折，移位明显（2017 年 4 月 26 日）。

四、初步诊断

右肱骨近端骨折

五、鉴别诊断及诊疗计划

1. 鉴别诊断

（1）肩关节脱位：患者主要表现为方肩畸形，肩关节弹性固定，活动受限，"杜加征"阳性，查体：肩关节活动受限，X 线检查可见关节脱位表现，本患者不符，可排除。

（2）锁骨远端骨折：表现为锁骨处肿胀明显，压痛并活动受限，X 线检查可见锁骨远端骨折，该患者 X 线片表现与之不符合，可排除。

2. 诊疗计划　入院后患肢给予三角巾悬吊，给予消肿、止痛等综合治疗，待肿胀消退明显，排除手术禁忌，待伤后 5～7 日手术治疗。术后指导患者逐渐行患肢功能锻炼，促进恢复。拟术后复查 X 线片显示骨折对位对线良好，内固定物位置满意，且伤口愈合良好，无感染迹象，疼痛评分小于 2 分后出院，总住院时间约 2 周。

六、治疗过程

患者入院后，积极完善相关检查（病例 16 图 1），给予消肿、止疼等综合治疗，排除手术禁忌证后，于伤后 4 日行手术治疗，给予右肱骨近端骨折切开复位内固定术。

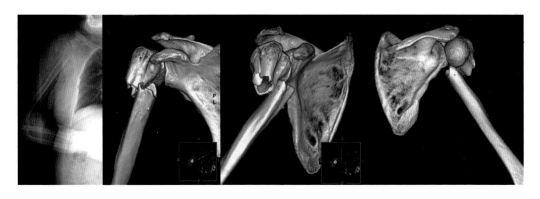

病例 16 图 1　术前影像检查

手术经过：患者入手术室后手术者、麻醉医师、巡回护士核对患者信息无误，麻醉后行手术治疗。爱尔碘常规消毒右上肢，铺无菌巾单，贴护皮膜，取右上臂前外侧弧形切口，长约 12cm，切开皮肤皮下深筋膜，自胸大肌、三角肌肌间隙分离，术中见右肱骨近端外科颈骨折，移位明显，不稳定，骨缺损，术中诊断为右肱骨近端骨折，将骨折复位后以右侧肱骨近端解剖锁定接骨板螺钉固定，骨缺损处植入人工骨 5g。检查固定牢固，透视复位满意，冲洗，缝合。术中出血约 100ml，未输血，输液 1600ml。术后患者返回病房。

七、术后复查及最终诊断

术后 X 线片见病例 16 图 2。

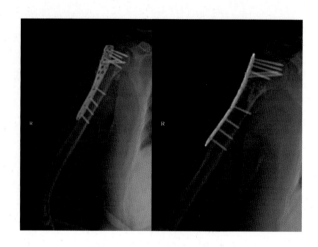

病例 16 图 2　术后 X 线检查

最终诊断：右肱骨近端骨折（Neer 分型：二部分骨折）。

八、随访

患者术后随访，影像相关检查如病例 16 图 3 所示。

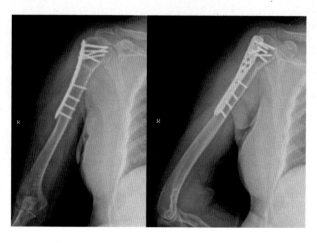

病例 16 图 3　术后 12 个月

九、心得体会及病例讨论

　　肱骨近端骨折（PHF）占全身骨折的 5%，常见于骨质疏松的老年患者，随着人口老龄化，其发生率有逐渐增加的趋势，多数肱骨近端骨折跟髋部骨折一样属于脆性骨折，约占老年（大于等于 65 岁）骨折的 10%。

Neer 于 1970 年提出肱骨近端骨折的四部分分类法。将肱骨上端 4 个组成部分即肱骨头、大结节、小结节和肱骨上端（关节部或解剖颈、大结节、小结节、骨干或外髁颈）相互移位程度分 6 个基本类型，移位＞1cm 或成角＞45°，否则不能认为是移位骨块。

该手术治疗要点：沙滩椅位，胸大肌三角肌入路，入路时需分开三角肌与胸大肌，切开覆盖在肱二头肌短头上的肌膜，将短头拉向内侧，再切开肩胛下肌与关节囊，此入路解剖复杂，须注意保护头静脉、肌皮神经，且对外侧显露困难。躯干置于床的边缘，背后放一软垫使患者稍微向对侧倾斜，沿床的侧面放一透射线的上肢托或肩托。整个上肢在术中必须能够自由移动或操作。术中 C 形臂辅助透视：多角度透视，包括腋位和 AP 位，AP 位透视应注意旋转上臂，多角度观察螺钉的长度。切口远端，沿肱骨表面向外侧松解三角肌止点的前 1/3；切口中部，在肱骨大结节嵴部位松解胸大肌止点的上部，便于显露、复位和固定骨折块。术中时刻铭记避免损伤腋神经或肌皮神经术中外展上肢可松弛三角肌，有助于切口的显露。

十、主编评述

肱骨外髁颈骨折是指肱骨解剖颈以下 2～3cm 的骨折，多见于中老年人，发生率为全身骨折的 5%左右。老年患者、骨质疏松是骨折的主要原因。肱骨近端骨折的内置物呈多元化发展，钢板固定已不是唯一选择；髓内钉技术以及肩关节置换术越来越受临床医生的重视，应用也越来越多；对于新技术的应用，应严格掌握其适应证及禁忌证；综合评估患者具体情况，选择合适的内置物治疗。手术治疗，如选择钢板内固定，指征为移位的二、三部分骨折；年纪较轻的四部分骨折，该患者同时可选择髓内钉固定：优势在于切口小、闭合复位、对骨质疏松把持力强，桡神经损伤可能性小，不足之处在于稳定性不够而不能进行早期功能锻炼和理疗。髓内钉固定的适应证：移位以及不稳定的二部分骨折、三部分骨折和四部分骨折；涉及肱骨干的近端骨折。禁忌证：稳定、未移位或轻度移位的肱骨近端骨折；肱骨头劈裂或粉碎性骨折；髓内钉固定，对操作者要求比较高，需熟悉肱骨近端髓内钉操作。

内固定术容易犯的错误：过分显露骨折端破坏骨折块的血供；肱骨头骨折块复位不佳；钢板位置太高，导致肩峰撞击；钢板位置太靠后，使得后上部的钢板与肱骨头曲线无法获得良好贴合；钢板太偏前，累及旋肱前动脉升支，激惹肱二头肌长头腱；最初选择的螺钉太长，导致螺钉穿出进入关节；可以通过牵拉患肢进行复位，如果骨折断端存在嵌插，可以在牵引的同时应用钝的骨膜剥离子插入断端缝隙之间，同时作为杠杆撬拨复位。经外科颈的肱骨近端骨折复位后应当注意确认旋转对位，复位的标志有骨折线的对合和结节间沟。还应该检查肱骨头的后倾角，此时可以屈肘 90°，观察此时肱骨头的轴线间同肱骨髁的轴线（同前臂垂直）的夹角，应为 30°。

病例 17　右肱骨近端骨折（Neer 分型：三部分骨折）

一、病历摘要

患者许某某，女性，57 岁；入院时间：2017 年 1 月 6 日。

主诉：外伤右肩部疼痛、活动受限 26 小时。

现病史：患者 26 小时前在路上骑电动车时不慎自行摔倒，右肩部着地，顿感右肩部剧烈疼痛，受伤当时无昏迷，无胸闷、心悸，无恶心、呕吐，无大小便失禁，伤后自行到当地医院就诊。行 X 线片检查提示右肱骨近端骨折，建议上级医院治疗，遂被家人送至我院，急诊接诊后以"右肱骨近端骨折"收入院。患者自受伤以来，一般情况可，正常饮食，大小便未见异常。

既往史：平素身体健康，无乙肝病史及其密切接触者，无手术史，无外伤史，无血制品输入史，无过敏史，预防接种史随当地。

入院前用药清单：（患者提供的用药情况）无。

个人史：出生地原籍，无外地久居史，无毒物接触史，生活较规律，无吸烟史，无饮酒史。

月经史：月经初潮 19 岁，经期 4 ～ 5 天，周期 28 ～ 30 天。经量中等，无痛经，月经规律。47 岁绝经。

婚育史：22 岁结婚，育有 2 子 1 女，家庭和睦，配偶体健，儿女体健。

家族史：父母已故，死因不详，无家族性遗传病、传染病史。

二、体格检查

T：36.7℃，P：102 次 / 分，R：19 次 / 分，BP：127/89mmHg。右肩部明显肿胀，皮肤张力稍高，皮温不高，可见皮下瘀斑，局部压痛明显，有明显轴向叩击痛，右肩关节活动明显受限，皮肤浅感觉基本正常，指端活动可，血运可。

三、辅助检查

右肩关节正位：右肱骨近端骨折（2017 年 1 月 5 日）。

四、初步诊断

右肱骨近端骨折

五、鉴别诊断及诊疗计划

1. 鉴别诊断

（1）肱骨骨折伴血管神经损伤：骨折后出现肢体血运障碍或肢体感觉、肌力异常，本患者无肢体感觉、肌力异常，该患者断端移位明显，需注意排除是否存在血管、神经损伤，部分患者初始骨折时损伤肱动脉，甚至腋动脉，但拍片时，断端已经复位，腋窝、上臂近端侧支循环维持桡动脉搏动，但搏动弱，容易造成假象。该患者双侧桡动脉搏动正常，可排除。

（2）锁骨骨折：患者外伤后局部肿胀、皮下瘀血、压痛或有畸形，畸形处可触到移位的骨折断端。本患者查体未见明显骨质异常，X线片未见骨折，与之不符，可排除。

2. 诊疗计划　入院后患肢暂时悬吊固定维持骨折端稳定，常规消肿止痛治疗，注意观察肢端血运以及皮肤张力变化，视患肢消肿程度，拟定5天左右行骨折复位内固定手术治疗。术后病情稳定后3天左右开始行患肩被动功能锻炼。住院周期10天左右。

六、治疗过程

患者入院后完善各项辅助检查，并给予三角巾悬吊固定、消肿止痛治疗，完善各项术前检查（病例17图1）。患者入院后皮肤张力高，肿胀明显消退后于伤后5天给予"右肱骨近端骨折切开复位内固定术"。

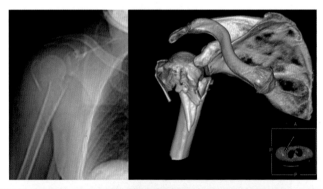
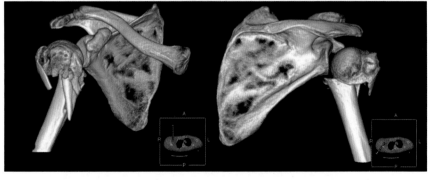

病例17图1　术前检查

手术过程：患者入手术室，麻醉师、手术者、巡回护士三方核对患者信息无误后，行全身麻醉，成功后，取沙滩椅卧位。常规消毒铺无菌巾单，手术取右上臂近端Henry切口，逐层切开皮肤、皮下组织、深筋膜，保护头静脉，在三角肌、胸大肌间隙进入，显露肱骨近端，见肱骨外髁颈粉碎、肱骨干近端骨折，大结节骨折，移位明显，给予牵引、撬拨复位，1枚肱骨近端钛板及数枚螺钉固定，后方大结节1枚螺钉固定。透视见骨折复位良好，内固定物位置良好，生理盐水冲洗、止血、清点无误，粉碎骨折断端人工骨植骨，逐层关闭手术切口。手术顺利，出血约100ml，术中麻醉满意，生命体征平稳，术毕患者清醒，安返病房。出室血压100/60mmHg，脉搏70次/分。

七、术后复查及最终诊断

术后X线片见病例17图2。

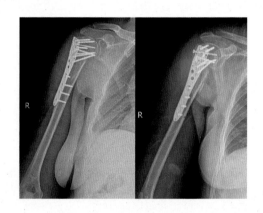

病例17图2　术后X线检查

最终诊断：右肱骨近端骨折（Neer分型：三部分骨折）。

八、随访

患者术后随访，影像学相关检查如病例17图3所示。

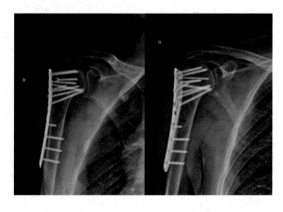

病例17图3　术后3个月

九、心得体会及病例讨论

肱骨近端是肱骨的上端部分,有肱骨头、肱骨大结节及小结节等骨性结构。肱骨头周围与大小结节间的环形浅沟区域为肱骨解剖颈。大小结节远侧稍细的部分是肱骨外髁颈。所谓肱骨近端骨折就是涉及上述肱骨解剖结构的骨折,主要包括肱骨外髁颈骨折、肱骨解剖颈骨折、肱骨头骨折以及肱骨大结节骨折等多种骨折。肱骨近端骨折多为粉碎性骨折,为了便于临床工作,常采取 Neer 分类法对肱骨近端骨折进行分类,通过 Neer 分类可使肱骨近端得到更加合理的治疗。

结合该患者的影像学特点,需注意,在解剖颈下 2~3cm,有臂丛神经、腋血管通过,有发生骨折合并血管神经损伤的可能。

该手术的操作要点:螺钉长度固定在肱骨头关节面软骨下骨,该位置抗拔出力量最大;对于内侧支撑不稳定、骨质疏松的患者,一定要拧入 1~2 枚肱骨距螺钉,以获得足够的内侧支撑力。通常肱骨头内拧入 5 枚螺钉,螺钉的数量根据骨质情况而定,如果骨质疏松,应多置入螺钉。为了稳定大、小结节,可以在冈上肌、冈下肌肩胛下肌的肌腱止点的腱骨交界处缝线,将缝线穿过钢板周围的缝合孔并系紧,形成张力带的效果,进一步稳定肩袖的结构。

锁定接骨板固定肱骨近端的优点:结构稳定,技术成熟。锁定钢板技术是在传统动力加压钢板基础上改进发展而来的,钢板与螺钉之间为绞索关系,螺钉为交叉锁定,可增加抗拔出阻力,提供更大的稳定性,减轻钢板对骨面的压力,降低骨膜损伤,保留骨折区的血液供应,同时两枚特殊的肱骨距螺钉加强了钢板对肱骨内侧的支撑作用,有利于患者进行早期功能锻炼,目前被认为是骨质疏松老年肱骨近端骨折的最佳解决方案。

十、主编述评

老年肱骨近端骨折患者由于骨强度下降使得手术内固定难度加大,内固定失效风险增加,因此骨质疏松的治疗尤其重要。该手术放置接骨板略高,接骨板的正确位置是:沿肱骨轴线放置,钢板最高处位于大结节顶端下方 5~8mm;钢板内则缘稍偏结节间沟后方 2~4mm。透视评估钢板高度保证钢板不向上方突出(钢板模板顶端克氏针不能超过肱骨头最高点),否则钢板固定后撞击肩峰。

骨质疏松的患者,在复位时应该牵拉并系紧留置的缝线,将三部分骨折转化成二部分骨折,如果使用复位钳,有可能使骨块进一步粉碎,增加复位难度、影响复位后的稳定性。复位应在直视下进行,注意观察骨折线是否对合,是否还留有台阶。复位时,应该使用克氏针临时固定,注意克氏针应该从前方置入,避免影响外侧钢板的放置。骨折复位且获得临时固定后,除了检查肱骨头的后倾,还应着重透视检查肱骨的颈干角的恢复情况，肱骨颈轴线同肱骨长轴存在 135° 的颈干角，在复位过程中应当给予恢复。然而对于复杂的粉碎性肱骨近端骨折依然有复位不良、骨不愈合、钢板螺钉松动失效等并发症。Gardner 等最早提出了内侧柱支撑理论，认为内侧柱支撑不良是复位丢失的关键所在。

病例 18　左肱骨近端骨折（Neer 分型：四部分骨折）1

一、病历摘要

患者郭某某，女性，56 岁，2019 年 11 月 14 日入院。

主诉：外伤后头部、左肩部疼痛不适 5 小时。

现病史：患者 5 小时前骑电动三轮车时摔伤（具体不详），伤后头部、左肩部疼痛不适，当时无昏迷，无明显头痛、无恶心、呕吐，无肢体抽搐，左肩部疼痛不适、活动障碍，无胸闷憋喘，无大小便失禁。自行联系家人送至当地医院后，行颅脑 CT、肩部 X 线片提示脑挫裂伤、左肩肱骨锦缎骨折，建议上级医院治疗。患者为求进一步诊疗遂来我院就诊，急诊医师行肩部三维 CT、复查颅脑 CT 提示：①双侧额叶、左颞叶多发脑挫裂伤并小血肿形成；②左额部、左眶外缘软组织肿胀；③脑内多发腔隙性脑梗死灶、软化灶；④脑萎缩；双侧侧脑室周围脑白质变性；⑤左肱骨头粉碎性骨折，周围软组织肿胀；⑥双肩关节退变；⑦所见双肺少许慢性炎症。遂以"急性颅脑损伤、左肱骨头粉碎性骨折"收入我科。患者自发病以来，一般情况可，神志清，精神可，无大小便失禁。体重较前无明显变化。

既往史：既往"高血压病"1 年，口服药物控制，具体不详；否认有冠心病、糖尿病等重大疾病史。否认有结核、肝炎等传染病史。预防接种史随当地。否认有手术及重大外伤史。否认有输血史。对青霉素过敏；否认有其他药物过敏史。

入院前用药清单：（患者提供的用药情况）无。

个人史：出生地原籍，无外地久居史，无疫区长期居住史，生活较规律，无吸烟史，无饮酒史，职业农民，无毒物、粉尘及放射性物质接触史，无冶游史。

月经及婚育史：月经初潮 14 岁，经期 5 ~ 7 天，周期 28 ~ 30 天。末次月经日期记忆不清，经量中等，无痛经，月经规律。已绝经，22 岁结婚，家庭和睦，配偶体健，儿女体健。

家族史：父母去世，具体不详，无家族性遗传病、传染病史。

二、体格检查

T：36.7℃，P：94 次 / 分，R：19 次 / 分，BP：118/72mmHg。一般情况：神志清，精神可，急性痛苦貌，GCS 15 分，查体合作，全身散在皮肤擦伤。左眼青紫肿胀表现，左额部皮肤擦挫伤。

专科检查：左肩强迫位，左肩部局部肿胀、压痛，活动受限，左手活动可。

三、辅助检查

颅脑、肩关节 CT：①双侧额叶、左颞叶多发脑挫裂伤并小血肿形成；②左额部、左眶外缘软组织肿胀；③脑内多发腔隙性脑梗死灶、软化灶；④脑萎缩；双侧侧脑室周围脑白质变性；⑤左肱骨头粉碎性骨折，周围软组织肿胀；⑥双肩关节退变（2019 年 11 月 14 日）。

四、初步诊断

急性颅脑损伤

多发脑挫裂伤并小血肿形成

左肩部外伤

左侧肱骨近端粉碎性骨折

五、鉴别诊断及诊疗计划

1. 鉴别诊断

（1）弥漫性轴索损伤：头部遭受加速性旋转暴力时，因剪应力而造成的神经轴索损伤。病理改变主要位于脑的中轴部分，即胼胝体、大脑脚、脑干及小脑上脚等处，多属挫伤、出血及水肿。MRI 对脑实质内的小出血灶或挫裂伤明显优于 CT。

（2）脑脓肿：多有颅外感染灶，如中耳炎、鼻窦炎等；表现为发热、头痛、乏力，行脑脊液化验可见细胞数增高，予以抗感染治疗有效。行强化头颅 CT 可见环形增强表现，目前与此不符，可排除诊断。

（3）肩锁关节脱位：锁骨外端高于肩峰，甚至形成梯状畸形，向下牵拉上肢时，骨外端隆起更明显；向下按压骨外端可恢复，松手后又隆起；X 线片显示肩锁关节脱位，可排除诊断。

2. 诊疗计划　根据目前病情，患者入神经外监护室，予保护神经、止血、补液、止痛、维持内环境稳定等对症处理；若动态复查颅脑 CT 示颅内血肿进行性增加，根据病情变化，必要时行颅脑手术治疗。患者左肱骨近端粉碎性骨折，病情平稳后，进一步手术治疗。

六、治疗过程

患者入院后入神经外科二级监护室,严密监测患者病情变化,给予保护神经、止血、补液、止痛、维持内环境稳定等对症处理;请创伤骨科急会诊,予以三角巾悬吊制动,行左肩部、左肘正侧位片检查,伤后 4 天复查颅脑 CT 头外伤病情较前好转。经科室讨论,目前颅内病情无特殊治疗,请创伤骨科再次会诊后,予以转科治疗。转入创伤骨科后完善术前检查(病例 18 图 1),排除手术禁忌后于伤后 7 日行左侧人工肱骨头置换术。

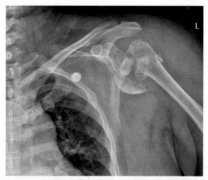

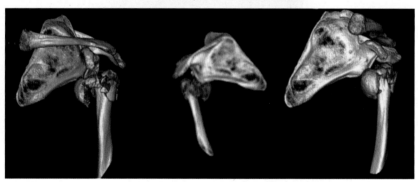

病例 18 图 1　术前影像检查

手术过程:患者入手术室,麻醉师、手术者、巡回护士三方核对患者信息无误后,行全身麻醉,成功后,取沙滩椅卧位,常规消毒铺无菌巾单,手术取左肩部前外侧切口约 12cm,逐层切开皮肤、皮下组织、深筋膜,保护头静脉,在三角肌、胸大肌间隙进入,显露肱骨近端,见肱骨小结节、大结节及干部粉碎性骨折,肱骨头骨折并脱位,首先清理骨折断端,肱骨近端打 2 孔,置入双股 2 号爱惜康线,6 ～ 8mm 逐步扩髓,打入试模,调整后倾角,肱骨头大小选择 18mm×40mm,冲洗髓腔,远端打入塞子,调骨水泥,置入髓腔中,打入 8mm×130mm 柄及 10mm×40mm 头(捷迈公司),将大小结节用 2 号爱惜康线缝合固定后与远端缝线打结,台上活动患肢见关节活动良好,透视见假体位置合适,生理盐水冲洗、止血、清点无误,逐层关闭手术切口,放置 1 枚负压引流球。

手术顺利，出血约 200ml，未输血，术中麻醉满意，生命体征平稳，术毕患者清醒，安返病房。出室血压 110/70mmHg，脉搏 70 次 / 分。

七、术后复查及最终诊断

术后复查 X 线片见病例 18 图 2。

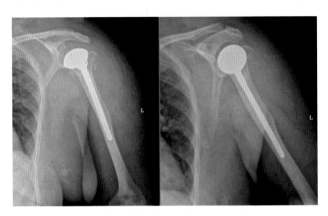

病例 18 图 2 术后 X 线检查

最终诊断：

急性颅脑损伤

多发脑挫裂伤并小血肿形成

左肩部外伤

左侧肱骨近端粉碎骨折（Neer 分型：四部分骨折）

八、心得体会及病例讨论

肱骨近端骨折占老年人骨折的 4%～10%，发病率仅次于髋关节和桡骨远端骨折。其中约有 15% 的患者需要手术治疗，包括骨折固定术和肩关节置换术。如果肩关节的两部分均用人工部件替换，就称为人工全肩关节置换术；如果只替换肱骨头的部分，则称作人工半肩关节置换术或人工肱骨头置换术。粉碎的肱骨近端骨折，行接骨板内固定，术后的临床预后要取决于骨折移位部位和程度、肱盂关节的损伤情况和骨质疏松症等危险因素。实际上，大部分患者可恢复到肩关节原来的活动能力，但术后并发症率高达 40%～60%。粉碎的四部分骨折，术后肱骨头缺血性坏死（AVN）是最应关注的并发症，因为它可引起慢性疼痛、肢体运动功能障碍和需再次手术治疗。肩关节置换术适用于治疗肱骨粉碎性三部分骨折和大部分四部分骨折，因为这类骨折发生肱骨结节不愈合和肱骨头缺血坏死的风险较高。

肩关节置换相关技术操作规范：首先人工关节置换术中除了要对关节的病灶进行切除以外，需要深刻理解关节的运动学原理，将人工关节的假体安装在准确的位置，既能使假体获得良好的稳定性，又能恢复关节的正常运动。其次，人工关节置换术中要使用到大量的工具器械。在手术技术方面，由前方入路进入盂肱关节时，对于肩胛下肌的处理主要包括小结节截骨肩胛下肌切断术或肩胛下肌剥离术，尽管不同术式都可以充分显露盂肱关节，但肩胛下肌切断或剥离所对应的修复后的腱腱愈合或腱骨愈合，与小结节截骨对应的骨性愈合界面相比，后者的愈合能力更强，人工全肩关节置换术的主要操作难点在于关节囊松解和肩盂显露，熟悉肩关节的解剖关系、力学机制及肩关节特殊的重建技术的基础上，制订周密的手术方案。

九、主编述评

老年肱骨近端骨折属于骨科临床常见病症，这种复杂移位较大的肱骨近端骨折一直是临床治疗难题，行切开复位钢板内固定术是常用的治疗方法之一，但老年患者，骨质疏松，术后发生内固定松脱、肱骨头坏死导致手术失败情况并不少见，同时，骨折不愈合导致患者无法行早期肩关节功能锻炼，术后患者关节僵硬，人工肩关节置换术在肱骨近端四部分骨折的治疗选择中仍是较为简便可行的治疗方法之一，术中彻底重建肩关节稳定结构，术后及时合理调整康复计划，是解决这部分患者的有效治疗方法。

对于保守治疗难以成功的二部分、三部分、四部分骨折应采取手术治疗。手术治疗的目的是：力争解剖复位、支撑固定、对骨缺损进行植骨，早期功能锻炼、尽量恢复关节功能。半肩置换关键：①假体高度：术前拍摄健侧肱骨全长 X 线，测量健侧肱骨内髁至肱骨头最高点的距离做参考，术中安装假体时再测量患侧肱骨内髁至肱骨头最高点的距离，与健侧保持一致，以此来确定假体放置高度；②后倾角的确定：采用目前比较公认的前臂纵轴标志法即屈肘 90° 前臂外旋 30°～40° 在冠状面安装肱骨头假体；③大结节复位：术中在骨水泥固定假体后再复位大、小结节，其顶点与假体外侧翼最高点平齐；④肩袖修复：术后肩关节的稳定靠肩袖的良好修复，故术中冈下肌、肩关节囊应仔细缝合，肱二头肌长头腱断裂也应尽量缝合，切断的肩胛下肌必须缝合。

新的手术技术和更好的设备可以为患者的治疗提供更佳的方案，但部分这类骨折的患者保守治疗也可以获得较好的疗效。手术治疗的目的是缩短患者的制动时间，但手术治疗也会增加并发症的发生率。每种治疗骨折的方法都有其自身的优点和缺点。仔细的规划患者手术适应证，对损伤机制充分的认识和合理的术后康复锻炼等措施会改善这一骨折的预后。

病例 19 左肱骨近端骨折（Neer 分型：四部分骨折）2

一、病历摘要

患者郭某某，女性，49 岁，2017 年 8 月 4 日入院。

主诉： 左肩部外伤后疼痛、活动受限 3 小时。

现病史： 3 小时前患者在小路上骑两轮电动车摔入沟中，伤及左肩部，感疼痛，活动受限，无昏迷、意识障碍，无头痛、头晕，无胸闷、心悸、呼吸困难，无恶心、呕吐，无大小便失禁，伤后就诊于当地医院。给予行 X 线检查提示：左肱骨近端骨折、左肩关节脱位，未行系统治疗，患者为求进一步治疗，就诊于我院，急诊检查后以"左肱骨近端骨折、左肩关节脱位"收入我科。患者受伤来精神可，食欲不佳，未行睡眠，大小便正常。

既往史： 平素身体健康，无乙肝病史及其密切接触者，无手术史，无外伤史，无血制品输入史，无过敏史，预防接种史随当地。

入院前用药清单：（患者提供的用药情况）无。

个人史： 出生地原籍，无外地久居史，无毒物接触史，生活较规律，无吸烟史，无饮酒史，无过敏源。

月经及婚育史： 月经初潮 13 岁，经期 3 天，周期 2 个月。末次月经日期 2017 年 7 月 28 日，经量中等，无痛经，月经紊乱。未绝经，20 岁结婚，家庭和睦，配偶去世，儿女体健。

家族史： 父母健在，无家族性遗传病、传染病史。

二、体格检查

T：36.5℃，P：69 次／分，R：18 次／分，BP：141/87mmHg。左肩部肿胀明显，可及明显瘀斑，左肩关节盂空虚，左肩部压痛明显，活动受限，皮肤浅感觉基本正常，指端活动可，血运可。

三、辅助检查

左肩关节 X 线：左肱骨近端粉碎性骨折、左肩关节脱位（2017 年 8 月 4 日）。

四、初步诊断

肱骨近端骨折（左）

肩关节脱位（左）

五、鉴别诊断及诊疗计划

1. 鉴别诊断

（1）肩胛骨骨折：患者有明确的外伤史，多为强大的直接暴力或火器伤引起。肩胛体部骨折主要为直接暴力引起，如重物或火器伤直接损伤肩胛骨体部。可通过X线进行鉴别。本病与之不符，可排除。

（2）肱骨中段骨折合并桡神经损伤：肱骨中段的骨折，由于桡神经紧贴肱骨干走行，因此骨折以后有可能会损伤桡神经，肱骨骨折合并桡神经损伤以后，会出现虎口区的皮肤感觉麻木以及垂腕、垂拇和垂指的三垂症状。根据X线片与临床表现，该患者可排除。

2. 诊疗计划

（1）护理常规：创伤骨科护理常规，Ⅰ级整体护理。

（2）检查计划：入院后24小时内完善血常规、凝血常规、肝炎六项、术前三抗体、肝肾功能、尿便常规、心电图、胸片、肩关节CT等检查。

（3）治疗计划：暂予以患者补液、抗感染等对症支持治疗，待完善相关检查，排除手术禁忌后，我科择期行手术治疗。

（4）饮食康复计划：VTE评分4分，采取预防措施：嘱下床活动，踝泵运动，预防下肢静脉血栓形成。适当加强营养，促进康复。

（5）出院计划：待术后复查X线查看骨折对位对线可，切口换药无感染迹象、生命体征稳定可办理出院。

六、治疗过程

患者入院后完善急症术前检查（病例19图1），排除手术禁忌证，急症行左肩关节脱位复位＋左肱骨近端骨折切开复位内固定术。

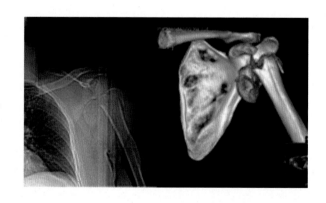

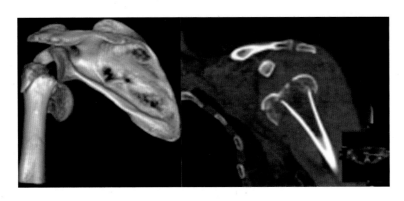

病例 19 图 1　术前检查

手术过程：患者入手术室，麻醉师、手术者、巡回护士三方核对患者信息无误后，行神经阻滞麻醉，成功后，取仰卧体位。常规消毒铺无菌巾单，手术取左肩前外侧入路约 12cm，逐层切开皮肤、皮下组织、深筋膜，在三角肌胸大肌间隙进入，显露骨折断端，见肱骨大结节粉碎性骨折，移位明显，肱骨小结节骨折并移位明显，解剖颈骨折，肱骨头向前下方脱位，首先复位肱骨头，再复位肱骨近端，1 枚左侧肱骨近端解剖锁定板及数枚螺钉固定，缝合修复肩袖。台上活动患肢见骨折固定稳定，透视见骨折复位良好，内固定物位置良好，生理盐水冲洗、止血、清点无误，逐层关闭手术切口。手术顺利，出血约 300ml，术中麻醉满意，生命体征平稳，术毕患者清醒，安返病房。出室血压 110/60mmHg，脉搏 60 次 / 分。

七、术后复查及最终诊断

术后 X 线片见病例 19 图 2。

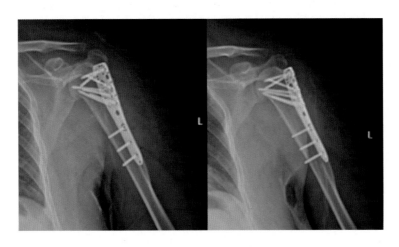

病例 19 图 2　术后 X 线检查

最终诊断：

左肱骨近端骨折（Neer 分型：四部分骨折）

左肩关节脱位

八、随访

患者术后随访，影像学相关检查如病例 19 图 3、病例 19 图 4 所示。

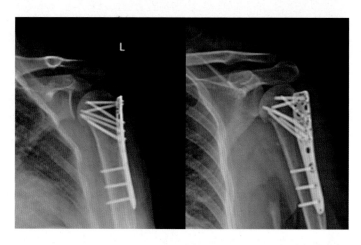

病例 19 图 3　术后 2 个月

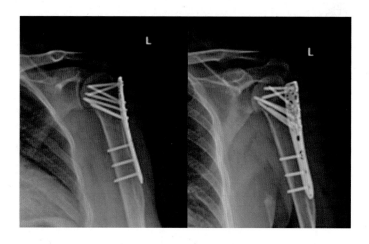

病例 19 图 4　术后 6 个月

九、心得体会及病例讨论

肱骨近端骨折是肩部骨折中非常常见的骨折类型，若发生在年轻患者中，多与严重创伤有关，若发生在老年患者中，多与低能量损伤有关，其中以老年女性居多。肱骨近端骨折可由间接暴力或者是直接暴力引起，常常造成肩部的疼痛、肿胀、畸形以及活动的受限。

肱骨近端四部分骨折需注意以下几点：①四部分骨折移位方向：肱骨干受胸大肌牵拉向内前方移位，肱骨大小结节受肩袖肌牵拉向后上移位，肱骨头外移外旋移位；②四部分骨折的关节部骨折块失去软组织附着从而失去血供导致骨坏死危险性增加；骨坏死发生率20%以上；③外翻嵌插型骨折是四部分骨折的一个特殊类型，骨坏死发生率20%以下；可以选择经皮固定术；④四部分骨折注意检查血管神经损伤及胸壁情况；⑤四部分骨折闭合复位后骨折块不能保持稳定，仅适用于对手术风险大的患者和对功能要求低的患者；对于这些患者不行复位仅制动；或者闭合复位经皮克氏针固定术；⑥四部分骨折骨质好者行切开复位内固定术，固定的目的达到可以接受的复位和充分固定，以利于骨折愈合及早期功能锻炼；手术的关键是恢复肱骨头与大小结节的关系，对肱骨近端的四部分骨折，牵开大、小结节的骨块后，首先复位肱骨头骨块。

手术操作要点：可以在患者腋下垫折叠的铺单或者用拳头作为支点同时牵引患肢，利用杠杆原理复位外翻的肱骨头。或者利用钝头的骨膜剥离子等协助复位肱骨头骨折块，复位后克氏针临时固定肱骨头和肱骨干。然后将留置的缝线拉紧，复位大、小结节骨块并系紧。除正位检查颈干角外，同时需要进行腋位或者侧位的透视，检查肱骨干骺端同肱骨干是否存在向前成者向后的成角。

十、主编评述

Neer（1970年）在Codman的四部分骨块（肱骨头、肱骨干、大结节、小结节）分类基础上提出此分类方法。Neer分类方法考虑到骨折的部位和骨折的数目。但分类的主要依据是骨折移位的程度—即以移位大于1cm或成角畸形大于45°为标准进行分类。四部分骨折是肱骨上端四个主要骨折块之间均有明显移位，形成四个分离的骨块。此时肱骨头成游离状态并失去血液供应。基于骨折形态、骨质量、患者等相关因素可以选择多种手术方案，大体可分为两种，包括内固定和关节置换。选择内固定治疗时，需要充分评估骨折断端的骨密度和患者年龄。实现骨折的解剖复位，重建内侧皮质的完整性非常重要，因其会从很大程度上影响肩关节功能预后，肱骨矩粉碎的患者术后功能预后较差。

手术要点：①避免肱骨头内翻是功能的保证；②解剖复位或者轻度短缩的复位（内侧最重要）；③肱骨矩的螺钉固定是固定的关键；④肩袖处采用缝线固定与钢板千万不能忘记。

对三、四部分骨折，获得良好功能最重要的方式是初始头干角复位。Agudero等人研究发现，肱骨头螺钉切出最为常见的原因是肱骨头的内翻（头干角小于120°）。骨质疏松肱骨近端骨折，肱骨头呈蛋壳样改变，在软骨下骨置入螺钉可以最大限度地增加把持力。Hirschmann 等人建议在肱骨近端骨折块至少有五枚以上螺钉才能达到骨折的牢靠固定。螺钉切出肱骨头进入关节腔内在老年人群中较为多见，螺钉切出可能和骨折类型相关。

病例 20　肱骨远端骨折（AO 分型 13B2.3）

一、病历摘要

患者陈某某，男，35 岁；入院时间：2015 年 9 月 17 日。

主诉：车祸伤致左上臂肿胀、疼痛并活动受限 1 天。

现病史：患者自诉 1 天前在下班途中骑摩托车与一辆轿车发生车祸，伤及左上臂，即感左上臂肿胀、疼痛并活动受限，患者当时无昏迷，无恶心、呕吐，无胸闷、呼吸困难，无腹痛、腹泻，大小便正常，被 120 急救车送往当地人民医院，行左肘、右膝关节 X 线检查，提示"左肱骨下段骨折、右膝关节未见明显骨折 X 线征象"，行左上臂石膏外固定术；患者为求进一步诊治，于今日来我院就诊，急诊科给予行肘关节 CT 检查，提示"左肱骨髁上髁间骨折"，检查后遂以"左肱骨髁上髁间骨折"收入院；病程中，患者神志清，精神可，饮食睡眠可，大小便正常。

既往史：平素身体体健，既往 1 年前因外伤致左肱骨干骨折，在外院行"左肱骨干骨折切开复位内固定术"，现恢复可；否认肝炎、结核等传染病史及其密切接触病史，否认高血压及糖尿病史，否认输血史，否认食物及药物过敏史，预防接种史随当地。

个人婚育史：生长于原籍，否认外地及疫区长期居留史，否认毒物接触史。生活较规律，吸烟约 5 支 / 日 × 约 10 年，少量间断饮酒，否认其他不良嗜好。24 岁结婚，育有 1 子 1 女，配偶及子女体健。

家族史：父母亲健在，否认家族性遗传病、传染病史。

二、体格检查

T：36.4℃，P：93 次 / 分，R：18 次 / 分，BP：148/83mmHg，ISS 评分 4 分。左上肢石膏外固定在位，拆开石膏见左肘部肿胀、压痛明显，肘关节活动受限；左上臂前外侧可见一长约 20cm 的手术切口，愈合良好，瘢痕色素沉着；桡动脉搏动可及，末梢血供正常，感觉、运动正常。

三、辅助检查

左肱骨 CT 三维重建检查提示左肱骨髁上髁间骨折，移位明显（病例 20 图 1）；左肱骨 X 线检查提示左肱骨干骨折术后改变，骨折线模糊，内固定物在位（病例 20 图 2）（我院，2015 年 9 月 18 日）。

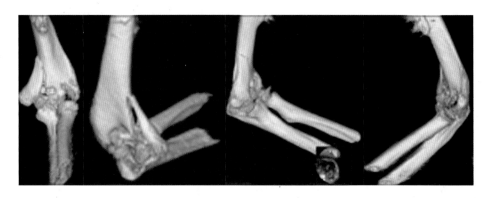

病例 20 图 1　左肱骨 CT 三维重建

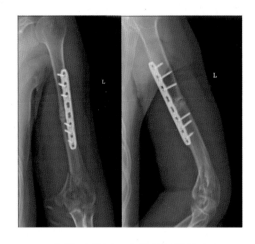

病例 20 图 2　左肱骨 X 线检查

四、初步诊断

左肱骨髁上髁间骨折（AO 分型 13B2.3）

左肱骨干骨折术后

五、鉴别诊断及诊疗计划

1. 鉴别诊断

（1）上臂软组织损伤：患者伤处有牵拉痛，压痛局限于损伤部位，但无纵向叩击痛及异常活动。X 线片可以除外骨折。

（2）桡神经损伤：若出现桡神经损伤，要鉴别清楚是术前损伤还是术中损伤，通过询问病史、发病时间和发病经过、临床表现则不难诊断。如果术前无桡神经损伤表现而术后立即出现者考虑为牵拉伤和粗暴操作所致。

2. 诊疗计划 大部分病例可以根据病史、体征和 X 线片确诊。需要强调的是在询问病史过程中一定要了解患侧肘关节既往有无畸形史及治疗史。术前一定要行 CT 检查，以确定骨折部位、粉碎的程度及移位的情况。但在实际工作中我们发现 X 线片及 CT 显示出的骨折粉碎和移位的情况有时与术中所见不完全一致。因此，在对每一例肱骨远端骨折患者施行手术之前，术者都要在心理、手术器械以及内固定物的选择方面做好充分的准备。必须消肿直至肘关节周围皮肤出现皱纹时才能手术，绝对不能急于手术。本患者采用尺骨鹰嘴截骨入路治疗。

六、治疗过程

手术过程：手术者、麻醉大夫、巡回护士三方共同确认手术部位无误后，麻醉成功，仰卧位，上止血带，左上肢置于胸前，消毒铺无菌巾，左肘后尺骨鹰嘴截骨入路，切开，游离尺神经，保护，鹰嘴截骨，暴露髁间。见：左肱骨内髁严重粉碎性骨折，滑车粉碎性骨折，移位明显，仔细保护软组织，将滑车复位空心钉以及细克氏针固定，再复位内髁以及髁上，最后 8 孔重建锁定钛板固定于后内侧，再复位鹰嘴，螺丝钉以及张力带钢丝固定，检查左肘管节屈伸良好，进一步游离尺神经，将尺神经前置，软组织固定。检查无狭窄，不与钢板相关联，彻底冲洗，在骨折近段移植硫酸钙人工骨，清点器械敷料无误后，依次关闭各层。手术顺利，麻醉效果好，术中出血约 200ml，术后血压 126/72mmHg，心率 83 次 / 分，术后诊断同术前，术后患者安全返回病房。

七、术后复查及最终诊断

术后 X 线片见病例 20 图 3。

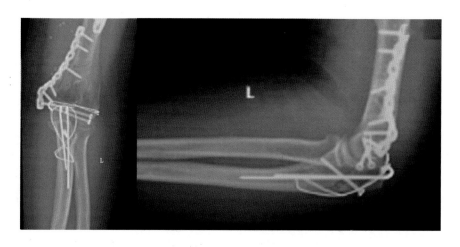

病例 20 图 3 术后 X 线复查

最终诊断：

左肱骨髁上髁间骨折（AO 分型 13B2.3）

左肱骨干骨折术后

八、随访

患者术后随访，影像相关检查如病例 20 图 4、病例 20 图 5 所示。

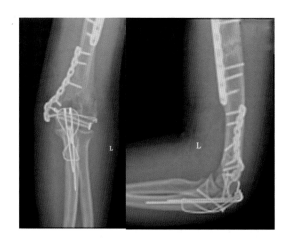

病例 20 图 4 术后 32 天

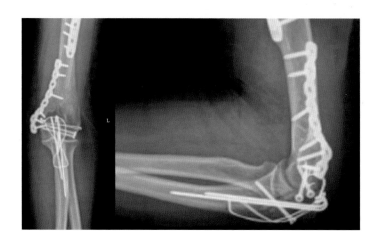

病例 20 图 5 术后 4 个月

九、心得体会及病例讨论

肱骨内髁骨折（包括滑车部和内上髁部）是肘部少见的骨折，系指累及肱骨内髁包括肱骨滑车及内上髁的一种较为少见的损伤。以儿童多见，在儿童肘部损伤中肱骨内髁骨折占 3%。实际上是一种儿童肘关节内的骨骺骨折，属 Salt-er-Harris Ⅳ型骨骺损伤。与肱骨外髁骨折形成互为对称的"镜像"损伤。由于其解剖特点和受伤机制的特殊，骨折块常发生移位和翻转，造成复位和固定的困难。此类损伤国内外文献报道较少，临床上常因认识不清而错误诊治，以致肘关节病废。肱骨内髁骨折多为间接外力致伤，肘关节可以处在屈曲位或伸直位。尺骨鹰嘴冠状突的内侧面与滑车内柱相撞可导致骨折。肱骨内髁骨折系关节内骨折，肱骨滑车直接参与构成肱尺关节，一旦确诊为肱骨内髁骨折，只要骨折发生翻转、移位，就应进行手术治疗。手术应尽早进行，只要早确诊、早手术，就可取得满意的效果。

十、主编评述

通常认为，肱骨内髁骨折的机制有两种。受伤机制：①直接暴力引起：受伤时肘尖着地，尺骨鹰嘴的锐利边缘对肱骨远端小头-滑车沟形成直接冲撞，导致肱骨内髁发生劈裂骨折。这种情况往往发生在高处坠落的患者；②间接暴力引起：损伤暴力传到至肘部，导致尺骨鹰嘴半月状关节面与肱骨内髁发生相互撞击，引起肱骨内髁骨折。

肱骨内髁骨折与肱骨内上髁撕脱该组合是两个不同解剖范围的损伤，前者属于关节内骨骺骨折，后者是关节外骨折（内上髁），由于前臂屈肌猛烈收缩引起的撕脱骨折。

肱骨内髁骨折块包括肱骨滑车，通常占肱骨下端尺侧的2/3关节面，有时骨折块为单纯滑车而不含内上髁。对于B1、B2型骨折，有时，采用劈开三头肌腱的后正中入路要比单纯进行内侧或外侧入路显露为佳，因为单侧入路暴露近端柱的骨折线足够，但对远端关节内骨折线的暴露可能存在困难。由于骨折线累及关节内，对于较难暴露的骨折，可采用尺骨鹰嘴截骨入路，钢板结合螺钉固定。

病例 21 肱骨远端骨折（AO 分型 13A3.1）

一、病历摘要

患者贺某某，女，32 岁，2019 年 2 月 13 日入院。

主诉：外伤后左上肢疼痛、活动受限 7 小时。

现病史：患者 7 小时前骑电动车摔伤，摔伤左上肢，致左上肢疼痛、活动受限，当时无头晕、头痛，无恶心、呕吐，无胸闷、憋喘，无意识障碍，无肢体抽搐，无大小便失禁，为求诊治，急到当地医院就诊，给予"左上肢石膏外固定"（具体不详）；患者为求进一步诊治，急来我院就诊，急诊行肘关节 CT 提示：左肱骨髁上骨折；建议手术治疗，急诊查体后遂以"左肱骨髁上骨折"收入我科。患者自受伤以来，神志清，精神可，少量进食水，未入睡，大小便无异常，体重无明显增减。

既往史：平素身体一般，否认高血压、冠心病、糖尿病等慢性疾病史；无乙肝病史及其密切接触者，无手术史，无外伤史，无血制品输入史，无药物过敏史，无食物过敏史，预防接种史随当地。

个人婚育史：出生地原籍，无外地久居史，生活较规律，无吸烟史，无饮酒史，职业职员，无毒物、粉尘及放射性物质接触史，无冶游史。月经初潮 14 岁，经期 2～7 天，周期 30～60 天。末次月经日期 2019 年 1 月 29 日，经量中等，无痛经，月经紊乱。未绝经，25 岁结婚，家庭和睦，配偶体健，育有 1 子，儿子体健。

家族史：父母健在；无家族性遗传病、传染病史。

二、体格检查

T：36.4℃，P：120 次 / 分，R：20 次 / 分，BP：134/81mmHg，ISS 评分 4 分。左肘部肿胀、畸形，局部压痛明显，可触及骨擦感，肘关节伸屈活动受限，桡动脉搏动可及，末梢血供正常，左腕、左手各手指伸屈活动可，左手感觉正常。

三、辅助检查

肘关节 CT：左肱骨下端骨折，左侧肘关节积液（病例 21 图 1）；肘关节 X 线片：左肱骨远端骨折（病例 21 图 2）（我院，2019 年 2 月 13 日）。

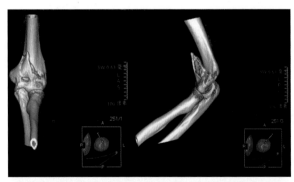
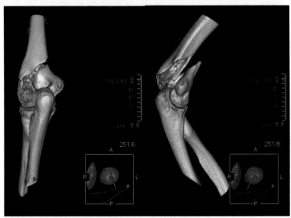

病例 21 图 1　肘关节 CT

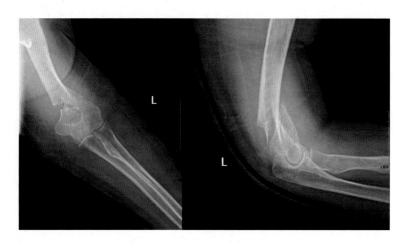

病例 21 图 2　肘关节 X 线检查

四、初步诊断

左肱骨髁上骨折（AO 分型 13A3.1）

五、鉴别诊断及诊疗计划

1. 鉴别诊断

（1）肱骨干骨折：多见于外伤后，患者上臂疼痛、肿胀、畸形。专科检查可发现假关节活动，可有骨擦音、骨擦感。X 线拍片可确定骨折位置，骨折类型、移位方向，结合患者病史、体征以及辅助检查，与之不符，可排除。

（2）肘关节后脱位：为肘关节最多见的脱位类型，常见于青少年，肘关节肿痛，关节置于半屈曲状，伸屈活动受限。肘后方空虚，鹰嘴部向后明显突出。

2. 诊疗计划　肱骨远端骨折早期处理的重点在软组织，如为开放性骨折需要早期彻底清创。需详细评估血管神经功能和韧带损伤情况，注意表皮张力性水疱的形成和局部软组织张力的变化。不应忽略发生单间室骨筋膜室综合征的可能，注意肢体远端血供情况。内固定手术的时机取决于软组织条件，一般以皮肤恢复皱褶，即肢体肿胀消退、局部炎症控制后再手术，如有张力性水疱形成应待水疱干结，这有利于降低切口皮肤缺血坏死与感染的发生率。

六、治疗过程

手术过程：顺利实施麻醉，患者侧卧位，常规消毒、铺单，取左侧肘关节后方肱三头肌两侧入路，刀口长约 15cm，逐层切开、分离，于肱三头肌两侧逐层分离，保护并暴露尺神经，松解，暴露肱骨髁骨折断端。术中见左侧肱骨髁上骨折，断端移位，内侧髁、外侧髁可见粉碎性骨折块，断端移位。处理：复位骨折断端，克氏针临时固定，内侧选取解剖锁定接骨板（创生、钛）固定，后外侧选取重建锁定接骨板（创生、钛）

固定。X线透视：骨折复位，内固定物位置佳，将尺神经松解，避开接骨板，接骨板后方充分覆盖软组织后，放置尺神经，避免摩擦，冲洗刀口，止血，逐层缝合，无菌敷料包扎。手术顺利，麻醉满意，术中出血约300ml，未输血，输液700ml，未排尿。术后患者返回病房。出室血压120/80mmHg，心率70次／分。

七、术后复查及最终诊断

术后X线片见病例21图3。

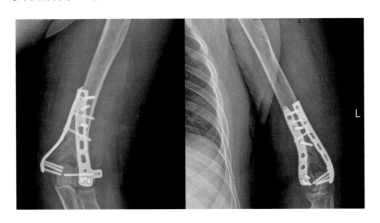

病例21图3　术后X线复查

最终诊断：左肱骨髁上骨折（AO分型13A3.1）。

八、随访

患者术后随访，影像相关检查如病例21图4至病例21图8所示。

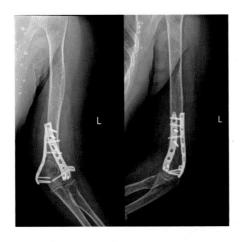

病例21图4　术后24天

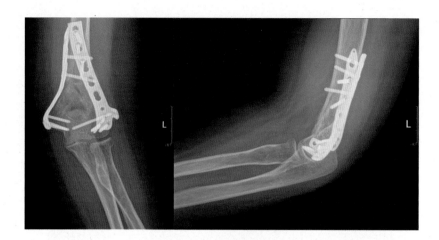

病例 21 图 5　术后 46 天

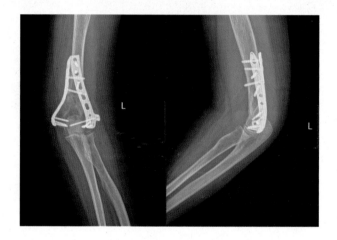

病例 21 图 6　术后 74 天

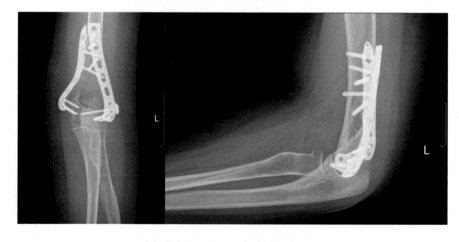

病例 21 图 7　术后 133 天

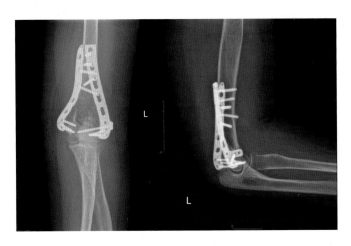

病例 21 图 8　术后 210 天

九、心得体会及病例讨论

近年来，随着高能量损伤情况的增加，肱骨髁上骨折在成年人群中的发病率也呈逐年增加的趋势。如何预防肘内外翻畸形、肘关节僵硬等并发症依然是创伤领域的严峻挑战。成人髁上骨折经典入路为后侧入路，采用经肘后肱三头肌侧方入路显露肱骨髁上骨折，不仅创伤小，术后并发症发生率也明显降低。肱骨髁部内、外侧双钢板固定可获得稳定可靠的固定。

十、主编评述

对于 A3 型骨折，双柱固定更为牢固，可行后正中入路，劈开三头肌腱，止点可做稍许剥离，然后向两侧牵开，直接显露粉碎的干骺端，然后行内外侧柱的双柱固定，固定完毕后重新修复三头肌腱止点。术后肘关节早期功能锻炼，防止粘连，能有效的恢复肘关节功能。

病例 22　肱骨远端骨折（AO 分型 13A2.2）

一、病历摘要

患者刘某某，男，48 岁，2016 年 5 月 8 日入院。

主诉：外伤致左肘关节疼痛、活动受限 20 小时。

现病史：患者自诉 20 小时前被他人打伤左肘，伤后感左肘关节疼痛、活动受限，左手无名指、小指麻木、活动受限，当时无昏迷，无恶心、呕吐，就诊于当地医院，行左肘关节 X 线片示：左肱骨髁上骨折。建议其手术治疗，患者为求进一步诊治，来我院门诊就诊，门诊查体后以"左肱骨髁上骨折"收入我科。患者自受伤以来饮食睡眠可，二便正常。

既往史：既往体健，既往"高血脂"病史3年，饮食控制；2年前因"鼻中隔偏曲"于山东省××医院行手术治疗，术后恢复良好；否认肝炎、结核等传染病史，否认高血压及糖尿病史，否认食物及药物过敏史，否认其他重大外伤及手术史，否认输血史，预防接种史随当地。

个人婚育史：生长于原籍，否认外地及疫区长期居留史，否认毒物接触史。生活较规律，无吸烟，少量间断饮酒，否认其他不良嗜好。23岁结婚，育有1子1女，子女体健。配偶及子女体健。

家族史：父亲去世（具体原因不清），母亲体健，否认家族性遗传病、传染病史。

二、体格检查

T：37.1℃，P：109次/分，R：20次/分，BP：130/91mmHg，ISS评分4分。左肘关节肿胀、畸形，局部压痛明显，伸屈活动受限，左手无名指、小指屈曲畸形，伸直受限，皮肤感觉减退，左桡动脉可及，末梢血运可。

三、辅助检查

左肘关节正侧位片示：左肱骨髁上骨折（外院，2016年5月8日）（病例22图1）。左肘关节CT扫描和三维重建见病例22图2。

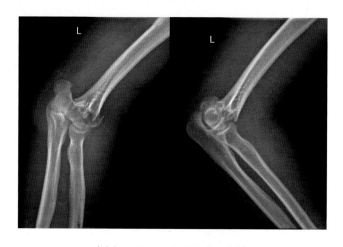

病例22图1 左肘关节正侧位

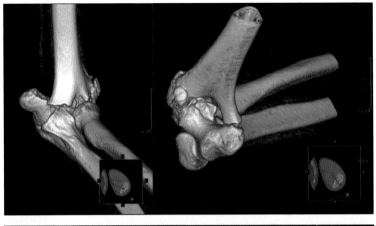

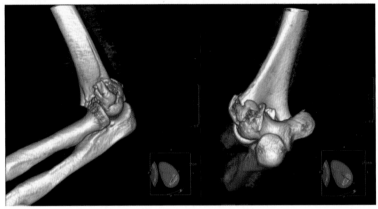

病例 22 图 2　肘关节 CT 三维重建

四、初步诊断

肱骨髁上骨折（左）（AO 分型 13A2.2）

尺神经损伤（左）

五、鉴别诊断及诊疗计划

1. 鉴别诊断

（1）肘关节前脱位：多见于外伤后，如肘后直接遭受外力打击或肘部在屈曲位撞击地面等，软组织损伤较严重，常合并血管、神经损伤。X 线检查可明确脱位情况，结合辅助检查结果，本患者不符，可排除。

（2）尺桡骨骨折：患者有外伤史，患肢畸形、肿胀、可触及骨擦感，X 线检查可明确诊断，结合患者病史、体征以及辅助检查，与之不符，可排除。

2. 诊疗计划　肱骨远端骨折早期处理的重点在软组织。注意密切观察局部肿胀变化。警惕骨筋膜室综合征发生的可能，必要时及时切开减压。内固定手术的时机取决于软组织条件。一般以皮肤恢复皱褶，即肢体肿胀消退、局部炎症控制后再手术，这有利于降低切口皮肤缺血坏死与感染的发生率。CT 扫描和三维重建有助于了解骨折形态和主要关节面位置，从而准确的分析受伤机制，设计手术切口、复位方式和内固定方案。

六、治疗过程

手术过程：麻醉成功后患者仰卧于手术台，常规消毒左上肢皮肤，铺无菌巾单，取左肘部后侧肱三头肌两侧入路。切开皮肤皮下组织及深筋膜，向两侧游离皮瓣，解剖尺神经并保护，见尺神经挫伤，未断裂，于肱三头肌内外侧显露骨折端，探查见左肱骨髁上骨折，位置较低，外上髁粉碎骨折，清理骨折端，复位骨折端，内、外侧髁分别上克氏针临时固定，于内侧上重建锁定钢板固定，外侧上史赛克肱骨远端外侧解剖板固定，透视骨折位置可，螺钉位置可，冲洗刀口，尺神经前置。清点器械无误后、逐层缝合刀口。术中诊断同术前，术中出血 200ml。手术顺利，术中患者病情稳定，麻醉效果好，术毕送患者回病房，出室血压 120/80mmHg，脉搏 80 次 / 分。

七、术后复查及最终诊断

术后 X 线片见病例 22 图 3。

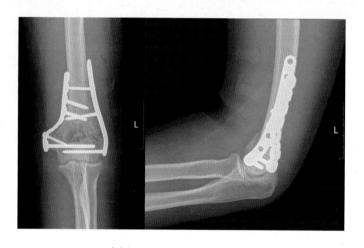

病例 22 图 3　术后 X 线检查

最终诊断：

肱骨髁上骨折（左）（AO 分型 13A2.2）

尺神经损伤（左）

八、随访

患者术后随访，影像相关检查如病例 22 图 4 至病例 22 图 8 所示。

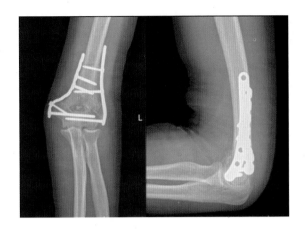

病例 22 图 4　术后 1 个月

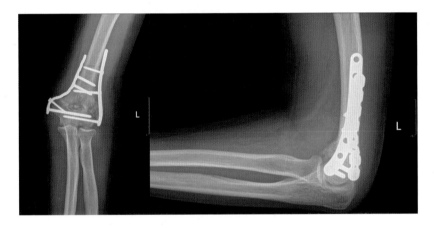

病例 22 图 5　术后 2 个月

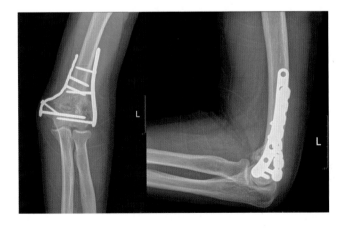

病例 22 图 6　术后 5 个月

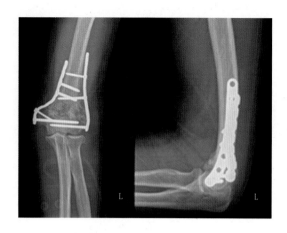
病例 22 图 7　术后 8 个月

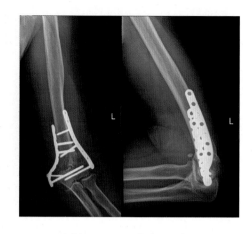
病例 22 图 8　术后 14 个月

九、心得体会及病例讨论

肱骨髁上骨折为常见骨折，占所有骨折的 2%～3%，以小儿最为多见。但近年来随着高能量损伤病例的增多，临床上成年肱骨髁上骨折的病例逐年增多。在内固定材料选择上，近年来多数作者主张用内、外侧双钢板或"Y"形钢板固定。采用肘后侧切口沿肱三头肌两侧入路，在肘关节屈曲 15°～30° 时可充分暴露肱骨髁上骨折部位，肘关节屈曲 45°～60° 时，可充分暴露滑车部位，对肱骨髁间、髁上骨折都能得到很好的暴露，能直视骨折端进行复位固定。此切口还方便探查尺神经，不破坏肱三头肌纤维及伸肘装置。术后能早期进行肘关节屈伸功能锻炼，对恢复肢体功能、减少并发症的发生具有较好。

十、主编评述

对于 A2 型骨折，显露方式较多，如骨折线位置较高，或者一侧位置较高，对侧位置较低，可选择内侧入路或外侧入路固定；如术前不能确定单侧固定是否足够牢固，可选择后侧正中入路显露，从三头肌腱内侧缘或外侧缘进行单柱或双柱固定，此时需要游离三头肌腱远端，以观察或用手指触摸干髁端的骨折线。

病例 23　肱骨远端骨折（AO 分型 13C2.3）

一、病历摘要

患者刘某某，女，64 岁，2018 年 10 月 11 日入院。

主诉：外伤后右肘部疼痛、流血、活动受限 3 小时余。

现病史：患者 3 小时余前因车祸伤及右肘部、左眼部、右髋部，即感右肘部疼痛、流血、活动受限，并伴眼部疼痛、流血，右髋部疼痛，受伤当时无昏迷，无头晕不适，无胸闷、呼吸困难，无腹痛、腹胀，无大小便失禁，伤后就诊于当地医院，行肘关节 X 线检查提示"右肱骨髁上髁间粉碎性骨折"，给予左眼清创缝合，余未予特殊治疗。患者为求进一步诊治遂到我院就诊，急诊检查后以"右肱骨开放性髁上髁间骨折"收入我科。患者自受伤以来，神志清、精神可，未进食水，大小便未解，体重无明显变化。

既往史：平素身体健康，否认乙肝病史及其密切接触者，否认手术史，否认外伤史，否认血制品输入史，否认药物过敏史，否认食物过敏史，预防接种史不详。

个人史：出生地原籍，否认外地久居史，生活较规律，否认吸烟史，否认饮酒史，否认毒物、粉尘及放射性物质接触史，否认冶游史。

婚育史：月经初潮 19 岁，经期 5～7 天，周期 28～30 天，50 岁绝经，绝经前月经规律正常。21 岁结婚，家庭和睦，育有 1 子 1 女，配偶及儿女均体健。

家族史：父母已去世，具体原因不详，否认家族性遗传病、传染病史。

二、体格检查

T：36.6℃，P：84 次 / 分，R：21 次 / 分，BP：134/75mmHg，ISS 评分 5 分。头部无畸形，左眼敷料包扎，打开敷料见左眼肿胀明显，伤口已缝合，无明显活动性流血。右肘部可见长约 0.5cm 的开放性伤口，流血明显，肘部肿胀、畸形，局部压痛明显，活动受限，桡动脉搏动可及，末梢血供正常，指端感觉、运动可；右髋部轻度肿胀，局部无明显压痛，骨盆挤压试验阴性，足背动脉搏动可及，末梢血供正常，趾端感觉、运动正常。

三、辅助检查

肘关节 X 线：右肱骨髁上髁间骨折（2018 年 10 月 11 日）（病例 23 图 1）。肘关节 CT 三维重建见病例 23 图 2。

四、初步诊断

右肱骨开放性髁上髁间骨折（AO 分型 13C2.3）

左眼外伤

右髋部外伤

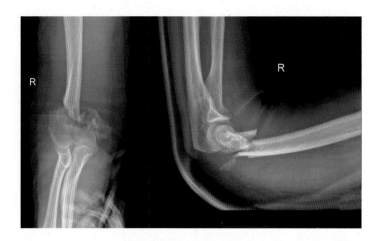

病例 23 图 1　肘关节 X 线

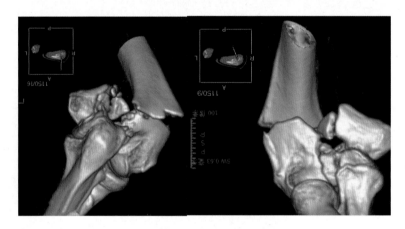

病例 23 图 2　肘关节三维重建

五、鉴别诊断及诊疗计划

1. 鉴别诊断

（1）肘关节侧方脱位：多见于青少年，肘部疼痛、肿胀。肘关节的侧副韧带和关节囊撕裂，呈现肘内翻或外翻畸形。可通过 X 线结合查体鉴别。

（2）尺骨病理性骨折：主要表现为皮质骨萎缩、骨小梁变薄以及数量减少。患者通常没有明显的外伤史，多由骨髓炎、骨肿瘤、骨结核等疾病引起的。

2. 诊疗计划　除了关节制动，早期处理重点在软组织，包括血管神经的详细评估和皮肤软组织肿胀程度。该病例为高能量的骨折，需评估血管神经与韧带损伤。该例肘关节肿胀不重，无骨折水疱发生采用支具外固定。抬高患肢以利于消肿。肘关节予以冰敷，减轻创伤反应，等待皮肤软组织的肿胀消退。我们采取仰卧位尺骨鹰嘴截骨入路，垂直双钢板固定。

六、治疗过程

手术过程：手术者、麻醉大夫、巡回护士三方共同确认手术部位无误后，麻醉成功，仰卧位，消毒铺无菌巾，上止血带，首先右肘后切开，依次进入，游离保护尺神经，尺骨鹰嘴截骨，暴露髁间髁上，探查见：髁间粉碎性骨折，髁上粉碎性骨折，三头肌部分断裂。首先复位髁间骨折，1 枚螺丝钉固定，再复位髁上，后外侧柱锁定重建钛板塑形后固定，再内侧柱重建锁定钛板塑形后固定，骨折得到解剖复位。缝合断裂三头肌，复位尺骨鹰嘴，张力带固定，透视见骨折复位满意，彻底冲洗，尺神经前置于皮下保护，被动活动肘关节活动良好。依次关闭各层。手术顺利，麻醉效果好，术中出血约 200ml，输液 1600ml，术后血压 125/60mmHg，心率 85 次 / 分，术后诊断同术前，术后患者安返病房。

七、术后复查及最终诊断

术后 X 线片见病例 23 图 3。

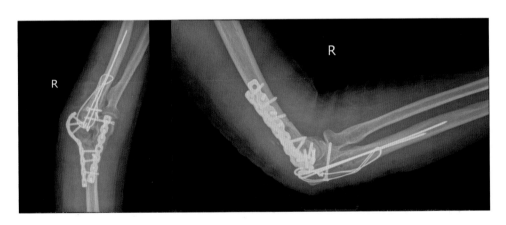

病例 23 图 3　术后 X 线检查

最终诊断：右肱骨开放性髁上髁间骨折（AO 分型 C2 型）。

八、随访

患者术后随访，影像相关检查如病例 23 图 4 所示。

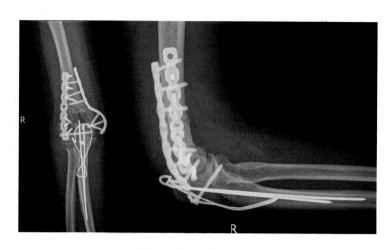

病例 23 图 4　术后 39 天

九、心得体会及病例讨论

肱骨远端骨折由于其解剖位置的特殊性和损伤的复杂性使其治疗相对困难，尤其涉及双柱的粉碎性骨折。双钢板双柱固定、解剖复位、早期功能锻炼是术后功能恢复的保障。尺骨鹰嘴截骨入路适用于任何肱骨远端骨折所需的复位和固定，对骨折端及关节面暴露好，是目前最常用的入路。缺点是存在一些相关的并发症如骨不连、骨延迟愈合、畸形愈合，以及机械刺激。骨折固定牢固并采取了经鹰嘴入路是术后能够早期进行功能锻炼的基础。早期功能锻炼能有效地避免肘关节僵直。

十、主编评述

肱骨髁骨折至今仍是比较常见的复杂骨折，其治疗具有很大的挑战性。Watson-Jones（1946）认为它是"很难处理的少数几个骨折之一"。C 型骨折更加强调解剖复位、牢固的支撑固定和术后早期辅助下的功能锻炼。肱骨远端骨折的手术入路很多，而入路的选择仍是争议的话题。肱三头肌两侧入路（Alonso-Llames 入路）、肱三头肌翻转入路（Bryan-Morrey 入路）、肱三头肌翻转 - 肘肌瓣入路（TRAP 入路）、肱三头肌劈开入路、尺骨鹰嘴截骨入路等多种，Wilkinson 在尸体上分析了常见几种入路显露关节面的百分率：尺骨鹰嘴截骨入路为 57%、肱三头肌舌形瓣切开入路为 45%、纵劈肱三头肌入路为 35%，尺骨鹰嘴截骨入路可以更好地显露关节面，有利于关节复位，并可避免肱三头肌的损伤，术后肘关节粘连少，僵硬程度轻，关节可早期功能锻炼。缺点是可能造成额外的骨折、创伤性关节炎、尺骨鹰嘴不愈合、延迟愈合及内固定脱出等。截骨入路的诸多优点已被大家广泛接受，因其广泛暴露肘关节，成为首选，而其他入路的优点在于保留了完整的鹰嘴滑车切迹。截骨入路显露过程中必须保护好尺神经，关于前移与否，虽有争议，但绝大多数学者都接受前移。

病例 24　肱骨远端骨折（AO 分型 13A1.2）

一、病历摘要

患者张某某，男，15 岁，2015 年 9 月 14 日入院。

主诉：外伤致左肘疼痛、活动受限 2 天。

现病史：患者诉约 2 天前骑自行车摔伤，伤后即感左肘部疼痛、活动受限，无昏迷、意识障碍，无头痛、头晕，无胸闷、心悸、呼吸困难，无恶心、呕吐，无大小便失禁，伤后就诊于我院，给予行 X 线检查提示"左肱骨内上髁骨骺撕脱性骨折"，门诊检查后以"左肱骨内上髁骨骺撕脱性骨折"收入我科。患者受伤来精神可，饮食睡眠可，大小便正常。

既往史：平素身体体健，否认肝炎、结核等传染病史及其密切接触病史，否认高血压及糖尿病史，否认重大外伤及手术史，否认输血史，否认食物及药物过敏史，预防接种史随当地。

个人婚育史：生长于原籍，否认外地及疫区长期居留史，否认毒物接触史。生活较规律，无吸烟、酗酒史，否认其他不良嗜好。未婚育。

家族史：父母体健，否认家族性遗传病、传染病史。

二、体格检查

T：36.9℃，P：98 次 / 分，R：19 次 / 分，BP：110/60mmHg，ISS 评分 4 分。左肘部肿胀、压痛，上肢浅感觉无明显减退，肢端血运正常，肘关节活动受限，前臂旋转功能受限，手指活动正常。

三、辅助检查

X 线片：左肱骨内上髁骨骺撕脱性骨折（2015 年 9 月 16 日）（病例 24 图 1）。肘关节 CT 平扫和三维重建见病例 24 图 2。

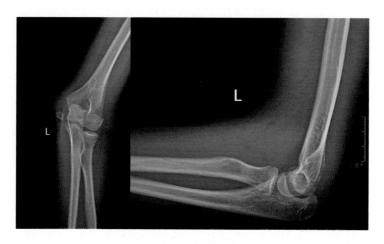

病例 24 图 1　左肱骨内上髁骨骺撕脱性骨折

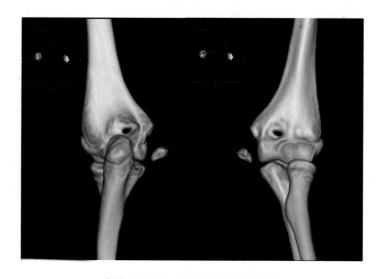

病例 24 图 2　肘关节 CT 三维重建

四、初步诊断

左肱骨内上髁骨骺撕脱骨折（AO 分型 13A1.2）

五、鉴别诊断及诊疗计划

1. 鉴别诊断

（1）肱骨髁上骨折：多发生于儿童，肘部肿胀较明显，呈靴状畸形；X 线片示骨折线在肱骨下端扁薄处；治疗后常遗有肘内翻畸形，可排除。

（2）孟氏骨折：为尺骨上 1/3 骨折合并桡骨小头脱位，多发生于青壮年及小儿，直接或间接暴力皆可引起。外伤后肘部及前臂肿胀，移位明显者可见尺骨成角或凹陷畸形。

2. 诊疗计划　术前需改善患者一般状况并处理局部皮肤情况，拍摄肘关节正侧位 X 线片及肘关节 CT 平扫和三维重建，从不同层面和角度全面评估骨折情况，了解骨折块的移位及骨质缺损情况。术后第 2 天、第 4 周、第 8 周、第 12 周、第 6 个月拍摄患肢肘关节正侧位 X 线片，判断骨折复位固定情况及骨折愈合情况，并且了解有无骨折块坏死吸收、骨骺早闭、内固定失效。

六、治疗过程

手术过程：患者入手术室后，手术者、麻醉医师、巡回护士核对患者信息无误，麻醉后行手术治疗。爱尔碘常规消毒后铺无菌巾单，贴护皮膜，取左肘内侧入路，长约 5cm，切开皮肤皮下深筋膜，见左侧肱骨内上髁骨骺撕脱，分离移位约 1.5cm，将骨折复位后以克氏针固定，透视复位满意后，以 2 枚无头空心加压螺钉固定，检查固定牢固，透视复位满意。冲洗刀口后，逐层缝合，术毕，手术顺利。术中出血约 20ml，未输血，输液 600ml，出室血压 98/50mmHg、脉搏 100 次 / 分，术后患者清醒后返回病房。

七、术后复查及最终诊断

术后 X 线片见病例 24 图 3。

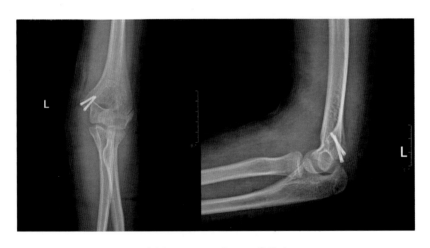

病例 24 图 3　术后 X 线检查

最终诊断：左肱骨内上髁骨骺撕脱骨折（AO 分型 13A1.2）。

八、随访

患者术后随访，影像相关检查如病例 24 图 4 所示。

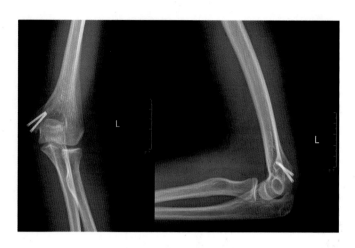

病例 24 图 4   术后 9 个月

九、心得体会及病例讨论

肱骨内上髁骨折是临床上常见的骨折损伤，多发生在儿童，特别是 11～12 岁的儿童，发病率居高。在临床治疗中一旦出现不当，就会导致患者肘关节不稳定、前臂屈肌肌力下降、尺神经炎、骨不连、肘关节功能障碍等多种问题的发生，对患者生活质量产生严重影响。本病历采用 Herbert 螺钉内固定治疗，相对于其他方式，Herbert 螺钉有显著的优势：①Herbert 螺钉首尾螺纹不等距，在拧入的过程中对骨折端起到自动加压作用，使骨折端的接合更紧密，有利于骨折愈合和早期锻炼；②Herber 螺钉尾部无螺帽，可拧入骨内，避免日后对尺神经的刺激而引发迟发型尺神经炎；③螺钉材料为钛合金，与人体相容性较好，不易发生电离反应，可减少尺神经炎的发生。能够为患者肘关节的早期功能锻炼提供一定的条件。

十、主编评述

肱骨远端骨折约占成人骨折的 2%。肱骨骨折的 1/3，是临床上相对难于处理的骨折之一。虽然肱骨远端骨折的治疗措施存在一些争议，但近 30 年来的共识是，除了对有手术禁忌证或无移位骨折患者采取保守治疗外，其他患者尽可能通过手术和早期功能锻炼使患肘功能得到最大限度恢复。对于 A1 型骨折，应根据骨折部位决定内侧或外侧入路，内侧入路需注意保护尺神经。固定方法以半螺纹松质骨拉力螺钉为佳。

病例 25　肱骨远端骨折（AO 分型 13C3.3）

一、病历摘要

患者周某某，男，31 岁，入院时间：2017 年 9 月 1 日。

主诉：左肘外伤后疼痛、活动受限 1 小时。

现病史：患者 1 小时前摔伤，左肘部着地后疼痛、肿胀，活动受限，无昏迷、意识障碍，无头痛、头晕，无胸闷、心悸、呼吸困难，无恶心、呕吐，无大小便失禁，伤后急来我院就诊，急诊查 X 线示左肱骨远端粉碎性骨折，遂以"左肱骨远端粉碎性骨折"收入院。患者自受伤以来，精神可，未进饮食，未行睡眠，大小便未解。

既往史：平素身体健康，否认乙肝病史及其密切接触者，否认高血压、冠心病、糖尿病等慢性病史，否认手术史，否认血制品输入史，否认过敏史，预防接种史不详。

个人婚育史：出生地原籍，无外地久居史，无毒物接触史，生活不规律，有吸烟史，10 支 / 日 ×10 年，有饮酒史，200 ～ 250ml/d×10 年。24 岁结婚，育有 1 子，配偶及儿子体健。

家族史：父亲去世，原因不详。母亲健在。无家族性遗传病、传染病史。

二、体格检查

T：36.6℃，P：84 次 / 分，R：19 次 / 分，BP：140/83mmHg，ISS 评分 4 分。左侧肘部肿胀、畸形，压痛，可触及骨擦感，左肘关节屈伸活动受限，左侧桡动脉搏动可触及，左手各指活动可，左手虎口区浅感觉减退，余部位感觉无异常。

三、辅助检查

左肘关节 X 线：左肱骨远端粉碎性骨折（2017 年 9 月 1 日）（病例 25 图 1）。肘关节 CT 扫描和三维重建见病例 25 图 2。

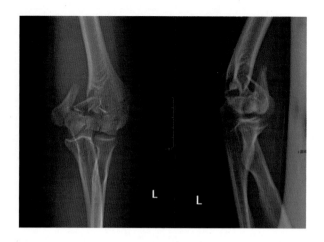

病例 25 图 1　左肘关节 X 线

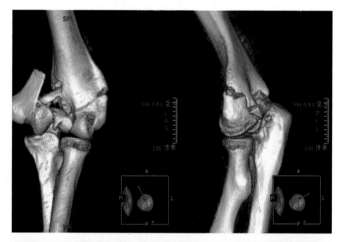

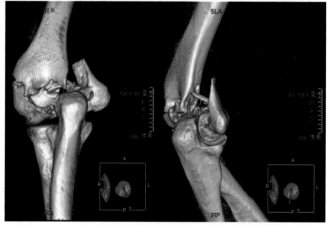

病例 25 图 2　肘关节 CT 三维重建

四、初步诊断

左肱骨远端粉碎性骨折（AO 分型 13C3.3）

五、鉴别诊断及诊疗计划

1. 鉴别诊断

（1）伸直型孟氏骨折：比较常见，多发生儿童。肘关节前外或后外方可摸到脱出的桡骨头。X 线、CT 检查可明确，该患者 X 线检查与之不符合，可排除。

（2）前臂骨筋膜室综合征：外伤后患肢肿胀、张力高，肢体微循环障碍，远端肢体缺血，肌肉缺血坏死、水肿，张力进一步增高，晚期出现"5P"征，本患者骨折分数，患肢肿胀，触痛明显，远端感觉、肌力正常，无张力性水泡，目前尚不符合，但进一步进展可致骨筋膜室综合征可能。

2. 诊疗计划 入院后完善术前常规检查（心电图、胸片）与血化验，行肘关节 CT 扫描和三维重建有助于骨折线的形态、位置、骨折块的粉碎程度及关节面塌陷的部位、程度、使术者在术前对骨折有一个三维立体的认识，并制订相应的三维立体的术前计划。肱骨远端骨折早期处理的重点在软组织，因为软组织处理的正确与否事关手术治疗的成败，必须予以特别的重视。

六、治疗过程

手术过程：手术者、麻醉大夫、巡回护士三方共同确认手术部位无误后进行麻醉，成功后仰卧位。左上肢置于胸前，消毒铺无菌巾，上止血带。取左肘后尺骨鹰嘴截骨入路，纵形切开，依次进入，将皮瓣向两侧分离，游离尺神经保护。尺骨鹰嘴截骨，将之向近端翻看暴露髁间，探查见：左肱骨髁上髁间严重粉碎性骨折，髁间尤其严重，碎裂成大小不等多块粉碎性骨折块，复位困难。内髁骨折分离移位。仔细耐心将粉碎性骨折块复位，临时克氏针固定维持，之后髁间骨折块解剖复位，再应用皮质骨螺丝钉贯穿固定。之后将髁上骨折复位，首先将 5 孔重建锁定钛板塑形后固定于后外侧柱。再将肱骨内髁骨折块复位临时克氏针固定维持。将 9 孔重建锁定钛板塑形后固定于肱骨远端内侧，固定髁间、髁上。彻底冲洗后复位尺骨鹰嘴，张力带固定维持。屈伸肘关节，伸屈良好。将尺神经彻底游离松解，移位于皮下，彻底与尺神经沟以及钢板分离。透视见骨折复位良好,内固定位置满意。术后左肘关节被动屈伸良好,稳定。手术顺利,麻醉效果好，术中出血约 300ml，输液 1700ml，术后血压 120/80mmHg，心率 80 次 / 分，术后诊断同术前，术后患者安返病房。

七、术后复查及最终诊断

术后 X 线片见病例 25 图 3。

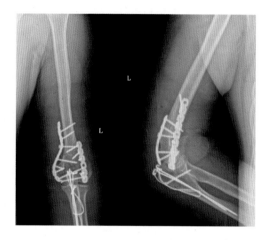

病例 25 图 3　术后 X 线检查

最终诊断：

左肱骨髁上髁间粉碎性骨折（AO 分型 13C3.3）

左肱骨内髁骨折

八、随访

患者术后随访，影像相关检查如病例 25 图 4 至病例 25 图 8 所示。

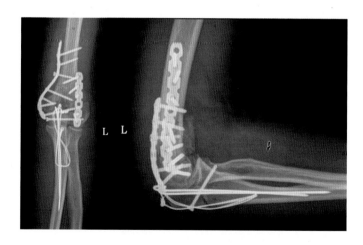

病例 25 图 4　术后 32 天

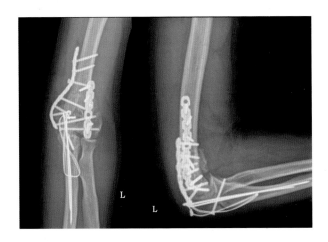

病例 25 图 5 术后 2 个月

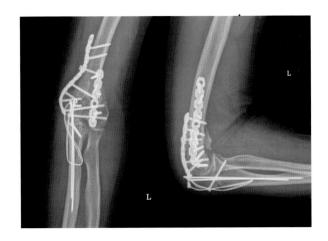

病例 25 图 6 术后 98 天

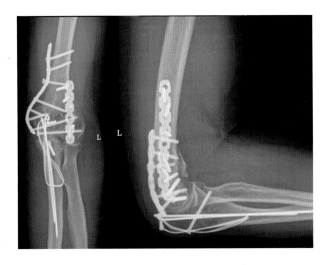

病例 25 图 7 术后 200 天

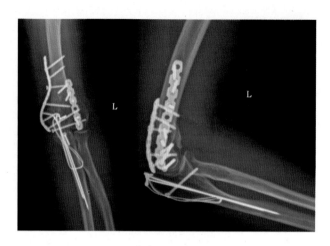

病例 25 图 8　术后 1 年

九、心得体会及病例讨论

　　肱骨远端骨折是一种常见的骨科疾病，大多数需要手术治疗，由于我国机动车数量的逐年激增导致高能量损伤增多，以及我国社会人口老龄化日趋加重，肱骨远端骨折的发病率逐年增加，治疗难度也不断增大。肘关节是以屈伸活动为主的关节，采用尺骨鹰嘴截骨入路，并显露肘关节，显露骨折近端及远折端面，通过两侧切口达良好复位，其保持了滑动结构完好无损及肘关节的稳定性，不影响屈伸装置，为功能锻炼创造了一个良好的条件。

　　复位技巧：截骨后，通过后方直视、X 线间接监视，将完整的半月切迹作为复位模板，对肱骨远端骨折块进行解剖复位。应用大的复位钳以及无螺纹的克氏针对骨折块进行复位和临时固定，这一操作不仅要求获得稳定的临时固定，还应该注意不要干扰钢板和螺钉的位置，小的骨折块也应该进行确切的复位和固定，可应用的材料包括克氏针或小螺钉等。

　　我们在肱骨髁间骨折由于发生率低、肘关节缺少骨性阻挡、血管神经系统易受损以及骨折难以固定（鹰嘴窝水平之下）等特点被认为是较难治疗的骨折之一。对 C3 型骨折按先复位，固定肱骨髁间骨折，然后再按处理髁上骨折的顺序进行治疗。尺骨鹰嘴截骨入路能充分显露肱骨远端关节面，避免损伤肱三头肌，将肌肉与肌肉间的愈合变为骨与骨之间的愈合，利于早期功能锻炼。我们主张一定要指导和鼓励患者正确地进行功能锻炼，以主动锻炼为主，被动锻炼为辅，以屈肘为主，伸肘为辅，兼顾前臂旋转功能的锻炼。

十、主编评述

肱骨远端骨折是常见的骨科疾病，大多数需要手术治疗，骨折分型最常用的 AO/OTA 分类方法，其中涉及关节的分类最为常用：A 型，关节外骨折；B 型，部分关节骨折；C 型，完全在关节内的骨折。对于肱骨远端骨折，特别是较为复杂的 C3 型骨折，术前必须对所有的影像学资料进行全面的判读，术者评估对手术入路的熟练程度，才能做出决定。

充分的暴露是手术成功的关键。肱骨远端骨折属于关节周围或关节内骨折，累及肱骨滑车和肱骨小头的冠状位剪切骨折通常需要应用无头螺钉或螺纹克氏针分别进行固定，其治疗应遵循解剖复位、牢固固定、早期功能锻炼的原则。内固定包括克氏针张力带内固定、髓内针内固定、单钢板内固定、"Y"形钢板内固定和双钢板内固定。目前，大多数专家认为双钢板固定方式符合肱骨远端的双柱理论。通过力学测试研究，在内外向弯曲、前后向弯曲以及旋转等方面均证实 AO 推荐的双钢板稳定性最好。通过对 C 型肱骨远端骨折进行力学测试，结果显示垂直与平行放置的双钢板固定具有相似的力学稳定性，垂直放置抗扭转性强于平行水平放置。将 1 块接骨板置于外侧柱的后面，1 块接骨板置于内侧柱的内侧面。肱骨远端骨折的术后康复更加强调术后早期的被动活动，尽可能避免术后石膏固定。一般来讲，只要固定牢固，术后第 2 天拔出引流管后即可开始被动的屈伸和旋转训练。

病例 26　肱骨远端骨折（AO 分型 13B3.3）

一、病历摘要

患者卓某，男，28 岁，入院时间：2016 年 5 月 11 日。

主诉：外伤后右肘部及颌面部疼痛伴流血半小时。

现病史：患者半小时前骑自行车摔倒，伤及颌面部及右上肢，随即感右肘部疼痛不适，伴有活动受限，左侧颌面部及左肩部可见皮肤擦伤，有渗血，疼痛不适，无昏迷，无头痛、头晕，无胸闷、憋喘，无腹痛、腹胀，院外未作特殊治疗，急来我院，急诊门诊行右肘关节 X 线片示右肱骨外髁骨折，查体后以"颌面部外伤、右肱骨外髁骨折"收入我科。患者自受伤以来，未进食，二便未解。

既往史：平素身体健康，无乙肝病史及其密切接触者，无手术史，无外伤史，无血制品输入史，无过敏史，预防接种史随当地。

个人婚育史：出生地原籍，无外地久居史，无毒物接触史，生活较规律，无吸烟史，无饮酒史。28 岁结婚，家庭和睦，未生育。

家族史：父母体健，无家族性遗传病、传染病史。

二、体格检查

T：36.6℃，P：90 次 / 分，R：20 次 / 分，BP：129/78mmHg，ISS 评分 4 分。右肘关节肿胀，皮肤完整，无破溃，右肱骨远段压痛、叩击痛，右桡动脉搏动可及，右手诸指活动、感觉、血运可，肘关节活动受限。

三、辅助检查

肘关节正侧位片示右肱骨外髁骨折（2016 年 5 月 11 日）（病例 26 图 1）。肘关节 CT 扫描和三维重建见病例 26 图 2。

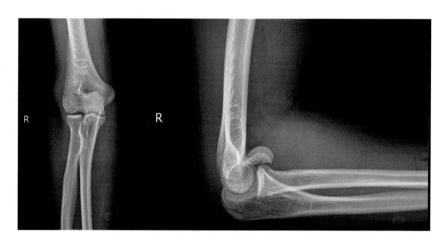

病例 26 图 1　肘关节正侧位

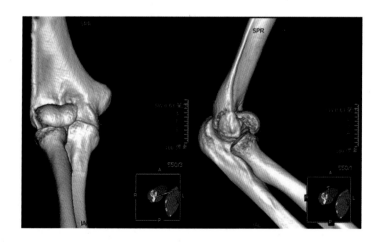

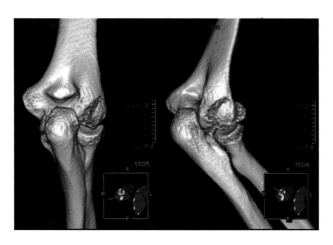

病例 26 图 2　肘关节 CT 三维重建

四、初步诊断

右肱骨外髁骨折（AO 分型 13B3.3）

五、鉴别诊断及诊疗计划

1. 鉴别诊断

（1）骨折并肱动脉损伤：损伤肱动脉时，肱动脉、桡动脉搏动无法触及；本患者虽肱骨骨折，但肢体感觉肌力大致正常，桡动脉搏动好，可排除。

（2）肘关节后脱位：患者可表现为肘关节疼痛，不敢活动，查体可见鹰嘴部向后明显突出肱骨内外侧髁及尺骨鹰嘴构成的倒等腰三角形关系改变，X 线摄片可见尺骨鹰嘴与肱骨滑车关系不匹配，与本病不符，可排除。

2. 诊疗计划　完善术前相关检查，待软组织肿胀消退，皮肤出现皱纹时才能手术，术后 24 小时内应用抗生素预防感染。术后屈肘 90°前臂中立位悬吊制动。术后第 2 天始每天解除制动后进行肘关节主动屈伸及前臂旋转功能锻炼，术后 4～6 周后解除保护性制动，逐渐开始力量练习。术后第 1、第 2、第 3、第 6、第 12 个月复查，之后每年随访。

六、治疗过程

手术过程：患者入手术室后，手术者、麻醉医师、巡回护士核对患者信息无误，麻醉后行手术治疗。爱尔碘常规消毒右上肢，铺无菌巾单，贴护皮膜，取右肘前入路，长约 10cm，切开皮肤皮下深筋膜，纵形分离肱肌，见关节腔积血，打开关节囊，吸出积血，见右侧肱骨小头骨折游离，移位明显，并有游离碎骨块，肱骨外上髁骨折，移位明显，术中诊断为右侧肱骨小头骨折鼻骨外上髁骨折。处理：将肱骨小头骨折复位取出关节内游离骨块，肱骨小头以 2 枚无头空心加压螺钉固定，另取右肱骨外上髁纵切口，切开皮肤皮下深筋膜，将肱骨外上髁骨折复位后以 1 枚无头空心加压螺钉固定，检查固定牢固，透视复位满意，被动活动右肘范围正常，冲洗，缝合关节囊，逐层缝合切口。术中出血约 30ml，未输血，输液 1100ml。术后患者返回病房。

七、术后复查及最终诊断

术后 X 线片见病例 26 图 3。

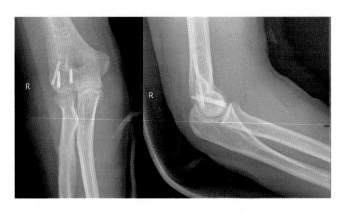

病例 26 图 3　术后 X 线检查

最终诊断：

肱骨小头骨折（右）（AO 分型 13B3.3）

肱骨外上髁骨折（右）

八、随访

患者术后随访，影像相关检查如病例 26 图 4 至病例 26 图 6 所示。

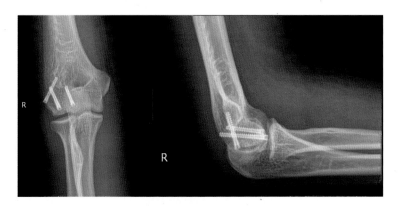

病例 26 图 4　术后 29 天

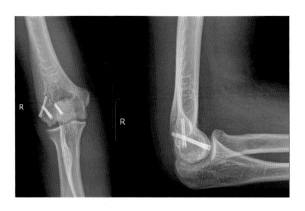

病例 26 图 5　术后 57 天

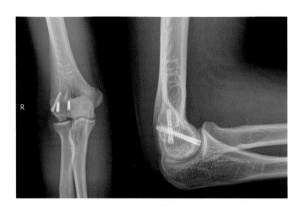

病例 26 图 6　术后 19 个月

九、心得体会及病例讨论

解剖及受损机制：肱骨下端由肱骨小头及肱骨滑车构成。肱骨下端分为内髁及外髁，两髁的髁轴线与肱骨干轴之间构成 15°的夹角。即肱骨小头及滑车肱骨小头位于肱骨干之前。摔伤时肘关节半屈，手掌着地，暴力从桡骨小头传到肱骨小头的前半部分，形成剪切力，使肱骨小头的前半部分劈开折裂。裂断的肱骨小头前半部分向近侧移位，骨折面紧贴肱骨干的前侧面。Bryan 认为 Ⅰ 型损伤是在伸肘位外力自桡骨向肱骨传导，肱骨小头前方受到剪切或肘位受到直接撞击；Ⅱ 型骨折是在不同程度的屈肘时，肘部受到剪切力所致。Milch 认为骨折移位为判断受伤的肘部位置提供了依据：伸肘位，肱骨小头前方受到剪切力，骨折向前移位，屈肘位损伤，骨块则位于后方。

肱骨小头骨折是一种非常少见的肱骨远端关节内骨折，约占全部肘部骨折的 1%。其损伤机制主要是由桡骨头对肱骨小头的剪切应力所致，且其骨折线多位于冠状面，故又称为肱骨小头冠状面剪切骨折；因其常累及到肱骨滑车，也被称为肱骨小头—滑车骨折。由于骨折块位于关节囊内，几乎没有关节囊、韧带或肌肉等软组织附着，因此很难牵引复位石膏固定保守治疗。虽然目前其治疗方法仍存在诸多争议，但对移位明显的骨折仍建议手术切开复位内固定治疗。手术大多采用单纯外侧入路，少数可选用前方或后正中入路，内固定建议采用 Herbert 无头加压螺钉。若骨折累及后外侧柱粉碎者需用植骨和（或）支撑钢板加强固定。术后早期积极、合理、有效的康复锻炼有利于肘关节的功能恢复。

十、主编评述

肱骨滑车伴小头骨折在临床中比较少见，因其骨折块包含有关节软骨，在 DR 检查中显影不明显，再加上临床对其缺乏认识，以致延误诊断及治疗，造成不同程度的功能障碍，导致临床处理比较棘手。肱骨小头骨折为囊内骨折，应采用切开复位内固定治疗，对于骨折片的切除要慎重，除骨折块较小或软骨下骨质极少，无法固定行骨片切除术外，否则均应行切开复位内固定，以保持肱桡关节对位及稳定性术后早期功能锻炼，对于肘关节功能恢复有促进作用。另外，肘关节神经血管集中，局部解剖复杂，手术入路为其一大难点。

各种入路有其不同适应证。如前方入路：适用于肱骨小头包括滑车的冠状面剪切骨折，前方直视下复位固定；但侧方放置支撑钢板困难，牵拉软组织易造成桡神经麻痹，适用于体型偏瘦患者。后方鹰嘴截骨入路：适用于后柱骨折为主的复位固定，但很难对于前方骨折块进行复位固定。外侧入路：传统经典入路，可兼顾前后方骨折，但需大量剥离伸肌止点，易造成术后相应功能障碍。总之，术者需掌握各手术入路的特点，结合不同骨折特点，选择不同入路。

参考文献

[1]唐佩福,等．解放军总医院创伤骨科手术学－创（战）伤救治理论与手术技术．北京：人民军医出版社，2014

[2] Richard E Buckley, Christher G Moran, Theerachai Apivatthakakul.AO principles of fracture management, 2018-3

[3] Lowry V, Bureau NJ, Desmeules F, et al.Acute proximal humeral fractures in adults.J Hand Ther, 2017, 30（2）：158-166.doi：10.1016/j.jht.2017.05.005

[4] Jawa A, Burnikel D.Treatment of Proximal Humeral Fractures：A Critical Analysis Review.JBJS Rev, 2016, 4（1）：01874474-201601000-00002.

doi：10.2106/JBJS.RVW.0.00003

[5]Beeres FJP, Quaile OM, Link BC, ea tl.Repositionstechniken bei minimal-invasiver Stabilisierung proximaler Humerusfrakturen[Reduction techniques for minimally invasive stabilization of proximal humeral fractures].Oper Orthop Traumatol, 2019, 31（1）：63-80.doi：10.1007/s00064-018-0586-0

[6]Holschen M, Siemes MK, Witt KA, et al.Five-year outcome after conversion of a hemiarthroplasty when used for the treatment of a proximal humeral fracture to a reverse total shoulder arthroplasty.Bone Joint J, 2018, 100-B（6）：761-766

[7]Lopiz Y, Alcobía-Díaz B, Galán-Olleros M, et al.Reverse shoulder arthroplasty versus nonoperative treatment for 3-or 4-part proximal humeral fractures in elderly patients：a prospective randomized controlled trial.J Shoulder Elbow Surg, 2019, 28（12）：2259-2271.doi：10.1016/j.jse.2019.06.024

[8]Robinson CM, Stirling PHC, Goudie EB, et al.Complications and Long-Term Outcomes of Open Reduction and Plate Fixation of Proximal Humeral Fractures.J Bone Joint Surg Am, 2019, 101（23）：2129-2139

[9]Xing F, Duan X, Liu M, et al.Zhong guo Xiu Fu Chong Jian Wai Ke Za Zhi, Research progress in treatment of proximal humeral fracture with fibular allograft and locking plate, 2020, 34（2）：260-265.doi：10.7507/1002-1892.201906104

[10]Eralp L, Kocaoglu M, Sar C, et al.Surgical treatment of distal intraarticular humeral fractures in adults.Int Orthop, 2001, 25（1）：46-50

[11]Coles CP, Barei DP, Nork SE, et al.The olecranon osteotomy：a six-year experience in the treatment of intraarticular fractures of the distal humerus.J Orthop Trauma, 2006, 20（3）：164-171

[12]王亦璁.骨与关节损伤（第4版）.北京：人民卫生出版社, 2007：248

[13]Mc-Kee MD, Wilson TL, Winston L, et al.Functional outcome following through a posterior approach.J Bone Joint Surg Am, 2000, 82：1701-1707

[14]Shin SJ, Sohn HS, Do NH.A clinical comparison of two different different double plating methods for traarticular distal humerus

fractures. J Shoulder Elbow Surg, 2010, 19（1）：2-9

[15]Schuster I, Korner J, Arzdorf M, et al. Mechanical comparison in cadaver specimens of three different 90-degree double-plate osteosyntheses for simulated C2-type distal humerus fractures with varying bone densities. J Orthop Trauma, 2008, 22（2）：113-120

[16] 刘强，谢洪峰，王向，等．切开复位双钢板内固定治疗肱骨远端 C 型骨折．中国骨与关节损伤杂志，2009，24（5）：430-431

[17] 姜海，刘建军，苗武胜，等．闭合复位外侧经皮克氏针内固定治疗儿童 Gartland Ⅲ型肱骨髁上骨折．临床小儿外科杂志，2013，（6）：486-488

[18] 李玉婵，陈博昌．儿童肱骨内上髁骨折手术治疗 15 例．临床小儿外科杂志，2009，8（4）：69-71

[19]Wilkinson JM, Stanley D. Posterior surgical approaches to the elbow：a comparative anatomic study. J Shoulder Elbow Surg, 2001, 10（4）：380-382

[20]Jupiter JB, Ring D. Treatment of unreduced elbow dislocations with hinged external fixation. J Bone Joint Surg Am, 2002, 84A（9）：1630-1635

[21] 李文基，梁小军，张霖，等．肘前入路螺钉固定治疗肱骨小头骨折．中华骨科杂志，2006，1（26）：17-23

[22]Elkowitz SJ, Polatsch DB, Egol KA, et al. Capitellum fractures：a biomechanical evaluation of three fixation methods. J Orthop Trauma, 2002, 16（7）：503-506

第三章 前臂创伤

病例 27　桡骨远端骨折（AO 分型 23A1）

一、病历摘要

患者陈某某，桡骨远端 A1 骨折。

主诉：右腕部外伤后疼痛 4 小时。

现病史：患者及其家属诉 4 小时前车祸外伤，伤及右腕部，感疼痛，活动受限，急诊完善 X 线、CT 检查提示：右侧 3～5 肋骨骨折、右肩胛骨骨折、右尺骨远端粉碎性骨折，急诊行额部、右腕部伤口清创缝合并破伤风皮试阴性后防风汤煎服，急诊遂以"右尺骨远端粉碎性骨折"为主要诊断收入我科病房，患者自受伤以来神志清，精神差，未进食水，未睡眠，大小便未排。

既往史：既往"高血压、冠心病、糖尿病"病史，口服药物对症治疗，无乙肝病史及其密切接触者，否认"肝病、肾病"等病史，无手术史，无其他外伤史，无血制品输入史，无药物过敏史，无食物过敏史，预防接种史随当地。

个人婚育史：出生地原籍，无外地久居史，无毒物接触史，生活较规律，无吸烟史，无饮酒史，无毒物、粉尘及放射性物质接触史，无冶游史。未婚。

家族史：父母体健，否认家族性遗传病、传染病史。

二、体格检查

T：36.5℃，P：75 次 / 分，R：18 次 / 分，BP：141/74mmHg，身高 160cm，体重 68kg，疼痛评分 3 分，营养评分 0 分，VTE 评分 2 分，创伤严重程度评分（ISS）6 分。

一般情况良好，发育正常，体型匀称，营养良好，意识清醒，平卧体位，查体合作。全身皮肤、黏膜无黄染，无皮疹，双侧腹股沟区等浅表淋巴结未及肿大。头部无畸形，头部轻压痛，额部无菌敷料包扎，无渗出，眼睑无水肿，巩膜无黄染，双侧瞳孔等大等圆，直径约 3mm，对光反射灵敏，鼻中隔无偏曲，鼻腔无分泌物，口唇红润，咽无充血，扁桃体无肿大，伸舌居中，双耳听力正常，乳突无压痛。颈部无抵抗感，颈后部轻压痛，颈椎活动不受限，气管居中，甲状腺无肿大，颈静脉无充盈、怒张。胸廓无畸形，胸骨无压痛，胸廓挤压痛明显，右侧为著。双侧呼吸均匀，叩诊两侧清音，呼吸音稍粗，无干湿啰音，无胸膜摩擦音。心前区无异常隆起，无震颤，心界正常，心率 75 次 / 分，心律规则，心音有力，无杂音，无周围血管征。腹部平坦，无胃肠型蠕动波，腹壁柔软，轻压痛，无反跳痛，无包块。Murphy's 征阴性，肝脏未触及，脾脏未触及，肝区无叩痛，肾区无叩痛，移动性浊音阴性，肠鸣音约 4 次 / 分，外生殖器、直肠、肛门拒查。脊柱无畸形，各椎体未及明显叩压痛，活动自如。左上肢、右下肢肌张力正常，膝腱反射正常，跟腱反射正常，肱二头肌反射正常，肱三头肌反射正常，巴宾斯基征阴性，脑膜刺激征阴性。

专科检查：右肩部压痛明显，右肩关节活动受限，右腕部远端尺背侧可见长约 4cm 不规则皮肤裂伤，创面污染，右腕部肿胀、畸形，可及骨擦感，右腕关节、右手指伸屈活动受限，右手浅感觉较健侧未见明显异常，右桡动脉搏动可扪及，指端血运良好。

三、辅助检查

右膝、右尺桡骨 X 线：①右尺骨远端粉碎性骨折；②右胫骨平台腓侧及髁间隆突前缘局部骨结构略紊乱（2019 年 11 月 12 日）（病例 27 图 1）。右腕部 CT 三维重建见病例 27 图 2。

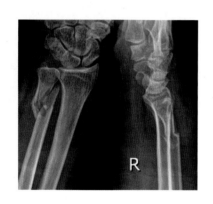

病例 27 图 1　右膝、右尺桡骨 X 线

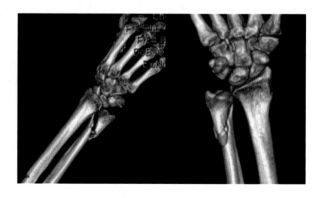

病例 27 图 2　右腕部 CT 三维重建

四、初步诊断

右尺骨远端粉碎性骨折

右前臂皮肤软组织裂伤清创缝合术后

头外伤

额部皮肤裂伤清创缝合术后

颈部外伤

右肩胛骨骨折

胸部外伤

五、鉴别诊断及诊疗计划

1. 鉴别诊断

（1）尺桡骨干下 1/3 骨折：前臂中下段肿痛、畸形，异常活动，前臂旋转功能受限，尺桡骨下 1/3 可扪及骨擦感，前臂活动障碍明显；X 线片示尺桡骨干下 1/3 骨折，无下尺桡关节脱位。本病与之不符，可排除。

（2）孟氏骨折：有外伤史，前臂旋转功能不良，肘部肿胀明显，X 线示：桡骨小头脱位合并尺骨上 1/3 骨折，结合患者病史、体征以及辅助检查，与之不符，可排除。

2. 诊疗计划　创伤骨科护理常规，I 级护理，心电监护。检查计划：入院后行检查，如化验（血常规、血型、凝血常规、肝炎六项、术前三抗体、肝肾功能、尿便常规等）、心电图、心脏彩超、右腕部 CT 三维重建、右膝部 CT 等，拟 24 小时内完成检查。治疗计划：患者额部、右腕部开放性外伤清创缝合术后，给予头孢替安皮试阴性后，头孢替安抗感染治疗，局部无感染迹象后行手术治疗。饮食康复计划：VTE 评分 2 分，采取预防措施：静脉血栓形成风险低危，鼓励患者适当下床活动，卧床期间注意踝泵运动，预防下肢深静脉血栓。出院计划：待术后 3 日复查 X 线查看骨折对位对线情况，术后 7 日切口换药无感染迹象、生命体征稳定可办理出院，预计住院 3 周。

六、治疗过程

患者入院后完善实验室检查无异常，心电图未见明显异常，患者诊断右尺骨远端粉碎性骨折明确。入院后给予充分消肿，完善检查后给予行右尺骨远端骨折切开复位内固定术。

手术过程：入手术室后术者、巡回护士及麻醉师三方核对患者信息及手术部位、手术方式无误，麻醉成功后，患者取仰卧位，常规消毒皮肤，铺无菌巾，贴护皮膜。切皮前术者、巡回护士及麻醉师三方再次核对患者信息及手术部位、手术方式无误。手术取患肢前臂远端尺侧入路切口逐层切开，显露骨折断端，注意保护骨膜，术中见尺骨远端骨折端斜形粉碎性骨折，骨膜潜行剥脱，局部骨质缺损，骨折端局部骨皮质残存黑色污染物，术中给予剔除污染物，骨折端清创。骨折复位后以 1 套掌骨锁定钛板系统固定，透视见骨折位置良好。因骨折端骨缺损，给予植入人工骨。因创面内可见污染物，给予开放伤口并放置 VSD 敷料行负压吸引。生理盐水冲洗切口，逐层关闭手术切口。患肢超肘、超腕关节石膏固定制动。术中出血约 20ml，输液 1100ml，出室血压 150/70mmHg，心率 60 次 / 分，术毕安返病房。

七、术后复查及最终诊断

术后 X 线片见病例 27 图 3。

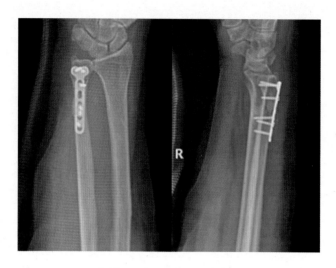

病例 27 图 3　术后 X 线复查

最后诊断：

右尺骨远端粉碎性骨折（AO 分型 23A1）

右前臂皮肤软组织裂伤清创缝合术后

额部皮肤裂伤清创缝合术后

颈部外伤

右肩胛骨骨折

八、随访

术后 3 个月功能位片见病例 27 图 4。

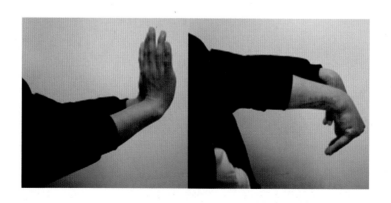

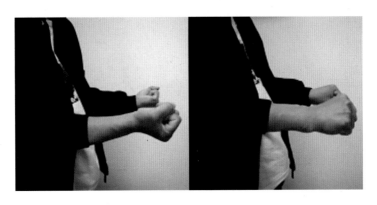

病例 27 图 4　术后 3 个月复查功能位片

九、心得体会及病例讨论

桡骨远端骨折可分为 3 种基本类型，A 型关节外骨折、B 型部分关节内骨折和 C 型完全关节内骨折。此患者为关节外骨折，为 A1，孤立的尺骨远端骨折。

尺骨远端骨折累及腕部的尺侧柱，需要手术治疗。

手术过程中由于尺骨远端骨折段较短，复位和固定均比较困难。使用普通 3.5mm 系统锁定板尺骨远端固定困难，最多固定 2 枚钉子，不稳定，所以本手术采用指掌骨小钢板，为 2.7mm 锁定系统，远端可以打入 3 枚螺钉，增加了稳定性。

此手术的关键点示：尺骨远端骨折的解剖复位，即恢复尺骨的成角与旋转畸形，成角的存在会导致尺骨短缩，旋转畸形，会影响下尺桡关节。在术中透视时一定注意下尺桡关节，尺骨差异不能超过 3mm，否则会造成尺骨撞击或下尺桡旋转的问题。如果出现下尺桡不匹配，需要拆除内固定，重新复位，固定，务必达到良好的复位和固定。

十、主编评述

这是一例尺骨远端开放性粉碎性骨折的患者，一期给予清创缝合，二期内固定，符合目前开放性骨折的治疗原则。对于此类患者，骨折分型为桡骨远端骨折 AO23-A1 型，即关节外的尺骨远端骨折，主要累及尺侧柱，手术治疗的难点是骨折的复位和固定。对于此患者，术者采用掌骨小钢板固定，显示出术者对骨折的理解及内固定的灵活掌握还是比较充分的，术后片子发现骨折解剖复位，远尺桡关节没有出现脱位情况，经过科学的康复锻炼，相信会到达一个比较理想的手术效果。

病例 28　桡骨远端陈旧性骨折（AO 分型 23A2）

一、病历摘要

患者，男，60 岁。

主诉：外伤致右腕疼痛、活动受限 3 个月。

现病史：患者及其家属自诉约 3 个月前于家中走路时摔倒，当即感觉右腕疼痛、活动受限，当时无昏迷被家人送至邹城市人民医院就诊，拍片示：右桡骨远端骨折。建议其石膏保守治疗，患者拒绝，自行于滕州市某正骨医院行保守治疗，具体不详。患者自觉右腕部疼痛无明显减轻，遂来我院门诊就诊，门诊行 CT 检查示：右桡骨远端骨折。以"右桡骨远端陈旧性骨折"为主要诊断收住入院。患者受伤来一般情况尚可，神志清，饮食睡眠可，二便正常。

既往史：平素身体一般，既往有"高血压病"病史 10 年，血压最高 170/94mmHg，平时口服硝苯地平缓释片 20mg 1 次 / 日控制，血压控制在 150/80mmHg；3 年前因"急性阑尾炎"于邹城市急救中心行手术治疗，术后恢复良好。否认肝炎、结核等传染病史及其密切接触病史，否认糖尿病史，否认其他重大外伤史，否认输血史，否认食物及药物过敏史，预防接种史随当地。

个人史：生长于原籍，否认外地及疫区长期居留史，否认毒物接触史。生活较规律，无酗酒史，吸烟约 6 支 / 日 × 约 40 年，否认其他不良嗜好。25 岁结婚，育有 2 女，家庭和谐，配偶及女儿体健。

家族史：父母体健，否认家族性遗传病、传染病史。

二、体格检查

T:36.8℃，P:90 次 / 分，R:19 次 / 分，BP:155/104mmHg，体重 72kg。全身皮肤、黏膜无黄染，无皮疹，双侧腹股沟区等浅表淋巴结未及肿大。头颈未见异常，胸廓无畸形，胸骨无压痛。双侧呼吸均匀，叩诊两侧清音，呼吸音清，无干湿啰音，无胸膜摩擦音。心前区无异常隆起，无震颤，心界正常，心率 90 次 / 分，心律规则，心音有力，无杂音，无周围血管征。腹部平坦，无胃肠型蠕动波，腹壁柔软，无压痛，无反跳痛，无包块。Murphy's 征阴性，肝脏未触及，脾脏未触及，肝区无叩痛，肾区无叩痛，移动性浊音阴性，肠鸣音约 4 次 / 分，外生殖器、直肠、肛门拒检。脊柱无畸形，各椎体未及明显叩压痛，活动自如。左髋关节活动受限，四肢除患肢外肌张力正常，膝腱反射正常，跟腱反射正常，肱二头肌反射正常，肱三头肌反射正常，巴宾斯基征阴性，脑膜刺激征阴性。

三、辅助检查

右腕关节 CT：右桡骨远端骨折，累及关节面（2016 年 2 月 29 日）。

骨盆正位片：①左侧股骨头缺血坏死并左髋关节退行性变；②右侧股骨头囊性变（2016 年 3 月 1 日）。

四、初步诊断

右桡骨远端陈旧性骨折（AO 分型 23A2）

股骨头坏死（左）

高血压病

五、鉴别诊断及诊疗计划

1. 鉴别诊断

（1）盖氏骨折：有外伤史，伤后腕部肿胀、疼痛、功能障碍，桡骨下 1/3 部压痛及纵向叩击痛明显，可有异常活动和骨擦音。X 线示：桡骨干中下 1/3 骨折伴下尺桡关节脱位，结合患者病史、体征以及辅助检查，与之不符，可排除。

（2）桡骨茎突骨折：通常表现为腕部桡侧肿胀、疼痛，有骨擦音。X 线片见骨折线位于桡骨茎突。结合患者体征及相关辅助检查，可排除。

（3）桡骨远端 A1 骨折：有外伤史，伤后腕部肿胀、畸形，可及骨擦感；X 线片检查可见尺骨关节外骨折，桡骨完整。结合患者 X 线片，本病与之不符，可排除。

2. 诊疗计划　创伤骨科护理常规，Ⅱ级整体护理，低盐低脂饮食，完善三大常规、凝血功能、肝炎六项、术前三抗体、肝肾功能、尿便常规、心电图、全胸片、心脏超声等，拟 1 周内行手术治疗，术后指导手部各手指功能锻炼，促进恢复，拟术后复查 X 线片显示骨折对位对线良好，内固定物位置满意，且伤口愈合良好，无感染迹象，疼痛评分小于 2 分后出院，总住院时间约 3 周。

六、治疗过程

入院后行检查，如化验（血常规、血型、凝血常规、肝炎六项、术前三抗体、肝肾功能、尿便常规等）、心电图、全胸片、心脏超声等，均未见明显异常。X 线检查示：右桡骨远端陈旧性骨折（病例 28 图 1）。

考虑诊断为右桡骨远端骨折陈旧性骨折，术前做好术前准备，完善各项检查，于 2016 年 3 月 2 日行右桡骨远端陈旧性骨折切开复位植骨内固定术＋取髂骨术。

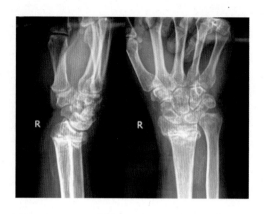

病例 28 图 1　X 线检查示右桡骨远端陈旧性骨折

手术过程：麻醉成功后，取仰卧体位，右上肢外展，常规消毒铺无菌巾单，手术首先取右腕部掌侧切口，逐层切开皮肤、皮下组织、深筋膜，显露骨折处，见骨折已畸形愈合，周围有少量骨痂，向背侧成角约 25°，向桡侧移位。首先给予截骨、牵引、撬拨复位，克氏针临时固定，透视见掌倾角恢复，1 枚桡骨远端 T 型板及 6 枚螺钉固定，透视见骨折复位良好，内固定物位置良好。取背侧切口约 4cm，逐层切开，显露骨折断端，见截骨区对侧 V 形骨缺损，给予人工骨块植骨，取下骨痂植于骨缺损区。逐层关闭手术切口，腕背伸位石膏外固定，手术顺利，出血约 20ml，术中麻醉满意，生命体征平稳，术毕患者清醒，安返病房。出室血压 120/70mmHg，脉搏 65 次 / 分。

术后处理：抗感染、支持、对症治疗，隔日换药，术后 3 天复查 X 线。注意切口渗血及右手感觉、运动。

七、术后复查及最终诊断

术后 3 天复查 X 线片见病例 28 图 2。

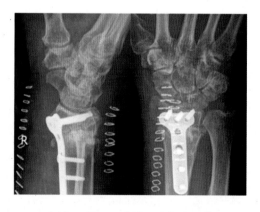

病例 28 图 2　术后 3 天复查 X 线

最终诊断：

右桡骨远端陈旧性骨折（AO 分型 23A2）

股骨头坏死（左）

八、随访

骨折术后 1 个月、2 个月、3 个月、6 个月到创伤骨科门诊复查 X 线，指导右上肢何时负重并指导康复锻炼，目前患者腕关节屈伸、尺偏及握力良好（病例 28 图 3，病例 28 图 4）。

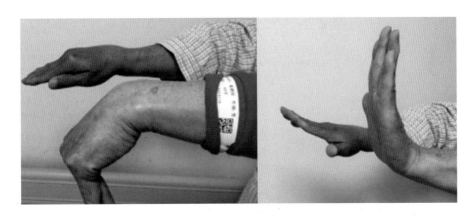

病例 28 图 3　术前功能照显示屈伸功能受限

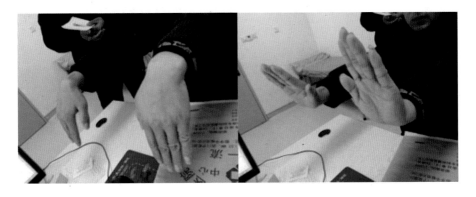

病例 28 图 4　术后 6 个月复查显示功能较前明显改善

九、心得体会及病例讨论

此患者的诊断为桡骨远端骨折（AO 分型 23A2），关节外部分压缩性骨折。

在治疗的早期，此患者选择的保守治疗，并出现了骨折块向背侧移位，出现掌倾角为负角增大，桡骨短缩，腕部畸形，握拳无力，所以手术指征非常明确。

对于手术入路，本手术首先选择的掌侧入路，术中进行了平行于关节面的截骨，术中发现对掌倾角的纠正不足，背侧的缺损很难通过掌侧入路进行复位及植骨，所以在手术中我们选择了背侧辅助切口，进行帮助植骨及固定。

此患者术后我们给予了4周的石膏外固定。术后3个月腕关节功能良好。

十、主编评述

此患者为桡骨远端陈旧性骨折，诊断为AO分型23A2，关节面完整，关节外为简单骨折，但是骨折已经3个月才手术，骨折存在短缩、成角移位，术中既要考虑桡骨高度的恢复，又要考虑恢复掌倾角、尺偏角，所以手术难度大，此患者进行了掌侧的截骨，并背侧辅助切口进行复位和固定。

病例 29 桡骨远端骨折（AO 分型 23B2）

一、病历摘要

患者刘某某，男，33岁。

主诉：外伤后左腕部、左踝部疼痛、活动受限3小时。

现病史：患者3小时前在鱼台自家船上从约5m高处摔下，致左腕部、踝部疼痛、活动受限，当时无昏迷、意识障碍等，伤后就诊于我院急诊，给予行X线检查提示左桡骨远端骨折、左踝关节骨折、左腓骨远端骨折，急诊检查后以"左桡骨远端骨折"为主要诊断收入我科。患者受伤来精神可，食欲不佳，未行睡眠，大小便正常，体重无明显变化。

既往史：既往体健，否认肝炎、结核等传染病史，否认高血压及糖尿病史，否认食物及药物过敏史，否认重大外伤及手术史，否认输血史，预防接种史随当地。

个人史：生长于原籍，否认外地及疫区长期居留史，否认毒物接触史。生活较规律，吸烟约40支/日×约10年，少量间断饮酒，无冶游史，否认其他不良嗜好家族史。

家族史：父母体健，否认家族性遗传病、传染病史。

二、体格检查

T：36.6℃，P：66次/分，R：16次/分，BP：124/62mmHg，身高172cm，体重70kg。一般情况良好，发育正常，体型匀称，营养良好，意识清醒，被动体位，查体合作。全身皮肤、黏膜无黄染，无皮疹，双侧腹股沟区等浅表淋巴结未及肿大。头部无畸形，眼睑无水肿，巩膜无黄染，双侧瞳孔等大等圆，直径约3mm，对光反射灵敏，鼻中隔无偏曲，鼻腔无分泌物，口唇红润，咽无充血，扁桃体无肿大，伸舌居中，双耳听力正常，乳突无压痛。颈部无抵抗感，气管居中，甲状腺无肿大，颈静脉无充盈、怒张。胸廓无畸形，胸骨无压痛。双侧呼吸均匀，叩诊两侧清音，呼吸音清，无干湿啰音，无胸膜摩擦音。心前区无异常隆起，无震颤，心界正常，心率 66 次 / 分，心律规则，心音有力，无杂音，无周围血管征。腹部平坦，无胃肠型蠕动波，腹壁柔软，无压痛，无反跳痛，无包块。Murphy's 征阴性，肝脏未触及，脾脏未触及，肝区无叩痛，肾区无叩痛，移动性浊音阴性，肠鸣音约 4 次 / 分，外生殖器正常，直肠、肛门正常。脊柱无畸形，各椎体未及明显叩压痛，活动自如。四肢肌张力正常，膝腱反射正常，跟腱反射正常，肱二头肌反射正常，肱三头肌反射正常，巴宾斯基征阴性，脑膜刺激征阴性。

专科检查：左侧腕关节肿胀、压痛，腕关节伸屈部分受限，桡动脉搏动可，手指伸屈正常，末梢循环好。

三、辅助检查

左踝关节、腕关节 X 线：左内踝、前踝、腓骨远端骨折，左桡骨远端骨折（本院 CR，2019 年 4 月 30 日）。

四、初步诊断

左桡骨远端骨折（AO 分型 23B2）

左踝关节骨折

左腓骨远端骨折

左跟骨骨折待排

五、鉴别诊断及诊疗计划

1. 鉴别诊断

（1）桡骨远端 A2 骨折：外伤后前臂肿胀、疼痛、畸形、骨擦音、骨擦感；X 线检查见桡骨关节外骨折可伴尺骨骨折，根据患者体征及相关辅助检查，本病与之不符，可排除。

（2）桡骨远端 A3 骨折：此种类型在 X 线片表现为桡骨关节外粉碎骨折可伴有尺骨骨折，根据患者病史、体征及辅助检查，可排除。

2. 诊疗计划　创伤骨科护理常规，Ⅰ级护理。入院后 24 小时完善检查，血常规、血型、凝血常规、肝炎六项、术前三抗体、肝肾功能、尿便常规，心电图等。排除手术禁忌，行手术治疗。术后换药刀口无感染迹象、疼痛评分小于 2 分、复查 X 线示骨折对位对线良好可出院，预计住院时间在 3 周左右。

六、治疗过程

入院后 24 小时完善检查，如化验（血常规、血型、凝血常规、肝炎六项、术前三抗体、肝肾功能、尿便常规等)、心电图等,均未见明显异常。X线检查示:左腓骨远端骨折(病例 29 图 1,病例 29 图 2)。

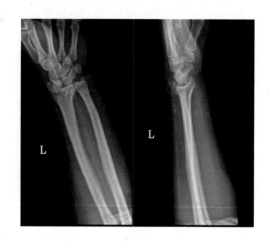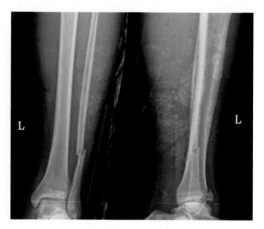

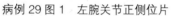

病例 29 图 1　左腕关节正侧位片　　　　　病例 29 图 2　左腓骨远端骨折

考虑诊断为左桡骨远端骨折、左踝关节骨折、左腓骨远端骨折、左跟骨骨折待排,术前做好术前准备,完善各项检查,于 2019 年 5 月 21 日行桡骨远端骨折切开复位内固定术(左)+踝关节骨折切开复位内固定术(左)+距骨骨折切开复位螺钉内固定术(左)+腓骨骨折切开复位内固定术(左)。

手术过程:麻醉成功后,首先取仰卧体位,左上肢外展,常规消毒铺无菌巾单,手术取左腕背侧切口,逐层切开皮肤、皮下组织、深筋膜,切开腕背侧支持带,拉开腕背侧肌腱,显露桡骨远端骨折处,见骨折移位明显,背侧压缩,严重粉碎,有碎骨折块 10 余枚,关节面粉碎,给予逐个骨折块复位,撬起塌陷区,人工骨植骨,再 2 枚小钢板及数枚螺钉固定,透视见骨折复位良好,内固定物位置良好,生理盐水冲洗、止血、清点无误,逐层关闭手术切口,无菌敷料包扎,因骨折粉碎,骨折不稳定,辅助石膏外固定。患者改为漂浮体位,常规消毒铺无菌巾单,手术首先取左小腿后外侧切口约 12cm,逐层切开皮肤、皮下组织、深筋膜,显露下胫腓联合后方,见下胫腓后韧带完全撕脱,无法修复,距骨后外侧粉碎性骨折,有一大碎骨折片,给予复位后导针固定,沿导针打入 1 枚 3.5mm×24mm 无头空心钉,再复位腓骨,1 枚 7 孔锁定钛板及 6 枚螺钉固定,再取踝前方切口约 6cm,逐层切开,在胫前肌腱内侧进入,显露胫骨远端前方,见前方粉碎性骨折,关节面受损,给予复位后 1 枚 T 型钛板及数枚螺钉固定,向内侧显露见内踝骨折,无明显移位,内踝远端打入 2 枚导针,透视见位置良好,沿导针打入 2 枚 3.5mm×38mm 空心钉,透视见内踝间隙增宽,钳夹复位下胫腓,1 枚螺钉固定,透视见骨折复位良好,内固定物位置良好,生理盐水冲洗、止血、清点无误,逐层关闭手术切口(病例 29 图 3)。出室血压 120/80mmHg,脉搏 80 次 / 分。

术后处理：抗感染、支持、对症治疗，隔日换药，术后复查X线。注意切口渗血及感觉、运动。

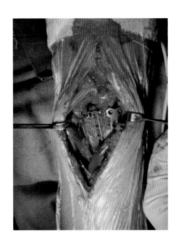

病例 29 图 3　背侧入路，显露桡骨远端，复位后钢板放置在 Lister 结节两侧

七、术后复查及最终诊断

术后复查X线片见病例 29 图 4。

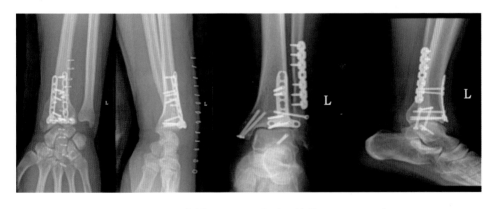

病例 29 图 4　术后X线片

最终诊断：

左桡骨远端粉碎性骨折（AO 分型 23B2）

左踝关节骨折

左腓骨远端骨折

左距骨骨折

左踝三角韧带、跟腓韧带、距腓前韧带损伤

左胫骨远端、距骨、跟骨骨挫伤

八、随访

患者术后 3 个月复查随访，后失访（病例 29 图 5）。

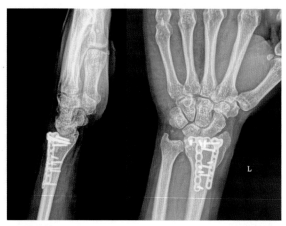

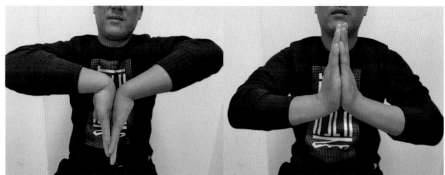

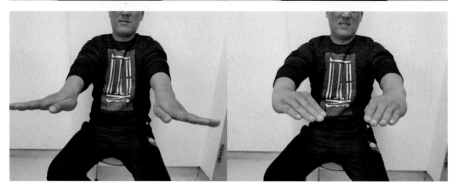

病例 29 图 5　患者 3 个月复查 X 线及功能改善

九、心得体会及病例讨论

此患者桡骨远端骨折位于背侧，诊断为桡骨远端 AOB2 型骨折。手术的入路应该选择在背侧，因掌侧入路难以显露背侧塌陷区，并难以给予有效的复位，但是背侧入路有多条伸肌腱的干扰，普通背侧钢板放置后会造成肌腱的激惹。所以为减少对背侧肌腱的激惹，我们背侧切开后再 Lister 结节的两侧进入，选用 2.0mm 指掌骨板进行固定，术中撬起塌陷区域，人工骨植骨，内外侧各 1 枚小钢板固定。固定稳定，术后 2 周即开始腕关节功能锻炼，3 个月复查发现骨折已愈合，关门面、掌倾角、尺偏角保持良好，并收到良好的功能。

十、主编评述

这是一例典型的桡骨远端背侧压缩的病例，在临床上比较少见，对于桡骨远端，我们大多选择掌侧入路，对于此类型 B2 型掌侧入路复位、固定困难，手术者选择的背侧入路，较为合适，且为减少对背侧肌腱的干扰，术者选择了微型钢板的固定，在固定骨折的同时，最大限度减少对肌腱的激惹，所以收到了良好的术后功能。

病例 30　桡骨远端骨折（左）（AO 分型 23B3）

一、病历摘要

患者刘某某，女，59 岁。

主诉：外伤后左腕疼痛、肿胀、活动受限 15 天。

现病史：患者自诉 15 天前于家中摔倒，左腕着地，伤后即感左腕疼痛、活动受限，自行就诊于当地医院，行 X 线检查提示"左侧桡骨远端骨折"，给予保守治疗，未予夹板或石膏固定，患者返家，自感疼痛减轻，但左腕活动受限，今日就诊于我科门诊，建议手术治疗，门诊以"左侧桡骨远端骨折"为主要诊断收入病房。患者近来饮食睡眠可，大小便正常。

既往史：平素身体体健，既往"双下肢静脉曲张"手术史，否认肝炎、结核等传染病史及其密切接触病史，否认高血压及糖尿病史，否认输血史，"丹参"过敏，预防接种史随当地。

个人史：生长于原籍，否认外地及疫区长期居留史，否认毒物接触史。生活较规律，无吸烟、酗酒史，否认其他不良嗜好。

家族史：父母健在，否认家族性遗传病、传染病史。

二、体格检查

T：36.5℃，P：80 次 / 分，R：18 次 / 分，BP：118/80mmHg，身高 160cm，体重 60kg，疼痛评分 2 分，DVT 评分 1 分。

一般情况良好，发育正常，体型匀称，营养良好，意识清醒，自由体位，查体合作。

全身皮肤、黏膜无黄染，无皮疹，双侧腹股沟区等浅表淋巴结未及肿大。头部无畸形，眼睑无水肿，巩膜无黄染，双侧瞳孔等大等圆，直径约 3mm，对光反射灵敏，鼻中隔无偏曲，鼻腔无分泌物，口唇红润，咽无充血，扁桃体无肿大，伸舌居中，双耳听力正常，乳突无压痛。颈部无抵抗感，气管居中，甲状腺无肿大，颈静脉无充盈、怒张。胸廓无畸形，胸骨无压痛。双侧呼吸均匀，叩诊两侧清音，呼吸音清，无干湿啰音，无胸膜摩擦音。心前区无异常隆起，无震颤，心界正常，心率 80 次 / 分，心律规则，心音有力，无杂音，无周围血管征。腹部平坦，无胃肠型蠕动波，腹壁柔软，无压痛，无反跳痛，无包块。Murphy's 征阴性，肝脏未触及，脾脏未触及，肝区无叩痛，肾区无叩痛，移动性浊音阴性，肠鸣音约 4 次 / 分。外生殖器、直肠、肛门未查。脊柱无畸形，各椎体未及明显叩压痛，活动自如。四肢肌张力正常，膝腱反射正常，跟腱反射正常，肱二头肌反射正常，肱三头肌反射正常，巴宾斯基征阴性，脑膜刺激征阴性。余检查详见专科检查。

专科检查：左腕畸形明显，轻度肿胀，局部轻压痛，无明显骨擦音、骨擦感，左肘屈伸活动可，左前臂旋转明显受限，左手感觉、肌力、血运可。

三、辅助检查

左腕 X 线：左侧桡骨远端骨折，移位明显，左侧尺骨茎突骨折（2017 年 8 月 17 日）。

四、初步诊断

桡骨远端骨折（左）（AO 分型 23B3）

尺骨茎突骨折（左）

五、鉴别诊断及诊疗计划

1. 鉴别诊断

（1）尺桡骨双骨折：前臂完全骨折可表现为畸形，可及骨擦音骨擦感，局部反常活动。此患者需完善 X 线排除。

（2）骨折伴血管损伤：骨折后血管神经被骨折碎片挤压或刺伤，出现患肢动脉搏动消失、感觉肌力障碍等表现，本患者远端动脉搏动可，肢端血运好，可排除。

2. 诊疗计划　创伤骨科护理常规，Ⅰ级护理。入院后 24 小时完善检查，血常规、血型、凝血常规、肝炎六项、术前三抗体、肝肾功能、尿便常规，心电图等。排除手术禁忌，行手术治疗。术后换药刀口无感染迹象、疼痛评分小于 2 分、复查 X 线示骨折对位对线良好可出院，预计住院时间在 3 周左右。

六、治疗过程

入院后 24 小时完善检查，如化验（血常规、血型、凝血常规、肝炎六项、术前三抗体、肝肾功能、尿便常规等）、心电图等，均未见明显异常。X线检查示：桡骨远端骨折（左）、尺骨茎突骨折（左）。术前相关影像学检查如病例30图1所示。

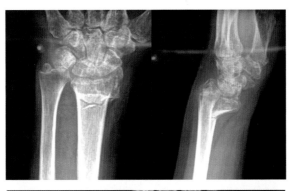
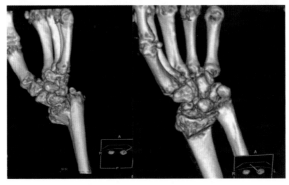

病例30图1　术前影像学检查

　　考虑诊断为桡骨远端骨折（左）、尺骨茎突骨折（左），术前做好术前准备，完善各项检查，于2019年9月5日静吸复合臂丛麻醉下行左桡骨远端骨折切开复位内固定术。

　　手术过程：麻醉成功后，取仰卧体位，左上肢外展，常规消毒铺无菌巾单，手术取左腕部前方切口约9cm，逐层切开皮肤、皮下组织、深筋膜，在掌长肌桡侧切开进入，显露骨折断端，见桡骨远端畸形愈合，掌倾角增大，给予打开骨折断端，纠正掌倾角，断端骨缺损区人工骨块植骨，1枚钛板及6枚螺钉固定，透视见骨折复位良好，内固定物位置良好（病例30图2），生理盐水冲洗、止血、清点无误，逐层关闭手术切口，手术顺利，出血约20ml，术中麻醉满意，生命体征平稳，术毕患者清醒，安返病房。出室血压110/70mmHg，脉搏70次/分。

　　术后处理：抗感染、支持、对症治疗，隔日换药，术后复查X线。注意切口渗血及感觉、运动。

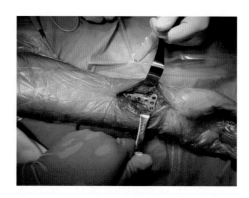

病例 30 图 2　左桡骨远端骨折切开复位内固定术

七、术后复查及最终诊断

术后复查 X 线片见病例 30 图 3。

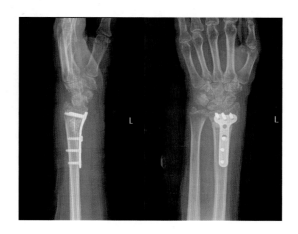

病例 30 图 3　术后 X 线检查

最终诊断：

桡骨远端骨折（左）（AO 分型 23B3）

尺骨茎突骨折（左）

八、随访

患者术后 3 个月随访，功能恢复情况见病例 30 图 4。

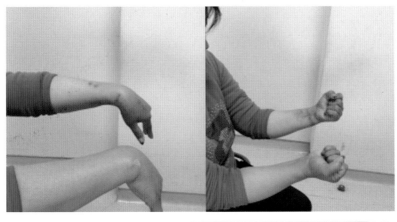

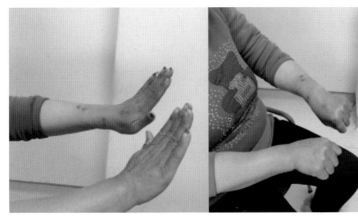

病例 30 图 4　术后 3 个月功能照

九、心得体会及病例讨论

此患者桡骨远端骨折位于掌侧，诊断为桡骨远端 AOB3 型骨折。属于不稳定性骨折，所以一期手法复位及外固定失败。手术的入路应该选择常规掌侧入路，手术的难点是塌陷骨折块的复位及关节面的解剖复位，术中首先显露出骨折断端的掌侧，然后打入小克氏针，透视明确是否为骨折线位置，薄骨刀打开骨折断端，复位骨折，植骨内固定手术需要解决桡骨的高度及掌倾角的复位，这是手术的重点及难点。固定稳定，术后 1 周即开始腕关节功能锻炼。

十、主编评述

这是一例典型的桡骨远端掌侧骨折并脱位的病例，属于掌侧 Barton 骨折，在临床上比较少见，手法复位失败率高，本病例一期在外院手法复位、石膏外固定，最终失败，需要手术治疗，手术者选择了经典的掌侧入路，术中将移位的骨折重新撬开，恢复桡骨高度及掌倾角及尺偏角，然后进行固定，配合术后的功能锻炼，将收到良好的治疗效果。

病例 31　桡骨远端开放性粉碎性骨折（AO 分型 23C3）

一、病历摘要

患者赵某某，女，60 岁。

主诉：外伤后左腕疼痛、流血、活动受限 3 小时。

现病史：患者 3 小时前在嘉祥梁宝寺附近骑电动三轮车摔伤左腕部，感左腕疼痛、流血、活动受限，无昏迷、意识障碍，无头痛、头晕，无胸闷、心悸、呼吸困难，无恶心、呕吐，无大小便失禁，伤后被 120 送往我院，给予行 X 线检查提示左尺桡骨粉碎性骨折，急诊给予包扎后以"左尺桡骨粉碎性骨折"为主要诊断收入我科。患者受伤来精神可，未进食水，未行睡眠，大小便未解，体重无明显变化。

既往史：平素身体一般，3 年前于当地医院行胆囊切除术，恢复可，否认肝炎、结核等传染病史，否认高血压及糖尿病史，否认食物及药物过敏史，否认输血史，预防接种史随当地。

个人史：生长于原籍，否认外地及疫区长期居留史，否认毒物接触史。生活较规律，否认吸烟、酗酒史，否认冶游史，否认其他不良嗜好。

婚育史：适龄初潮及绝经，24 岁结婚，育有 1 子 2 女，配偶及儿子、女儿体健。

家族史：父亲去世（原因不清），母亲体健，否认家族性遗传病、传染病史。

二、体格检查

T：36.7℃，P：70 次 / 分，R：18 次 / 分，BP：130/76mmHg，身高 166cm，体重 58kg，疼痛评分 5 分，营养评分 0 分，VTE 评分 2 分，ISS 评分 5 分。

一般情况良好，发育正常，体型匀称，营养良好，意识清醒，平卧体位，查体合作。全身皮肤、黏膜无黄染，无皮疹，双侧腹股沟区等浅表淋巴结未及肿大。头部无畸形，眼睑无水肿，巩膜无黄染，双侧瞳孔等大等圆，直径约 3mm，对光反射灵敏，鼻中隔无偏曲，鼻腔无分泌物，口唇红润，咽无充血，扁桃体无肿大，伸舌居中，双耳听力正常，乳突无压痛。颈部无抵抗感，气管居中，甲状腺无肿大，颈静脉无充盈、怒张。胸廓无畸形，胸骨无压痛。双侧呼吸均匀，叩诊两侧清音，呼吸音稍粗，无明显干湿啰音，无胸膜摩擦音。心前区无异常隆起，无震颤，心界正常，心率 70 次 / 分，心律规则，心音有力，无杂音，无周围血管征。腹部平坦，无胃肠型蠕动波，腹壁柔软，无压痛，无反跳痛，无包块。Murphy's 征阴性，肝脏未触及，脾脏未触及，肝区无叩痛，肾区无叩痛，移动性浊音阴性，肠鸣音约 4 次 / 分，外生殖器、直肠、肛门未

查。脊柱无畸形，各椎体未及明显叩压痛，活动自如。四肢肌张力正常，膝腱反射正常，
跟腱反射正常，肱二头肌反射正常，肱三头肌反射正常，巴宾斯基征阴性，脑膜刺激
征阴性。

　　专科检查：左前臂远端尺侧可见长约 4cm 裂伤，深达肌层，污染严重，掌侧可见
多处创面，流血，污染严重，左腕畸形、疼痛、活动受限，可及骨擦感，左桡动脉搏
动可扪及，末梢感觉可，各指活动稍受限。

三、辅助检查

　　左腕关节 X 线：左尺桡骨粉碎性骨折（我院急诊，2019 年 7 月 13 日，病例 31 图
1）。左肘关节三维 CT 见病例 31 图 2。

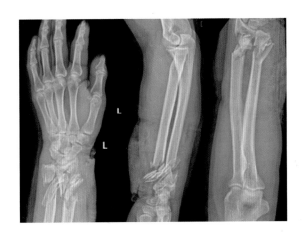

病例 31 图 1　左肘关节正侧位片

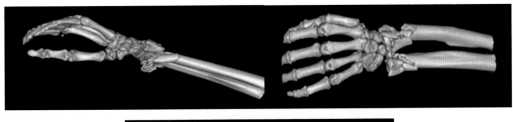

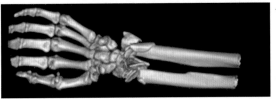

病例 31 图 2　左肘关节三维 CT

四、初步诊断

左尺桡骨开放性粉碎性骨折（AO 分型 23C3）

五、鉴别诊断及诊疗计划

1. 鉴别诊断

（1）正中神经损伤：患者有局部划伤病史，查体：左手指屈曲活动、腕关节屈曲活动受限，此患者需要手术探查明确。

（2）筋膜室高压：患者尺桡骨骨折后非常容易发生前臂筋膜室高压，表现为明显疼痛、张力增加、手指被动牵拉痛、张力性水泡等，本患者目前尚无，但应该提高警惕，随时注意张力变化。

（3）桡尺动脉损伤：外伤骨折后，伴行血管断裂或损伤，手部缺血，苍白，桡尺动脉搏动消失，末梢循环障碍；本患者桡尺动脉搏动可，末梢循环好，不支持。

2. 诊疗计划　护理常规：创伤骨科护理常规，Ⅰ级整体护理。入院后急查化验（血型、血常规、凝血常规、肝炎六项、术前三抗体、肝肾功能、尿便常规等）、心电图等，完善患肢腕关节三维 CT。患者开放外伤，给予碘伏纱布加压包扎，防破伤风，头孢硫脒抗感染等对症治疗，排除禁忌，急症手术治疗。饮食康复计划：VTE 评分 2 分，采取预防措施：踝泵运动，预防下肢静脉血栓形成。出院计划：待术后复查 X 线查看骨折对位对线可，切口换药无感染迹象可办理出院。

六、治疗过程

入院后 24 小时完善检查，如化验（血常规、血型、凝血常规、肝炎六项、术前三抗体、肝肾功能、尿便常规等）、心电图等，均未见明显异常。X 线检查示：左尺桡骨开放性粉碎性骨折。左肘关节三维 CT 见病例 31 图 2。

考虑诊断为左尺桡骨开放性粉碎性骨折，术前做好术前准备，完善各项检查，于 2019 年 7 月 13 日 22：00 行尺骨骨折切开复位内固定术（左）＋肌腱、血管、神经探查术＋桡骨远端骨折切开复位内固定术。

手术过程：术患者入手术室，麻醉师、手术者、巡回护士三方核对患者信息无误后，行臂丛神经阻滞麻醉，成功后，取仰卧体位，左上肢外展，常规消毒铺无菌巾单，手术首先清创，见左腕部掌侧 1cm、中段尺侧 3cm 开放性伤口，再次生理盐水、过氧化氢溶液冲洗，取腕掌侧切口约 7cm，逐层切开，见指浅屈肌部分断裂，给予清创后修复，桡骨远端严重粉碎骨折，再取尺侧切口约 7cm，逐层切开，显露尺骨骨折断端，见尺骨严重粉碎，无解剖标志，逐个骨块复位后 1 枚钛板及 3 枚螺钉固定，再 1 枚克氏针固定下尺桡关节，再跨腕关节外固定架固定，透视见复位基本满意，生理盐水冲洗、止血、清点无误，逐层关闭手术切口，放置 1 枚引流条。

手术顺利，出血约 100ml，未输血，术中麻醉满意，生命体征平稳，术毕患者清醒，安返病房。出室血压 140/80mmHg，脉搏 70 次 / 分。后处理：抗感染、支持、对症治疗，隔日换药，术后复查 X 线。注意切口渗血及感觉、运动。

七、术后复查及最终诊断

术后复查相关内容见病例 31 图 3 至病例 31 图 5。

最终诊断：

左尺桡骨远端开放性粉碎性骨折（AO 分型 23C3），左指浅屈肌部分断裂

空蝶鞍

腔隙性脑梗死

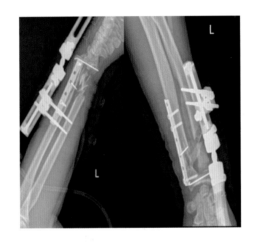

病例 31 图 3　一期手术后，清创、外固定架固定 + 尺骨内固定，恢复肢体高度

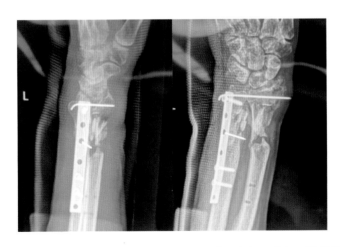

病例 31 图 4　一期手术后 2 个月，取下外固定架，准备二期手术

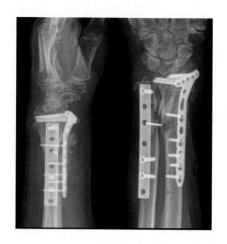

病例 31 图 5　二期手术后桡骨远端植骨内固定

八、随访

复查随访：患肢禁忌负重，出院后1个月、2个月、3个月创伤骨科门诊复查，指导负重及功能锻炼。

九、心得体会及病例讨论

此患者为桡骨远端严重粉碎性骨折患者，一期为开放性骨折，我们选择的是尺骨内固定，桡骨远端骨折跨关节外固定架固定，主要目的是恢复桡骨高度，利于二期的重建。由于尺骨远端也是粉碎性骨折，所以远端只能1枚螺钉固定，桡骨远端关节面恢复后，1枚克氏针从下尺桡贯穿固定。术后辅助石膏外固定，一期手术后2个月，软组织条件允许后进行二期手术，选择首先拆除外固定，一周后行桡骨远端切开复位取髂骨植骨内固定术（病例31图6）。

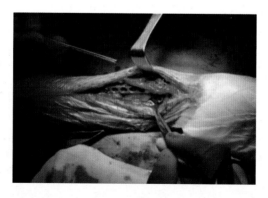

病例 31 图 6　二期手术行桡骨取髂骨植骨内固定术

此患者桡骨远端、尺骨远端严重粉碎，肌肉、肌腱损伤严重，术后的康复锻炼依从性较差，所以目前骨质重建良好，但是肌腱粘连严重，功能障碍明显。

十、主编评述

此患者为桡骨远端严重粉碎性骨折，为典型的 C3 骨折，且一期为开放性，手术难度极大，术者按照创伤控制性理念，一期选择尺骨内固定＋桡骨外固定架固定，减少对软组织的干扰，同时复位了尺骨的长度及桡骨远端的高度，为二期手术创造了良好的条件，二期手术选择掌侧入路，同时取髂骨大骨块植骨，最终达到的骨性愈合，后期再进行腕关节及手指的功能锻炼，以期达到好的临床结果。

病例 32　尺桡骨粉碎性骨折（AO 分型 22C3）

一、病历摘要

患者齐某，男，25 岁。

主诉：外伤后全身多处疼痛、活动受限 3 小时。

现病史：患者于 3 小时前骑电动车摔伤，伤后短暂昏迷（具体时间不详），醒来后即感左前臂、双手、双足、胸部疼痛、活动受限，无胸闷、心悸、呼吸困难，无恶心、呕吐，无大小便失禁，伤后自行拨打"120"就诊于外院，给予行 X 线检查提示左尺桡骨粉碎骨折，左手无名指近、中节指骨粉碎性骨折，患者为求进一步治疗，就诊于我院，急诊检查后收入我科。患者受伤来精神可，未进食水，未行睡眠，大小便未解。

既往史：平素身体体健，否认肝炎、结核等传染病史及其密切接触病史，否认高血压及糖尿病史，否认重大外伤及手术史，否认输血史，否认食物及药物过敏史。

个人婚育史：生长于原籍，否认外地及疫区长期居留史，否认毒物接触史。生活较规律，无酗酒史，吸烟约 10 支／日×约 3 年，否认其他不良嗜好。未婚。

家族史：父母体健，无家族性遗传病、传染病史。

二、体格检查

T：37℃，P：100 次／分，R：19 次／分，BP：111/64mmHg，身高 173cm，体重 80kg，疼痛评分 2 分，DVT 评分 6 分。

一般情况良好，发育正常，体型匀称，营养良好，意识清醒，被迫体位，查体合作。全身皮肤、黏膜无黄染，无皮疹，双侧腹股沟区等浅表淋巴结未及肿大。头部无畸形，左侧额部可见皮肤擦伤，颜面部可见多处皮肤擦伤，眼睑无水肿，巩膜无黄染，双侧瞳孔等大等圆，直径约 3mm，对光反射灵敏，鼻中隔无偏曲，鼻腔无分泌物，口唇红润，咽无充血，扁桃体无肿大，伸舌居中，双耳听力正常，乳突无压痛。颈部无抵抗感，气管居中，甲状腺无肿大，颈静脉无充盈、怒张。胸廓无畸形，胸部压痛。

双肺呼吸音粗，无干湿啰音，无胸膜摩擦音。心前区无异常隆起，无震颤，心界正常，心率 100 次 / 分，心律规则，心音有力，无杂音，无周围血管征。腹部平坦，无胃肠型蠕动波，腹壁柔软，无压痛，无反跳痛，无包块。Murphy's 征阴性，肝脏未触及，脾脏未触及，肝区无叩痛，肾区无叩痛，移动性浊音阴性，肠鸣音约 4 次 / 分，外生殖器正常，直肠、肛门正常。脊柱无畸形，各椎体未及明显叩压痛，活动自如。四肢肌张力正常，膝腱反射正常，跟腱反射正常，右侧肱二头肌反射正常，右侧肱三头肌反射正常，巴宾斯基征阴性，脑膜刺激征阴性。

专科检查：额部、面部可见多处皮肤擦挫伤，右手掌指关节背侧、右肘部可见皮肤擦挫伤，污染较重，右手活动可。右肩部活动受限，压痛。左前臂、左手环指畸形、肿胀明显，活动受限，末梢血运稍差，浅感觉减退。双侧膝部、双足可见多处皮肤擦挫伤，双足污染较重。双足感觉、活动可。足背动脉可触及。

三、辅助检查

尺桡骨 X 线：左尺桡骨中段粉碎性骨折，下尺桡关节半脱位，左手环指近、中节指骨粉碎性骨折（2015 年 7 月 24 日）（病例 32 图 1）。

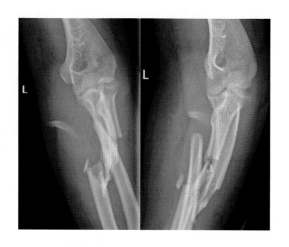

病例 32 图 1　尺桡骨 X 线检查

四、初步诊断

多发外伤

尺桡骨粉碎性骨折（左）

头外伤

胸部外伤

肺挫伤（右）

多发肋骨骨折（右）

　　液气胸（右）

　　手外伤（双）

　　环指近、中节指骨骨折（左）

　　足外伤（双）

　　肩部外伤（右）

五、鉴别诊断及诊疗计划

　　1. 鉴别诊断

　　（1）尺神经损伤：患者有外伤病史，可表现为手的尺侧、小指全部、环指尺侧感觉均消失。本患者查体:左前臂、左手环指畸形、肿胀明显，活动受限，末梢血运稍差，浅感觉减退。此患者需要手术探查明确。

　　（2）骨折合并神经血管损伤：表现为肢体肿胀明显，活动出血，肢体活动感觉、血运障碍，本患者需要进一步排除。

　　2. 诊疗计划

　　（1）护理常规：创伤骨科护理常规，Ⅰ级护理。

　　（2）检查计划：入院后行检查，如化验（血常规、血型、凝血常规、肝炎六项、术前三抗体、肝肾功能、尿便常规等）、心电图等,24 小时内完成检查。行骨盆、肩关节、膝关节 CT 检查等。

　　（3）治疗计划：请手足外科会诊，协助治疗，待患者病情好转后择期行左尺桡骨骨折手术治疗。

　　（4）饮食康复计划：目前患者腹部情况不明，禁食水，待病情稳定后进一步给予饮食指导。患者颅脑外伤、多发骨折，根据病情进展指导患者康复治疗。

　　（5）出院计划：待患者病情稳定，骨折术后刀口无红肿渗出，VAS 评分低于 1 分后办理出院，预计住院时间 2 周。

六、治疗过程

　　患者入院后完善实验室检查无异常，心电图未见明显异常。患者诊断左尺桡骨粉碎性骨折明确。入院后给予充分消肿、完善检查后给予行尺桡骨粉碎性骨折切开复位内固定术。

　　手术过程:患者入手术室，麻醉师、手术者、巡回护士三方核对患者信息无误后，行全身麻醉，成功后，取仰卧体位，左上肢外展，常规消毒铺无菌巾单，手术首先取左前臂近端掌侧切口约 13cm，逐层切开皮肤、皮下组织、深筋膜，在肱桡肌与桡侧腕屈肌间隙进入，注意保护桡血管束，显露骨折断端，见骨折严重粉碎，短缩移位约 1cm，为 AO 分型 C 型骨折，断端有碎骨折块约 4 枚，给予复位最大骨折块，1 枚拉力螺钉固定，再复位主骨折断端，确认桡骨无旋转移位，1 枚锁定钛板及 6 枚螺钉固定，再取尺背侧切口约 13cm，逐层切开，显露骨折断端，见骨折严重粉碎，中间有碎骨折块 6 枚，给予复位主要骨折块，首先 1 枚拉力螺钉固定较大骨块，再复位主骨折断端，1 枚锁定钛板及 7 枚螺钉固定，台上活动患肢见骨折固定稳定，透视见骨折复位良好，内固定物位置良好，生理盐水冲洗、止血、清点无误，尺桡骨粉碎骨折断端骨缺损处人工骨植骨，逐层关闭手术切口。手术顺利，我科术中出血约 30ml，术毕手足外科医师继续手术，术中麻醉满意，生命体征平稳，术毕患者清醒，安返病房。

七、术后复查及最终诊断

术后复查见病例 32 图 2。

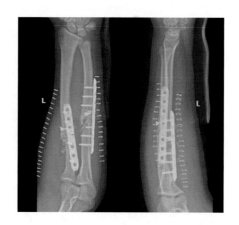

病例 32 图 2　术后正侧位 X 线

最终诊断：左尺桡骨粉碎性骨折（AO 分型 22C3）。

八、随访

患者术后随访，影像相关检查如病例 32 图 3 至病例 32 图 5 所示。

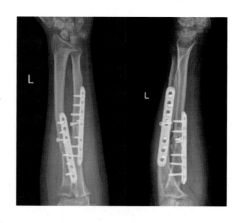

病例 32 图 3　术后 3 个月复查，骨折线基本消失

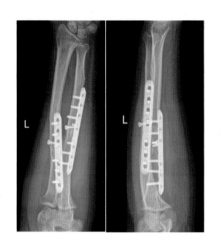
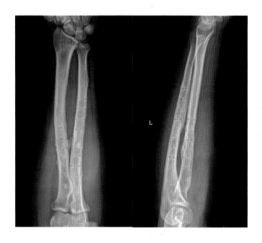

病例32图4　术后6个月复查骨折线完全消失　　病例32图5　术后1年取出内固定物

九、心得体会及病例讨论

尺桡骨骨骨折 AO 分型可分为 3 种基本类型，A 型简单骨折、B 型简单粉碎骨折和 C 型完全粉碎性骨折，此患者为严重粉碎性骨折，AO 分型 C3。尺桡骨骨折均为粉碎性，骨折不稳定，手术指征很明确，尺桡骨骨折大家都经常做，貌似很简单，但是其实存在相当多的问题，第一：众所周知前臂的解剖、前臂两个平行的骨骼，而且前臂有旋转功能，原因是桡骨围绕尺骨进行旋转，桡骨在解剖上存在两个弓，旋前弓和旋后弓，正因为这两个弓的存在，前臂才能旋转。第二：手术过程中，尺桡骨骨折按照关节内骨折处理，必须达到解剖复位，桡骨的两个弓必须恢复，否则就是导致尺骨撞击。

手术过程中手术入路的选择也相当重要，因为尺桡骨骨折均为粉碎性，如何判断术中是否存在旋转尤为重要，对于尺骨我们可以选择常规的尺侧入路，而对于桡骨来讲，我们建议选择掌侧 Henry 入路，因为如果选择背侧 Tompson，在手术中患者的桡骨处于一个旋前 90°位置，再加上桡骨骨折的粉碎，非常难以判断旋转，所以本手术我们选择的掌侧 Henry 入路。

此手术的关键点：尺桡骨骨折的解剖复位，即恢复尺骨、桡骨的成角与旋转畸形，同时要注意桡骨的旋转弓，否则会影响下尺桡关节。在术中透视时一定注意下尺桡关节，尺骨差异不能超过 3mm，否则会造成尺骨撞击并影响的前臂的旋转功能。如果出现下尺桡不匹配，需要拆除内固定，重新复位、固定，务必达到良好的复位和固定。

十、主编评述

尺桡骨骨折临床上常见，只要存在成角、旋转移位，对于成人来讲均需要手术治疗，此患者尺桡骨骨折严重粉碎，为 C3 型，术者选择手术治疗，存在明确的指征。对于尺桡骨骨折的手术方式，有切开复位钢板、螺钉内固定，还有髓内钉固定，此患者选择钢板螺钉固定是比较合适的，手术中最关键的问题是：尺桡骨骨折的解剖复位，术者在手术前已经进行了详细的计划，选择掌侧 Henry 入路也是合理的，最终达到了解剖复位，术者在术中进行可血运的保护，所以在术后 6 个月基本上达到了临床愈合，术后 1 年取出了内固定，收到良好最理想的治疗效果。

病例 33　右桡骨头骨折（Mason Ⅱ型）

一、病历摘要

患者孙某某，女，58 岁。

主诉：外伤致右肘疼痛、活动受限 4 小时。

现病史：患者自诉约 4 小时前在南池公园散步时摔倒，右肘着地，当即感觉右肘部疼痛、活动受限，受伤当时无昏迷，无恶心，无呕吐、无胸闷、憋喘等不适，伤后被邻居送至某某骨伤医院就诊。拍片提示：右桡骨头骨折。建议上级医院就诊，患者为求进一步诊治，来我院急诊就诊，急诊查体后以"右桡骨头骨折"为主要诊断收住入院。

既往史：平素身体体健，既往"高血压病"病史 15 年，未正规诊治；否认肝炎、结核等传染病史及其密切接触病史，否认心脏病及糖尿病史，否认重大外伤及手术史，否认输血史，否认食物及药物过敏史，预防接种史随当地。

个人史：生长于原籍，否认外地及疫区长期居留史，否认毒物接触史。生活较规律，无吸烟、酗酒史，否认其他不良嗜好。

婚育史：月经初潮 16 岁，经期 7 天，周期 28 天。已绝经，23 岁结婚，家庭和睦，配偶体健，育有 1 女，女儿体健。

家族史：父母去世（原因不清），否认家族性遗传病、传染病史。

二、体格检查

T：36.7℃，P：89 次 / 分，R：20 次 / 分，BP：167/94mmHg，DVT 评分 3 分，神志清，精神可，胸廓无畸形，胸骨无压痛。双侧呼吸均匀，叩诊两侧清音，呼吸音清，无干湿啰音，无胸膜摩擦音。心前区无异常隆起，无震颤，心界正常，心率 89 次 / 分，心律规则，心音有力，无杂音，无周围血管征。腹部平坦，无胃肠型蠕动波，腹壁柔软，无压痛，无反跳痛，无包块。Murphy's 征阴性，肝脏未触及，脾脏未触及，肝区无叩痛，肾区无叩痛，移动性浊音阴性，肠鸣音约 4 次 / 分，右肘关节肿胀、压痛，活动受限，右桡动脉搏动可及，右手诸指活动感觉可。

三、辅助检查

右肘关节正侧位片示：右桡骨头骨折（某某骨伤医院，2017 年 2 月 13 日）。

四、初步诊断

右桡骨头骨折（Mason Ⅱ型）

高血压病

五、鉴别诊断及诊疗计划

1. 鉴别诊断

（1）肱骨小头骨折：两者受伤机制相似，肘外侧肿痛，肘关节活动受限；但压痛点在肱骨远端外侧，肘关节屈伸活动受限，前臂旋转活动尚可；X 线片可明确诊断。

（2）骨折并血管神经损伤：外伤后肢体肿胀、畸形，骨擦音、骨擦感，肢体反常活动，外伤部位以远肢体血运障碍，肢体感觉肌力障碍；本患者虽有骨折，但肢体感觉肌力大致正常，桡动脉搏动好，可排除。

2. 诊疗计划

（1）护理常规：创伤骨科护理常规，Ⅰ级整体护理。

（2）检查计划：入院后行检查，如化验（血常规、血型、凝血常规、肝炎六项、术前三抗体、肝肾功能、尿便常规等）、心电图、胸部 CT、心脏超声等，拟 24 小时内完成检查。

（3）治疗计划：给予患肢三角巾悬吊处理，消肿、活血化瘀、止痛等治疗。排除手术禁忌后，拟定入院 1 周左右行手术治疗。

（4）饮食康复计划：适当加强营养，促进康复。术后 5 日左右疼痛，评分 2 分左右可行肘关节功能锻炼。

（5）出院计划：待术后 3 日左右复查 X 线查看骨折对位对线情况，术后 7 日左右切口换药无感染迹象、生命体征稳定可办理出院，预计住院 3 周。

六、治疗过程

患者入院后积极完善相关检查（病例 33 图 1），给予患肢三角巾悬吊制动，并给予消肿、止痛等对症治疗，排除手术禁忌，于 2017 年 2 月 20 日在神经阻滞麻醉下行桡骨小头骨折切开复位内固定术（右）。

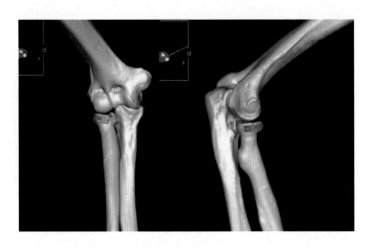

病例33图1　术前肘关节CT三维重建

手术过程：患者入手术室，医护、麻醉师三方核对患者、手术部位及方式无误，麻醉成功后患者取仰卧位，常规消毒右上肢、铺单，执行叫停程序。取右桡骨头Kocher入路，依次切开，分离肘肌及尺侧腕伸肌，切开关节囊，显露桡骨头，探查见右桡骨头前方骨折，骨折块粉碎，移位明显。清理骨折断端及关节间隙，冲洗，复位骨折，打入导针，沿导针开口，打入无头加压螺钉（无锡百德，钛）2枚，测试骨折断端稳定，肘关节屈伸及前臂旋转活动可，透视见骨折复位满意，内固定位置好，冲洗，止血，清点器械敷料无误，逐层缝合切口，敷料加压包扎，未留置引流。术后石膏固定前臂于功能位。手术顺利，麻醉满意，术中出血约30ml，术后患者清醒安返病房。

七、术后复查及最终诊断

术后3天肿胀疼痛减轻后即开始康复锻炼、术后2周伤口愈合良好给予拆除伤口缝线，复查术后X线示骨折对位对线可，内固定物位置良好（病例33图2）。

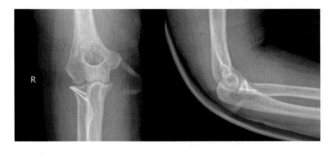

病例33图2　术后肘关节正侧位片

最终诊断：

右桡骨头骨折（Mason Ⅱ型）

高血压病

八、随访

患者术后随访，影像相关检查如病例 33 图 3 所示。

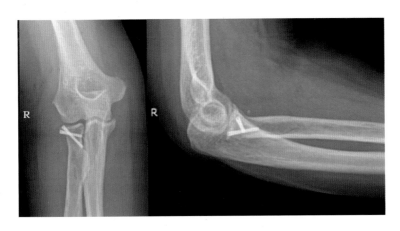

病例 33 图 3　术后 2 个月肘关节正侧位片

九、心得体会及病例讨论

这是一例桡骨头骨折的患者，Mason 分型为 II 型，桡骨头骨折，轻度移位，此例患者不存在肘关节脱位，也不存在韧带撕裂的情况，所以是一个单纯的桡骨头骨折的患者，治疗仅固定桡骨头骨折即可，因为桡骨头主要骨质无骨折，所以用无头空心螺钉固定即可。对于此类患者手术入路的选择，可以选择经典的 Kocher 入路，但是此入路偏后，固定前方的桡骨需要极度外旋，有时仍然不容易固定，另一手术入路为劈指总伸肌腱入路，此入路偏前方，固定桡骨头比较容易，此例患者我们选择了 Kocher 入路，从术后的片子来看，螺钉从外向内侧固定，对于此患者来讲，应该从前向后固定骨折块更加确实可靠。这是我们应该吸取的教训。由于肘关节是稳定的，术后消肿、疼痛减轻后就让患者立即进行肘关节屈伸功能锻炼，肘关节功能恢复良好。

十、主编评述

这是一个简单的肘关节损伤，桡骨头骨折，无关节脱位，分型为 Mason II 型，骨折移位，手术指征是存在的，手术方式选择 2.7mm 无头空心螺钉固定也是正确的，但是手术入路的选择，在本例患者中欠妥当，因为骨折在桡骨头前内侧，而 Kocher 入路是从后外侧进入，即使能通过桡骨头的旋转显露并固定桡骨头骨折，但是术中操作仍不方便，建议对于此类病历，选择劈指总伸肌腱入路更为妥当。

病例 34　右尺骨冠状突粉碎性骨折

一、病历摘要

患者林某某，男，43 岁。

主诉：外伤后右肘部疼痛、活动受限 1 天。

现病史：患者 1 天前在曲阜孔子学院骑摩托车摔伤，致右肘部疼痛、活动受限，当时无头晕、头痛，无胸闷、憋喘，无恶心、呕吐，无意识障碍，无大小便失禁，为求诊治，急到曲阜市某某医院就诊，行右肘部 X 线、CT 检查提示：右尺骨冠突骨折，建议上级医院就诊。患者为进一步诊治，来我院就诊，门诊查体后遂以"右肘部外伤、右尺骨冠突骨折"收入我科。患者自受伤以来，神志清，精神可，饮食睡眠可，大小便无异常，体重无明显增减。

既往史：平素身体一般，否认高血压、冠心病、糖尿病等慢性疾病史；无乙肝病史及其密切接触者，无手术史，无外伤史，无血制品输入史，无过敏史，预防接种史随当地。

个人史：出生地原籍，无外地久居史，无毒物接触史，生活较规律，吸烟史 20 支 / 日 ×20 余年，饮酒史：白酒 250ml/d×20 余年，职业职员，无毒物、粉尘及放射性物质接触史，无冶游史。

婚育史：21 岁结婚，家庭和睦，配偶体健，育有 1 子 1 女，子女体健。

家族史：父母健在；无家族性遗传病、传染病史，无类似病史。

二、体格检查

T：36.7℃，P：68 次 / 分，R：18 次 / 分，BP：140/87mmHg，身高 173cm，体重 75kg，疼痛评分 2 分，营养评分 0 分，DVT 评分 2 分；神志清，精神可，心肺听诊无明显异常，腹平软，无压痛、反跳痛，肝脾肋下未及，肝肾区无叩痛，肠鸣音可，右上肢三角巾悬吊，右肘部肿胀明显，压痛，活动受限，桡动脉搏动可触及，右前臂、右手浅感觉无异常，各指活动可。

三、辅助检查

肘关节 X 线、CT 检查：右尺骨冠突粉碎性骨折（曲阜市某某医院，阅片未见报告，2018 年 2 月 7 日）。

四、初步诊断

右肘部外伤

右侧尺骨冠突粉碎性骨折（Regan-Morrey 分型Ⅲ型）

五、鉴别诊断及诊疗计划

1. 鉴别诊断

（1）尺骨鹰嘴骨折：表现为肘部肿胀，移位明显者可触及骨折间隙，粉碎者可触及骨擦感，关节积血时，鹰嘴两侧凹陷处隆起。可通过 X 线检查明确诊断，根据患者体征及相关辅助检查，与之不符，可排除。

（2）肱骨髁部骨折：主要表现为肘部肿胀、畸形，可触及骨擦感，肘部活动障碍，行 X 线检查可明确诊断，结合患者病史、体征以及辅助检查，与之不符，可排除。

2. 诊疗计划

（1）护理常规：创伤骨科护理常规，Ⅰ级整体护理。

（2）检查计划：入院后行检查，如化验（血常规、血型、凝血常规、肝炎六项、术前三抗体、肝肾功能、尿便常规等）、心电图、胸片、肘关节 CT 三维重建等，24 小时内完成检查。

（3）治疗计划：给予氟比洛芬酯止痛、七叶皂苷消肿、三角巾悬吊患肢等对症治疗，排除手术禁忌后，待局部肿胀病情允许后，手术治疗。

（4）饮食康复计划：普通饮食，术后适当加强营养，促进康复，术后每 2～3 日换药一次，术后 14 日拆线。术后复查 X 线，术后 3 日左右疼痛耐受情况下适当行关节屈伸功能锻炼。

（5）出院计划：术后 14 日拆线，切口愈合良好，术后复查 X 线骨折固定效果可，办理出院，预计住院 2 周。

六、治疗过程

患者入院后积极完善相关检查（病例 34 图 1），给予患肢三角巾悬吊制动，消肿、止痛等对症治疗，排除手术禁忌，于 2018 年 2 月 11 日在神经阻滞麻醉下行尺骨冠状突骨折切开复位内固定术（右侧）＋上肢关节囊或韧带的缝合术（右肘）。

手术过程：患者入手术室，麻醉师、手术者、巡回护士三方核对患者信息无误后，行神经阻滞麻醉，成功后，取仰卧体位，右上肢外展，常规消毒铺无菌巾单，手术首先取右肘内侧切口约 7cm，逐层切开，在旋前圆肌与屈肌间隙进入，显露冠突，见冠突严重粉碎性骨折，有碎骨折块 10 余枚，给予清理骨折断端，将较大骨折块用细克氏针固定，再 1 枚钛板放置于前方稳定骨折块，前关节囊撕裂，2 号强生线将前关节囊缝合后固定于小钢板上，再向内探查发现内侧副韧带的前束从肱骨内髁止点撕脱，

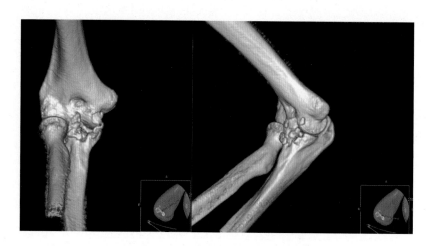

病例 34 图 1　术前肘关节 CT 三维重建

给予内髁打孔，见内侧副韧带前束缝合重建，再取外侧切口约 5cm，逐层切开皮肤、皮下组织、深筋膜，见外侧副韧带从肱骨外髁止点撕脱，给予 5.0mm 铆钉重建外侧副韧带，台上活动肘关节良好，透视见骨折复位基本满意，内固定物位置良好，生理盐水冲洗、止血、清点无误，逐层关闭手术切口，手术顺利，出血约 50ml，未输血，术中麻醉满意，生命体征平稳，术毕患者清醒，安返病房。出室血压 130/80mmHg，脉搏 70 次 / 分。

七、术后复查及最终诊断

术后 1 周开始康复锻炼，术后 2 周伤口愈合良好给予拆除伤口缝线，复查术后 X 线示骨折复位满意，内固定物位置良好（病例 34 图 2）。出院后 2 周让患者来门诊一次，指导、督促患者进行康复锻炼。

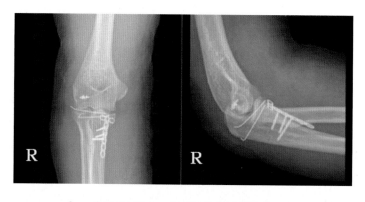

病例 34 图 2　术后肘关节正侧位片

最终诊断：

右肘部外伤

右尺骨冠突骨折（Regan-Morrey 分型Ⅲ型）

右肘关节内外侧副韧带撕脱

右肘前关节囊撕裂伤

八、随访

患者术后随访，影像相关检查及功能锻炼如病例 34 图 3、病例 34 图 4 所示。

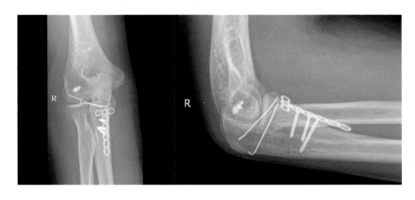

病例 34 图 3　术后 6 个月肘关节正侧位片

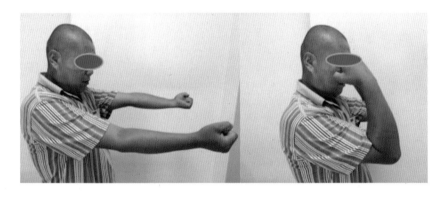

病例 34 图 4　术后 6 个月功能锻炼

九、心得体会及病例讨论

此患者为尺骨冠突骨折，Regan-Morrey 分型为Ⅲ型，受伤机制考虑内翻后内侧旋转不稳定机制，损伤的顺序为肘关节外侧副韧带撕裂伤，然后肘关节脱位，前关节囊损伤，肱骨髁撞击冠突基底部，造成冠突基底的粉碎性骨折，暴力继续，最后造成了肘关节内侧副韧带的损伤，这一推断在我们手术中得到了证实。

我们选择的方案是：石膏固定、消肿、软组织条件允许后二期手术，术中我们首先采取内侧过顶入路，修复了内侧副韧带，冠突骨折严重粉碎，摘除了无法固定的部分，大骨折块用 2 枚 1.0 克氏针固定，然后 1 枚钢板在前方压住碎骨折块及关节囊，然后我们从外侧切开，显露外侧副韧带，铆钉修复重建，悬臂试验发现肘关节稳定性良好。

手术后我们使用了肘关节可活动支具，术后一周开始逐渐康复锻炼，患者依从性好，每2周来门诊一次，获得了良好的肘关节功能。

十、主编评述

这是一例肘关节冠突粉碎性骨折的病例，为累及冠突基底部的严重粉碎性骨折，我们知道冠突骨折很少单独发生，术者团队很清楚地认识到了这个问题，这个病例不仅涉及骨性的损伤，还有更为严重的韧带损伤，一旦忽视，术中只进行骨性的固定，术后断然后导致肘关节不稳，甚至再脱位，造成肘关节创伤性关节炎的发生。术者在术中首先进行了内侧结构的修复，然后外侧切开，修复了外侧副韧带，显示了术者对肘关节解剖及生物力学的理解。其实冠突骨折并不简单，无论是Ⅰ型、Ⅱ型和Ⅲ型，大家一定要注意韧带的损伤，切莫只进行了骨性的固定而忽视了韧带的损伤，造成不良后果的发生。

病例 35　肘关节恐怖三联征

一、病历摘要

患者黄某某，男，29岁。

主诉：摔伤致左肘关节肿胀、畸形并活动受限2小时。

现病史：患者自诉2小时前在鱼台县广场上打篮球时摔伤左肘关节，即感左肘关节疼痛、畸形并活动受限，受伤当时无昏迷，无胸闷、呼吸困难，无腹痛、腹泻，无大小便失禁；伤后急去当地诊所就诊，行X线检查提示"左肘关节后脱位、桡骨头骨折、尺骨冠突骨折"，未予特殊处置；患者为求进一步诊治，急来我院就诊，急诊检查后以"左肘关节恐怖三联征"收入院；病程中，患者神志清，精神可，未进饮食，大小便未解。

既往史：平素身体健康，否认高血压、糖尿病及冠心病等病史，无乙肝病史及其密切接触者，无手术史，无外伤史，无血制品输入史，无过敏史，预防接种史随当地。

个人史：出生地原籍，无外地久居史，无毒物接触史，生活较规律，无吸烟史，偶尔少量饮酒史。27岁结婚，育有1女，配偶及女儿体健。

家族史：父母亲健在，否认家族性遗传病、传染病史。

二、体格检查

T：36.3℃，P：85次/分，R：20次/分，BP：136/65mmHg。一般情况良好，意识清醒，查体合作。心肺查体无异常，左肘关节畸形，"肘后三角"错乱，压痛并活动受限，桡动脉搏动可及，末梢血供正常，感觉、运动正常。

三、辅助检查

左肘关节X线：左肘关节后脱位、尺骨冠突骨折、桡骨头骨折（2017年4月20日）。

四、初步诊断

左肘关节恐怖三联征

左肘关节后脱位左桡骨头骨折

左尺骨冠突骨折

五、鉴别诊断及诊疗计划

1. 鉴别诊断

（1）孟氏骨折：是指尺骨近端骨折合并上尺桡关节脱位，X线、CT检查可明确，该患者CT检查与之不符，可排除。

（2）肱骨外髁骨折：主要表现为肿胀及压痛局限于肘外侧，有时可触及骨折块；X线片示桡骨纵轴线不通过肱骨小头骨化中心。结合患者相关辅助检查及临床表现，可排除。

（3）肱骨髁上骨折：表现为患肢肿胀、畸形，压痛明显，活动受限，X线或CT检查可明确，该患者与之不符，可排除。

2. 诊疗计划

（1）护理常规：创伤骨科护理常规，Ⅰ级整体护理。

（2）检查计划：入院后行检查，如化验（血常规、血型、凝血常规、肝炎六项、术前三抗体、肝肾功能、尿便常规等）、心电图等，拟48小时内完成检查。

（3）治疗计划：给予消肿、止疼、手法复位石膏外固定制动等治疗，拟排除手术禁忌证，1周内行手术治疗。

（4）饮食康复计划：普通饮食，术后指导患者逐渐行患肢功能锻炼，促进恢复。

（5）出院计划：拟术后复查X线片显示骨折对位对线良好，内固定物位置满意，且伤口愈合良好，无感染迹象，疼痛评分小于2分后出院，总住院时间1～3周。

六、治疗过程

患者入院后积极完善相关检查（病例35图1，病例35图2），给予患肢手法复位、石膏外固定、三角巾悬吊制动，并给予消肿、止痛等对症治疗，排除手术禁忌，于2017年5月3日在全麻复合神经阻滞麻醉下行肘关节恐怖三联征切开复位骨折内固定术（左）。

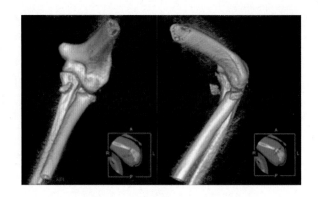

病例 35 图 1　术前肘关节 CT 三维重建

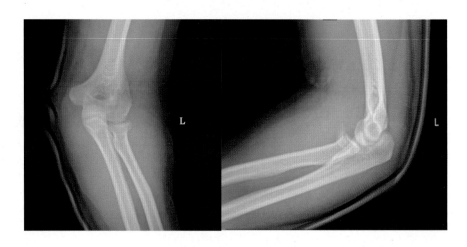

病例 35 图 2　术前肘关节正侧位片

手术过程：患者入手术室，麻醉师、手术者、巡回护士三方核对患者信息无误后，行全身麻醉，成功后，取仰卧体位，左上肢外展，常规消毒铺无菌巾单，手术取左肘外侧切口约 10cm，逐层切开皮肤、皮下组织、深筋膜，劈开指总伸肌腱，显露桡骨头，见桡骨头粉碎性骨折，前内侧有一碎骨折块，关节面压缩、塌陷，冠突尖部骨折，前关节囊撕脱，外侧副韧带在肱骨外髁止点处撕脱，首先复位冠突，尺骨冠突近端钻孔，缝合前关节囊，再复位桡骨头，数枚螺钉及锁定钛板固定，再铆钉修复外侧副韧带，透视见骨折复位良好，内固定物位置良好，肘关节匹配良好，生理盐水冲洗、止血、清点无误，逐层关闭手术切口，放置 1 枚负压引流球（病例 35 图 3）。手术顺利，出血约 150ml，术中麻醉满意，生命体征平稳，术毕患者清醒，安返病房。出室血压110/60mmHg，脉搏 80 次 / 分。

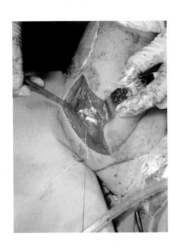

病例 35 图 3　术中照片显露桡骨头及外侧副韧带

七、术后复查及最终诊断

术后第 2 天负压引流明显减少，给予拔除负压引流管，术后 2 周伤口愈合良好给予拆除伤口缝线，复查术后 X 线示骨折复位满意，内固定物位置良好（病例 35 图 4）。

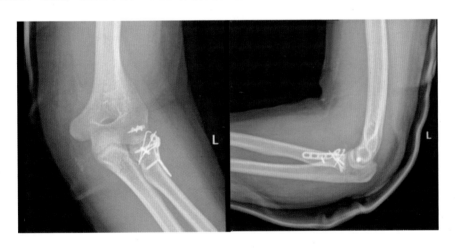

病例 35 图 4　术后肘关节正侧位片

最终诊断：

左肘关节恐怖三联征左肘关节后脱位并左桡骨头骨折

左尺骨冠突骨折

八、随访

患者术后随访，影像相关检查如病例 35 图 5 所示。

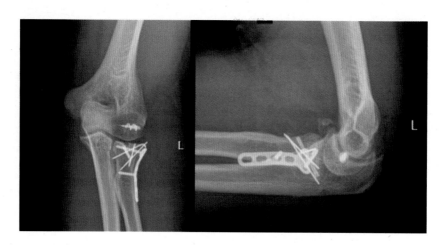

病例 35 图 5　术后 6 个月肘关节正侧位片

九、心得体会及病例讨论

这是一例典型的肘关节恐怖三联征的患者，表现为桡骨头骨折、冠突骨折、肘关节后脱位，是肘关节外翻后外侧旋转不稳定的典型病例。受伤机制为：上肢外展，肘关节受到轴向、外翻、旋转的力量导致的骨折，外力先从外侧开始，桡骨头骨折、外侧副韧带撕裂，然后致肘关节后脱位、冠突骨折，最后可能导致内侧副韧带撕裂。

由于肘关节不稳定，同时存在骨折，有明确的手术指征，手术一般选择外侧切口就可以，入路最经典的是 kocker 入路、还有劈指总伸肌腱入路，手术的顺序为由外向内进行显露，然后由深向浅进行修复，首先修复冠突、复位肘关节脱位、固定桡骨头、修复外侧副韧带，然后根据肘关节是否稳定，考虑是否加用外固定架。

对于冠突骨折，本病例为 I 型骨折，既冠突尖部的骨折，一般是强生 5 号线缝合后固定于尺骨鹰嘴的后方，本型桡骨头骨折，为 Mason II 型，手术的方式小钢板固定，本病例选择的指掌骨 T 型钢板固定，最后修复外侧副韧带的尺侧束。

此手术的关键点是：肘关节稳定性的判断，修复好冠突、桡骨头、外侧副韧带这些结构后，需要做悬臂试验，检查肘关节是否有脱位的情况，如果无脱位就可以结束手术了，如果明显的不稳定，就需要辅助外固定架。

十、主编评述

这是一例典型的肘关节外翻后外侧旋转不稳定的病例，在临床上比较多见，肘关节的稳定性 50% 来自于固定结构，而另 50% 来自于韧带结构，所以本手术并不是说修复好固定的损伤就可以了，我们在临床上往往遇到一些病例，骨性结构都修复了，但是患者的肘关节仍处于脱位状态，为什么呢？就是术者忽视了韧带结构的修复，本手术术者按照从浅入深去显露，然后从深到浅去修复的思路，每一步都进行了确实可靠的修复，术后肘关节稳定性良好，术后 1 周左右，肘关节无明显疼痛，即可以开始肘关节屈伸功能锻炼，早期锻炼以屈曲锻炼为主。经过科学的锻炼，一定能达到一个良好的肘关节功能。

病例 36　肘关节开放性骨折并脱位（内翻后内侧旋转不稳定并肱骨内髁骨折）

一、病历摘要

患者李某某，男，46 岁。

主诉： 外伤后左上肢疼痛、流血、活动受限 2 小时。

现病史： 患者 2 小时前在从高约 3m 的高架子上坠落，当时出现昏迷，10 分钟左右清醒，即感左上肢疼痛、流血、活动受限，伴有额部疼痛、流血，无恶心、呕吐，无胸闷、心悸，无腹痛、腹胀，无大小便失禁等，伤后被送至我院急诊，行 CT 提示左眼眶上壁骨折、肺挫伤，行 X 线提示左肱骨远端骨折并左肘关节脱位、左尺桡骨远端骨折，急诊遂以"左肘关节开放性骨折并脱位"为主要诊断收入我科。患者自受伤以来，精神差，未进食水，大小便未解。

既往史： 既往体健，否认肝炎、结核等传染病史，否认高血压及糖尿病史，否认食物及药物过敏史，否认重大外伤及手术史，否认输血史，预防接种史随当地。

个人史： 出生地原籍，无外地久居史，无毒物接触史，生活较规律，少量吸烟、饮酒，职业农民，无毒物、粉尘及放射性物质接触史，无冶游史。

婚育史： 23 岁结婚，家庭和睦，配偶体健，育有 1 子 1 女，子女体健。

家族史： 父亲去世（原因不详），母亲体健，无家族性遗传病、传染病史。

二、体格检查

T：36.3℃，P：75 次 / 分，R：19 次 / 分，BP：138/75mmHg。神志清，精神差，额部可见大约 10cm 挫裂伤口，深达骨质，流血较多，双眼稍肿胀、瘀青，巩膜充血，双侧瞳孔等大等圆，对光反射灵敏，心音有力，律齐，双肺呼吸音稍粗，未闻及干湿性啰音，腹软，无肌紧张、压痛等，左肘部肿胀、畸形，内侧可见约 2cm 皮肤裂伤，伤口流血，肘关节活动受限，左腕部肿胀、畸形，压痛明显，腕关节活动受限，左手感觉麻木，手指可活动，桡动脉搏动可扪及。右大腿稍有压痛，下肢活动可。左膝压痛，膝关节活动可，双下肢感觉、肌力大致正常，双足背动脉搏动可扪及。

三、辅助检查

X 线片：①左肱骨远端骨折并左肘关节脱位；②左尺桡骨远端骨折；③左腕钩骨、头状骨局部显示欠清，建议复查；④右股骨未见明显骨折（我院，2019 年 7 月 6 日）（病例 36 图 1）。

CT 平扫：①脑内 CT 平扫未见明显异常；②左眼眶上壁骨折，左眼眶积气；③左侧额顶部软组织损伤；④左肾下极低密度影；⑤双肺多发高密度影，考虑肺挫伤；⑥右肺上下叶局限性肺气肿；⑦右肺中叶微小实性结节（2019 年 7 月 6 日）（病例 36 图 2）。

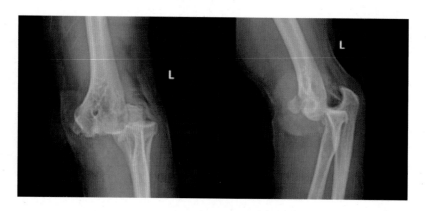

病例 36 图 1　术前肘关节正侧位片

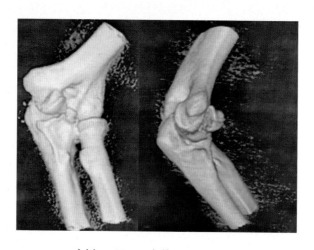

病例 36 图 2　术前三维 CT 检查

四、初步诊断

左肘关节开放性骨折并脱位

左桡骨远端骨折

左尺骨茎突骨折

右大腿外伤

左膝外伤眼外伤

颌面部外伤肺挫伤

急性开放性颅脑损伤

五、鉴别诊断及诊疗计划

1. 鉴别诊断

（1）肱骨小头骨折：单纯的肱骨小头骨折多见于成人，合并部分外髁的肱骨小头骨折以儿童多见，已有肘外侧及肘部肿胀、疼痛，功能障碍；肘关节伸屈活动受限。常发生肘部疼痛加重，并有阻力感觉；X线表现常有特征性。结合本患者相关辅助检查，可排除。

（2）肩关节脱位：患者可表现为肩关节疼痛，不敢活动，查体可见"方肩"畸形，关节盂空虚，X线摄片可见肱骨头从关节盂内脱出，本患者可排除。

2. 诊疗计划

（1）护理常规：创伤骨科护理常规，Ⅰ级护理。

（2）检查计划：入院后24小时完善检查，如化验（血常规、血型、凝血常规、肝炎六项、术前三抗体、肝肾功能、尿便常规等）、心电图等。

（3）治疗计划：给予左肘关节脱位手法复位、伤口清创缝合、石膏外固定处置，请口腔颌面外科会诊处理颌面部外伤，并给予头孢硫脒抗感染、马破伤风免疫球蛋白预防破伤风、七叶皂苷钠消肿等治疗，排除手术禁忌，择期行手术治疗。

（4）饮食康复计划：VTE评分9分，采取预防措施：普通饮食，适当下地活动。

（5）出院计划：术后换药如刀口无感染迹象、疼痛评分小于2分、复查X线示骨折对位对线良好可出院，预计住院时间在2周左右。

六、治疗过程

患者入院后积极完善相关检查，给予左肘部伤口清创缝合、左肘关节脱位手法复位、左上肢石膏外固定、左上肢三角巾悬吊等处置，并给予抗感染、消肿等治疗，排除手术禁忌，于2019年7月13日在静吸复合麻醉下行左肘部开放性骨折脱位切开复位内固定术。

手术过程：送患者入手术室，麻醉师、手术者、巡回护士三方核对患者信息无误后，行全身麻醉，成功后，取仰卧体位，左上肢外展，常规消毒铺无菌巾单，手术首先取左肘部内侧切口约8cm，逐层切开皮肤、皮下组织、深筋膜，见左肘内侧副韧带从肱骨内髁撕脱，屈肌总腱从肱骨内髁撕脱，肱骨内侧滑车粉碎性骨折，尺骨冠突粉碎性骨折，移位明显，首先清理关节腔，复位冠突并2枚克氏针固定，复位肱骨滑车，

2枚无头空心钉固定，内侧副韧带铆钉重建，屈肌总腱止点在肱骨内髁打孔重建，再取外侧切口约6cm，逐层切开，见外侧副韧带复合体从肱骨外髁撕脱，给予清理后铆钉重建，透视见骨折复位良好，内固定物位置良好，生理盐水冲洗、止血、清点无误，逐层关闭手术切口，放置1枚负压引流球。屈肘位石膏外固定（病例36图3）。手术顺利，出血约100ml，未输血，术中麻醉满意，生命体征平稳，术毕患者清醒，安返病房。出室血压100/50mmHg，脉搏85次/分。

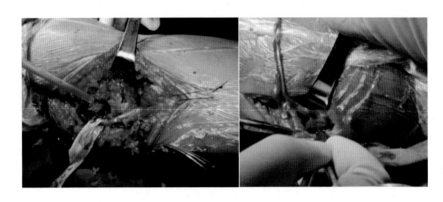

病例36图3　术中内外侧入路所见

七、术后复查及最终诊断

术后2周伤口愈合良好给予拆除伤口缝线，复查术后X线示骨折复位满意，内固定物位置良好（病例36图4）。

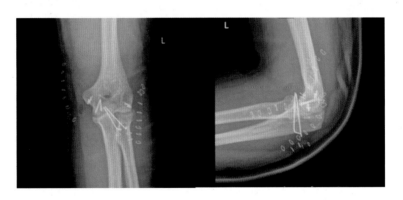

病例36图4　术后肘关节正侧位片

最终诊断：
左肘关节开放性骨折并脱位（内翻后内侧旋转不稳定），左尺骨冠突骨折
左肱骨滑车骨折并软骨面损伤
左肘内、外侧副韧带损伤
左屈肌总腱撕脱

左肘前关节囊损伤

左桡骨远端骨折

左大多角骨骨折

右大腿外伤

左膝外伤

左肩锁关节损伤

眼外伤

眼眶骨折

双眼结膜下出血

颌面部外伤

肺挫伤

急性开放性颅脑损伤头皮裂伤

八、随访

患者术后随访，影像相关检查及功能锻炼如病例 36 图 5、病例 36 图 6 所示。

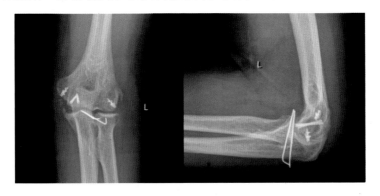

病例 36 图 5　术后 3 个月肘关节正侧位片

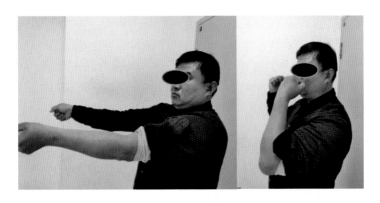

病例 36 图 6　术后 3 个月功能锻炼

九、心得体会及病例讨论

此患者的受伤机制考虑内翻后内侧旋转不稳定机制，损伤主要包括冠突骨折、肱骨内髁骨折、内侧副韧带的前束撕脱、外侧副韧带的尺侧束撕脱同时还合并肘关节向后、向外侧脱位，一期来院时肘关节是开放性，治疗选择的手法复位、清创缝合、石膏外固定。待软组织条件允许后，我们选择的二期手术，术中我们首先采取的内侧入路，复位固定了肱骨内髁骨折、复位固定的冠突骨折，内侧副韧带前束的损伤我们用铆钉重建的，外侧副韧带的修复我们选择了外侧入路的修复，修完这些结构后我们做了悬臂试验，发现肘关节匹配良好。

手术后我们使用了肘关节可活动支具，术后1周开始逐渐康复锻炼，患者依从性好，每2周来门诊一次，获得了良好的肘关节功能。

十、主编评述

此患者为一例严重的肘关节损伤患者，一期为开放性骨折并脱位，给予清创缝合并石膏外固定，二期选择了最终固定，手术的难点及要点是重建内外侧肘关节的稳定性，包括肘关节的内、外侧副韧带及肱骨内髁及冠突，术中仔细判断了肘关节的稳定性，悬臂试验阴性，所以术后在支具保护下可以早期康复锻炼，收到良好的肘关节功能。

病例 37 经尺骨鹰嘴骨折脱位

一、病历摘要

患者邢某某，男，31岁。

主诉：摔伤致右肘部、髋部疼痛、活动受限6小时。

现病史：患者本人及兄弟、父亲诉6小时前在家里"装地瓜"时从约2m高处摔下，右半身着地，伤及右肘部、髋部，即感右肘部、髋部疼痛、肿胀并活动受限，受伤当时无昏迷，无胸闷、呼吸困难，无腹痛、腹泻，无大小便失禁；伤后急去泗水县某某医院就诊，拍片检查提示"右股骨转子间、尺桡骨近端骨折"，建议住院治疗；患者为求进一步诊治，急来我院就诊，急诊检查后以"右股骨转子间骨折、右尺桡骨近端粉碎性骨折"收入院；病程中，患者神志清，精神可，未进饮食，大小便未解。

既往史：平素身体体健，否认肝炎、结核等传染病史及其密切接触病史，否认高血压及糖尿病史，否认重大外伤及手术史，否认输血史，否认食物及药物过敏史，预防接种史随当地。

个人史：生长于原籍，否认外地及疫区长期居留史，否认毒物接触史。生活较规律，吸烟约 20 支／日×约 10 年，不定时不定量饮酒，否认其他不良嗜好。24 岁结婚，育有 1 子，配偶及儿子体健。

婚育史：21 岁结婚，家庭和睦，配偶体健，育有 1 子 1 女，子女体健。

家族史：父母亲健在，否认家族性遗传病、传染病史。

二、体格检查

T：36.4℃，P：67 次／分，R：18 次／分，BP：117/58mmHg，身高 178cm，体重 75kg，疼痛评分 2 分，营养评分 0 分，DVT 评分 7 分。一般情况良好，神志清，精神正常，心肺听诊无明显异常，腹平软，无压痛、反跳痛，肝脾肋下未及，肝肾区无叩痛，肠鸣音可，右肘部肿胀，压痛明显，可及骨擦感，肘关节活动受限，桡动脉搏动可及，末梢血供正常，感觉、运动正常；右下肢轴向叩击痛阳性，大腿近端压痛明显，活动受限，足背动脉搏动可及，末梢血供正常，感觉、运动正常。

三、辅助检查

骨盆、右肘关节 X 线检查提示右股骨转子间骨折，稍有移位；右尺桡骨近端粉碎性骨折（某某县某某医院，2016 年 10 月 10 日）。

四、初步诊断

右股骨转子间骨折

右尺桡骨近端粉碎性骨折

五、鉴别诊断及诊疗计划

1. 鉴别诊断

（1）肱骨小头骨折：受伤机制相似，肘外侧肿痛，肘关节活动受限；但压痛点在肱骨远端外侧，肘关节屈伸活动受限，前臂旋转活动尚可；X 线片可明确鉴别。

（2）肘关节后脱位：主要表现为肘后三角关系改变，患肢缩短，屈肘弹性固定，肘后鹰嘴异常后突，上方凹陷、空虚；X 线摄片可明确诊断。结合患者相关体征及辅助检查，可排除。

2. 诊疗计划

（1）护理常规：创伤骨科护理常规，Ⅰ级整体护理。

（2）检查计划：入院后行检查，如化验（血常规、血型、凝血常规、肝炎六项、术前三抗体、肝肾功能、尿便常规等）、心电图、下肢静脉彩超等，拟 48 小时内完成检查。

（3）治疗计划：给予患肢石膏外固定、三角巾悬吊制动，下肢皮肤牵引处置，并给予氟比洛芬酯止痛、七叶皂苷消肿等对症治疗；拟完善检查，排除手术禁忌证后，待局部肿胀减轻后，行手术治疗骨折。

（4）饮食康复计划：普通饮食，术后适当加强营养，促进康复，术后每 2～3 日换药一次，术后 14 日拆线。术后复查 X 线，术后 3 日左右疼痛耐受情况下适当行关节屈伸功能锻炼。

（5）出院计划：术后 14 日拆线，切口愈合良好，术后复查 X 线骨折固定效果可，办理出院，预计住院 2 周。

六、治疗过程

患者入院后积极完善相关检查（病例 37 图 1、病例 37 图 2），给予患肢石膏外固定、三角巾悬吊制动，并给予消肿、止痛等对症治疗，排除手术禁忌，于 2016 年 10 月 21 日在全麻复合神经阻滞麻醉下行桡骨头骨折桡骨小头置换术（右）＋尺骨鹰嘴骨折切开复位内固定术（右）＋股骨干骨折切开复位内固定术（右）＋尺骨冠状突骨折切开复位内固定术（右）。

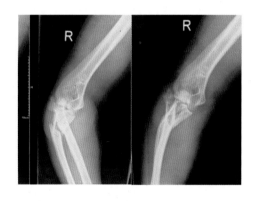
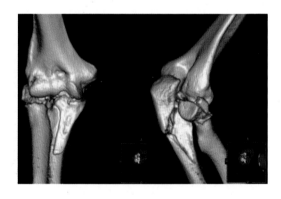

病例 37 图 1　术前肘关节正侧位 X 线　　　　病例 37 图 2　术前肘关节 CT 三维重建

手术过程：患者入手术室，医、护、麻醉师三方核对患者、手术部位及方式无误，麻醉成功后患者取仰卧位，常规消毒右上肢皮肤，铺无菌巾单，右肘部后侧切口，切开皮肤、皮下组织及深筋膜，向两侧游离皮瓣，显露尺骨鹰嘴，见尺骨鹰嘴粉碎性骨折，清理骨折端，复位，上创生尺骨近端锁定钛板固定，透视骨折位置可，于桡侧显露桡骨头，见桡骨头粉碎性骨折，取出桡骨头碎骨块，探查尺骨冠状突骨折，有小碎骨块，关节囊破裂，清理关节腔，尺骨近端钻孔，通过孔道将冠状突及关节囊缝合牵拉固定，修整桡骨颈，扩髓，安放 24 号桡骨头，透视肘关节位置可，桡骨头位置可，冲洗刀口，清点器械无误，逐层缝合。右上肢屈肘位悬吊制动。常规消毒右下肢皮肤，铺无菌巾单，再次核对患者信息无误，右大腿外侧切口，切开皮肤、皮下组织及阔筋膜，分离股外侧肌，切开股中间肌，显露骨折端，探查见右股骨转子下骨折，大斜形劈裂骨折，骨折端有移位，复位骨折端，上 1 枚螺钉固定，上创生股骨近端锁定钛板固定，稳定，透视骨折位置好，螺钉位置好。冲洗刀口，清点器械无误，放引流管 1 枚，缝合刀口。

术中诊断同术前。手术顺利，麻醉满意，术中出血约 400ml，患者病情稳定，清醒后安返病房。出室血压 120/60mmHg，脉率 90 次 / 分。

七、术后复查及最终诊断

术后 2 周伤口愈合良好给予拆除伤口缝线，复查术后 X 线示骨折对位对线可，内固定物位置良好（病例 37 图 3）。

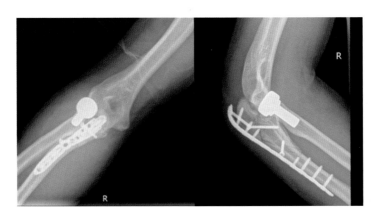

病例 37 图 3　术后肘关节正侧位片

最终诊断：

右股骨转子间、转子下骨折

右尺骨鹰嘴粉碎性骨折

右尺骨冠突骨折

右桡骨头粉碎性骨折

八、随访

患者术后随访，影像相关检查及功能锻炼如病例 37 图 4、病例 37 图 5 所示。

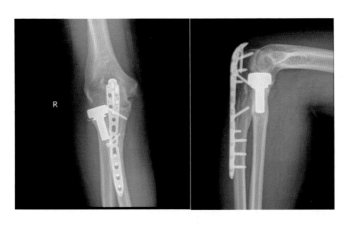

病例 37 图 4　术后 6 个月肘关节正侧位片

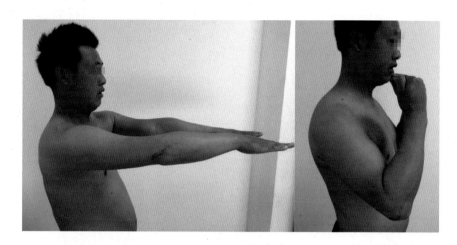

病例 37 图 5　术后 6 个月复查肘关节功能

九、心得体会及病例讨论

此患者为一例典型的复杂肘关节骨折脱位中的一种类型，即为经鹰嘴肘关节骨折脱位，此例患者的特点为：尺骨鹰嘴粉碎性骨折、肱尺关节后脱位、桡骨头粉碎性骨折，分型为经鹰嘴肘关节骨折后脱位，受伤机制考虑为肘部尺骨鹰嘴的剧烈撞击造成的，有人又称之为肘部的"Pilon骨折"，损伤以骨性损伤为主，韧带损伤较轻，手术治疗的重点是恢复肘关节的骨性结构，达到稳定的固定，以利于早期康复锻炼。

我们选择的方案是：石膏固定、彻底消肿、软组织条件允许后手术。选择肘关节后方入路，同时显露尺骨鹰嘴及桡骨头，首先解剖复位尺骨鹰嘴，锁定钢板及螺钉固定，因为桡骨头骨折粉碎，复位固定效果差，所以我们选择了桡骨头置换。

手术后我们使用了肘关节可活动支具，术后1周开始逐渐康复锻炼，患者依从性好，每2周来门诊一次，获得了良好的肘关节功能。

十、主编评述

这是一例肘关节复杂骨折脱位的病例，为尺骨鹰嘴的粉碎性骨折、桡骨头粉碎性骨折，修复的重点是骨性结构，术者注意到了这一点，对尺骨鹰嘴骨折给予了坚强的固定，桡骨头骨折同时给予了桡骨头置换，手术思路清晰，固定可靠，术中对桡骨头高度及桡骨头的直径也进行了精准的掌握，所以收到了良好的治疗效果。对于手术入路的选择，因为肘关节的门户在后方，可以兼顾尺骨鹰嘴的复位及固定，同时对桡骨近端的显露也比较充分，所以一个切口可以解决这两个问题，因此术者选择也是十分恰当的，这个切口有一个缺点是，由于显露范围广，术后容易形成皮下积液，所以术后引流需要多放置几天，一般来讲需要5~7天。本例手术中获得了坚强的固定，术后可以早期活动及康复锻炼，才可以收到良好的效果。

参考文献

[1] 颜景涛,王现海,荣绍远,等.掌侧接骨板治疗老年桡骨远端背侧移位骨折.骨科,2017,(6):487-489

[2] 王东昕,韩鑫,李志德,等.影响桡骨远端骨折有限切开复位外固定架联合克氏针固定术后功能恢复的相关因素分析.中国矫形外科杂志,2017,(2):97-101

[3] 张屹,杨拓,李辉,等.掌侧与背侧入路钢板置入固定修复桡骨远端骨折并发症的 Meta 分析.中国组织工程研究,2014,18(22):3560-3566

[4] 温峰利,陈平波.桡骨远端骨折中西医治疗进展.世界最新医学信息文摘,2019,19(97):187、192

[5] 李兴波,肖睿.不同入路方式的钢板内固定术对尺桡骨中上段双骨折患者术后骨折愈合及功能恢复的影响.临床与病理杂志,2020,(8):2130-2137

[6] 吴智林,冯高标,杨成佐.重建钢板内固定手术治疗尺桡骨双骨折患者的临床效果、并发症及预后.中外医学研究,2021,19(25):174-176

[7] 陈杰,王发圣,林培森,等.不同分型系统评估恐怖三联征中尺骨冠突骨折的特点及信度分析.中华创伤杂志,2021,37(4):311-317

[8] 杨佳瑞,何晓,乔瑞,等.指总伸肌劈开入路联合袢钢板技术治疗肘关节恐怖三联征中尺骨冠状突骨折.中国修复重建外科杂志,2021,35(4):420-425

[9] 侯永洋,薛伟美,庄志杰.Kocher 入路联合前内侧切口内固定手术治疗肘关节恐怖三联征.中国骨与关节损伤杂志,2020,35(7):763-765

第四章 骨盆髋臼骨折

病例 38 髋臼骨折（AO 分型 B2.2）

一、病历摘要

患者陈某某，男，67 岁，于 2016 年 11 月 5 日入院。

主诉：高处坠落伤后髋部疼痛 7 天。

现病史：患者于 7 天前在家中由高约 3m 坠落，左侧肢体着地，伤后感左髋疼痛、活动受限，无法站立，无法行走。无腹痛，无一过性意识不清，无恶心、呕吐，无二便失禁，无胸闷及呼吸困难。急到当地医院就诊，行平片检查提示：双髋臼、耻骨、坐骨、左髂骨骨折，于当地医院住院保守治疗，给予持续皮牵引、留置导尿，余具体诊疗经过不详。现为求进一步治疗，到我院就诊。门诊以"骨盆骨折"为诊断收入创伤骨科病房。自伤来，神志清，精神可，留置导尿通畅，大便未见明显异常，体重未见明显减轻。

既往史：平素身体健康，无乙肝病史及其密切接触者，无手术史，无外伤史，无血制品输入史，无过敏史，预防接种史不详。否认糖尿病、高血压、冠心病等慢性病史。

个人婚育史：出生地原籍，无外地久居史，无毒物接触史，生活较规律，无吸烟史，无饮酒史。23 岁结婚，育 2 子 2 女，配偶及子女体健。

家族史：父母均病逝，具体病因不详。无家族性遗传病、传染病史。

二、体格检查

T：36.6℃，P：104 次／分，R：20 次／分，BP：124/74mmHg，身高 170cm，体重 62kg，疼痛评分 2 分，营养评分 0 分，DVT 评分 9 分。一般情况良好，发育正常，营养中等，神志清楚，精神可，自主体位，查体合作。腹平软，全腹无压痛及反跳痛。肛门、直肠、外生殖器未见异常。骶尾部见皮肤坏死创面，骨盆挤压分离试验阳性，左髋肿胀，压痛，伸屈受限，左侧足背动脉搏动正常，足趾感觉、运动正常。

三、辅助检查

骨盆平片：①骨盆多发骨折；②左股骨未见明显骨折（我院，2016 年 11 月 5 日）（病例 38 图 1）。

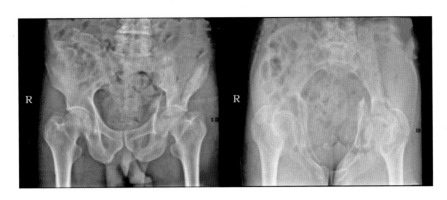

病例 38 图 1　骨盆平片

四、初步诊断

左侧髋臼骨折（AO 分型 B2.2）

压疮

五、鉴别诊断及诊疗计划

1. 鉴别诊断

（1）股骨干骨折：患者往往有明确外伤史，大腿肿胀、畸形，局部压痛，可及骨擦感，行 X 线检查可明确诊断，结合患者查体以及辅助检查，本患者与之不符，可排除。

（2）髋关节脱位：外伤史明确，通常暴力较大，外伤后髋关节弹性固定，患肢呈屈髋屈膝内收畸形，髋关节不能活动，臀部可及脱出之股骨头，X 线可显示脱位，本患者肢体自主活动，无畸形，不符合。

（3）骨盆骨折合并尿道断裂：临床可表现为盆腔部位剧烈疼痛，小便不能解出，或小便带血、血便，尿液外渗。在 CT 检查上可表现为盆腔积液征象，本患者暂不支持。

（4）腹部实质脏器破裂出血：有明确外伤史，有腹痛等腹部症状，出血量一般较多，腹腔穿刺可穿出不凝血，影像 CT 检查可有腹腔积血征象，本患者暂不支持，但不排除有迟发性内痔出血的可能。

2. 护理常规　入院后创伤骨科护理常规，Ⅰ级护理。完善检查，拟排除手术禁忌证。给予消肿、止疼、抗凝、牵引制动等治疗。卧床期间注意行肌肉收缩、踝部运动功能锻炼，预防血栓。

六、治疗过程

入院后完善辅助检查、心电图检查未见明显异常，CT 检查提示：①骨盆多发骨折、累及双侧髋臼及耻骨联合部；②左侧第 2 前肋骨折并骨痂形成（病例 38 图 2）。

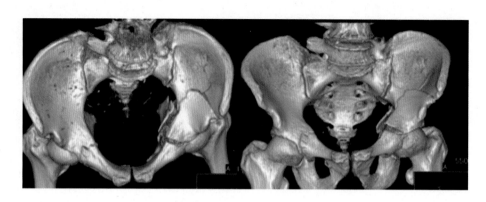

病例 38 图 2　CT 三维重建

患者骨盆骨折，移位明显，不稳定，骨折断端错位，入院后于 2016 年 11 月 14 日 8：39 在静吸复合麻醉下行左髋臼骨折切开复位内固定术。

手术过程：患者入手术室，麻醉师、手术者、巡回护士三方核对患者信息无误后，行静吸复合麻醉，成功后，取右侧漂浮体位，左侧在上，常规消毒铺无菌巾单，首先取左侧 K-L 入路，逐层切开皮肤、皮下组织、深筋膜，钝性分离臀大肌，显露大转子尖部，对外旋肌群进行标记，分离并切断外旋肌群，显露髋臼后壁、后柱，见后柱粉碎骨折，四边体骨折并移位明显，注意骨膜下分离，注意保护坐骨神经，行大转子处牵引复位，用法氏钳进行复位，成功后用克氏针临时固定，用 1 枚骨盆重建接骨板进行固定，之后复位四边体，用法氏钳钳夹复位，成功后用骨盆重建接骨板固定，用 3 枚螺钉通过接骨板拉住移位的四边体骨块，复位满意，透视满意。遂前方左侧髂腹股沟入路，逐层切开，保护股外侧皮神经，分别显露外侧窗、中间窗、内侧窗，注意保护股动静脉、股神经、精索，显露左侧髂骨，见左髂骨粉碎性骨折，局部重叠移位，给予撬拨复位并用 2 枚克氏针临时固定，之后中间窗见前柱分离移位明显，用 2 枚 Schanz 针固定后牵拉复位，成功后用 1 枚长接骨板从固定，透视见复位满意，内固定物位置良好，活动髋关节见关节活动灵活，生理盐水冲洗、止血、清点无误，修复切断外旋肌群，逐层关闭手术切口，前后各放置 1 枚负压引流球，手术顺利，麻醉满意，术中出血约 1000ml，输滤白悬浮红细胞 2U 纠正贫血，术毕至麻醉恢复室苏醒后安返病房。出室血压 110/75mmHg，心率 85 次 / 分。

七、术后复查及最终诊断

术后复查 X 线片如病例 38 图 3 所示。

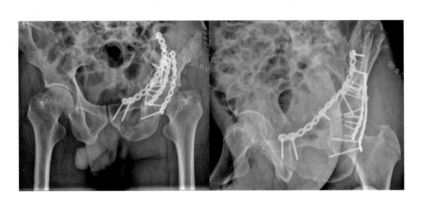

病例 38 图 3　术后复查 X 线片

最终诊断：

左侧髋臼骨折（AO 分型 B2.2）

压疮

八、随访

患者术后随访，影像相关检查如病例 38 图 4 所示。

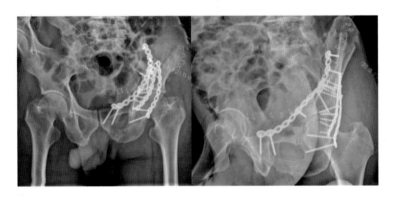

病例 38 图 4　术后拆线前复查 X 线片

九、心得体会及病例讨论

双柱骨折是髋臼骨折较难复位固定骨折，通常合并四边体骨折，因骨折部位、粉碎程度以及常合并股骨头内侧半脱位，股骨头坏死常见，是髋臼骨折治疗的难点。本例病例合并髋臼后壁、后柱骨折，增加了复位的困难程度。术中首先复位后柱、后壁，建立解剖基础，再以髂腹股沟入路显露四边体，术者使用钢板螺钉结合的方式稳定骨折端，达到真正的稳定。

十、主编评述

髋臼解剖中四边体部位解剖尤为复杂，双柱骨折是髋臼骨折治疗难点，也是髋臼骨折治疗的重点。早期学者 Letournel 和 Judet 等采用单枚螺钉和四边体钢板进行固定，但该方法穿入关节的风险较大，近年来不断延伸出其他的固定方法比如四边体钢板、弹簧钢板、钢丝环扎技术、微创 Buttress 螺钉等。但笔者认为四边体骨折治疗中钢板螺钉内固定最可靠，要点就是解剖复位、牢固固定。

病例 39　髋臼骨折
（AO 分型 A3.2 Letournel–Judet 分型前柱骨折）

一、病历摘要

患者江某某，男，33 岁，2016 年 9 月 17 日入院。

主诉：摔伤后左髋部疼痛、活动受限 35 小时。

现病史：患者 35 小时前在 ×× 市区内稻田小区一房屋内刷墙，从 2m 高处坠落，伤及左髋部，伤后即感左髋部疼痛，活动受限，无法站立、行走，无昏迷、意识障碍，无呕吐、二便失禁等，现场未行特殊处理，120 急送某市人民医院诊治，行 X 线、CT 检查，示"骨盆骨折、左侧髋臼骨折"，为求进一步诊治，乘坐面包车来我院就诊，急诊以"骨盆骨折、左髋臼骨折"收入我科。患者入院时神志清，饮食正常，留置尿管，尿液颜色正常，大便未解。

既往史：平素身体健康，否认高血压病及糖尿病史，否认乙肝病史及其密切接触者，否认手术史，否认其他重大外伤史，否认血制品输入史，否认食物及药物过敏史，预防接种史随当地。

个人婚育史：出生地原籍，否认外地久居史，否认毒物接触史，生活较规律，无吸烟史、酗酒史，否认毒物、粉尘及放射性物质接触史，否认冶游史。26 岁结婚，育有 2 子，家庭和睦，配偶及儿子体健。

家族史：父母体健，否认家族性遗传病史。

二、体格检查

T：36.8℃，P：68 次 / 分，R：17 次 / 分，BP：130/69mmHg，ISS 评分 10 分，DVT 评分 9 分。

专科检查：双上肢活动可，无压痛。骨盆挤压分离试验阳性，左侧髋局部压痛、肿胀，左髋关节屈伸活动受限。双下肢肌力、肌张力、浅感觉未见明显异常，双侧足背动脉搏动有力，趾端血运良好。

三、辅助检查

骨盆 X 线：左侧髋臼骨折，断端移位（我院，2016 年 9 月 17 日）（病例 39 图 1）。

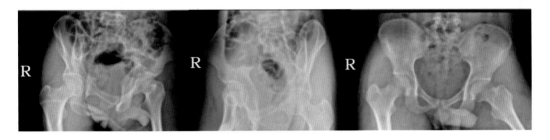

病例 39 图 1　骨盆 X 线检查

四、初步诊断

左侧髋臼骨折（AO 分型 A3.2）

五、鉴别诊断及诊疗计划

1. 鉴别诊断

（1）髋关节后脱位：因股骨头压迫引起坐骨神经损伤，表现为坐骨神经麻痹，股后部肌肉及小腿和足部所有肌肉瘫痪。与本病不符，可排除。

（2）股骨颈骨折：多见 50 岁以上老年患者，女性多见，存在骨质疏松病情，除疼痛外，患肢多有轻度屈髋屈膝及外旋畸形，骨盆正位片或髋关节 X 线可排除，该患者与之不符。

2. 诊疗计划　24 小时内完善术前检验检查，给予患肢牵引，消肿、止痛、抗凝预防下肢静脉血栓治疗，如患者生命体征稳定，肿胀不明显，5～10 天行骨折手术治疗，术后第 2 天床上康复师指导、辅助下肢体康复锻炼，同时刀口换药、复查术后 X 线，术后生命体征平稳，复查术后 X 线示骨折复位好、内固定位置满意，术后 1 周可出院，出院后 2 周来院复查。

六、治疗过程

考虑髋臼骨折诊断明确，入院 5 天，患肢消肿后行右髋臼骨折切开复位内固定术治疗。

手术过程：入手术室后医护、麻醉师三方核对患者信息无误，麻醉成功后行手术治疗。经髂腹股沟入路，逐层剥离软组织，术中见左髋臼骨折，骨折线延长至髂前上棘上方，髂嵴部位移位不明显，术中诊断为左侧髋臼骨折（AO 分型 A3.2），处理：复位骨折断端，选取 1 套骨盆接骨板固定。术中出血约 200ml，未输血，输液 1600ml，尿量 200ml。术后患者清醒安返病房。

七、术后复查及最终诊断

术后复查 X 线见病例 39 图 2。

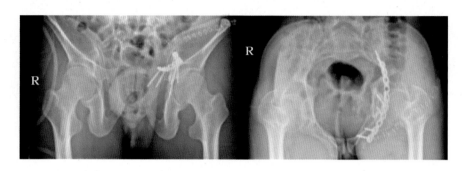

病例 39 图 2　术后 X 线复查

最终诊断：左侧髋臼骨折。

八、随访

患者术后随访，影像相关检查如病例 39 图 3 所示。

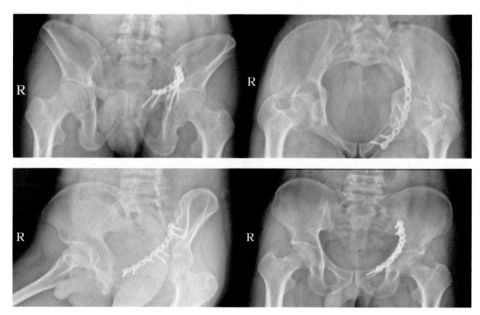

病例 39 图 3　术后 2 个月

九、心得体会及病例讨论

髋臼前柱骨折是高能量损伤，往往伤情严重，治疗具有挑战性。前柱骨折移位不大时可应用微创插入钢板技术对骨折进行复位和固定。本例病例为髂腹股沟入路，接近于微创技术植入钢板，固定骨折端。

十、主编评述

单纯髋臼前柱骨折较少见，选择合适的手术入路是获得满意的术中暴露和手术成功的基本前提。经髂腹股沟入路由 Letournel 提出，是临床治疗髋臼骨折最常用的手术入路方式，近年来，Stoppe 入路、腹直肌旁入路在髋臼骨折治疗成为特色，创伤小，暴露简单，对于前柱骨折的髂腹股沟入路尤为注意 3 个关键：股血管、股外侧皮神经、精索/子宫圆韧带，存在损伤风险，目前机器人辅助经皮空心螺钉内固定，是一种很好的思路和方法，可以达到微创、精准、安全的效果，值得部分该类骨折借鉴。同时蔡鸿敏等通过改良经皮逆行耻骨上支或髋臼前柱髓内螺钉置入技术也可提高手术安全、精准，有效减少 X 线透视次数及手术时间，临床骨科理论与技术不断进步，伤情千差万别，故而个性化设计，选择适合的方案，才能达到预期的效果。

病例 40　骨盆骨折合并髋臼骨折

一、病历摘要

患者李某某，男，66 岁。

主诉：外伤后右髋部疼痛、活动受限 1 小时余。

现病史：患者 1 小时前在 ×× 国道走路时被农用三轮车撞伤，伤及髋部、肩部等，伤后即感上述部位疼痛，活动受限，无昏迷、意识障碍，无呕吐、二便失禁等，未行特殊处理，急送来我院，急诊检视后行 X 线检查，报告显示"骨盆骨折、左侧肩胛骨骨折"，为求进一步诊治，以"多部位损伤"收入我科。患者入院时神志清，伤后未进食水，二便未解。

既往史：平素身体健康，否认高血压病及糖尿病史，否认乙肝病史及其密切接触者，否认手术史，否认其他重大外伤史，否认血制品输入史，否认食物及药物过敏史，预防接种史随当地。

个人婚育史：出生地原籍，否认外地久居史，否认毒物接触史，生活较规律，无吸烟史酗酒史，否认毒物、粉尘及放射性物质接触史，否认冶游史。23 岁结婚，育有 1 子 1 女，家庭和睦，配偶及子女体健。

家族史：父母已故，否认家族性遗传病史。

二、体格检查

T：36.5℃，P：72 次/分，R：19 次/分，BP：95/52mmHg，身高 183cm，体重 80kg，疼痛评分 2 分，营养评分 0 分，VTE 评分 10 分。一般情况好，发育正常，体型

匀称，营养中等，意识清醒，平卧位，查体合作。腹平软，无压痛及反跳痛。左肩压痛，双上肢活动被动活动范围正常，感觉、血运正常。骨盆挤压分离试验阳性，右侧髋部肿胀，髋关节关节活动受限，右小腿外侧擦挫伤、渗血，创面污染严重。双侧足背动脉搏动有力，感觉、肌力可。

三、辅助检查

右手、左肩关节、左侧胫腓骨：左侧第 3 肋骨骨折，左肩胛骨骨折。右手及右胫腓骨未见明显骨折（我院急诊报告，2017 年 9 月 18 日）。

骨盆 CT：右侧髋臼、右侧耻骨上下支、坐骨支及骶骨右侧多发骨折并周围血肿形成（我院急诊报告，2017 年 9 月 18 日）（病例 40 图 1）。

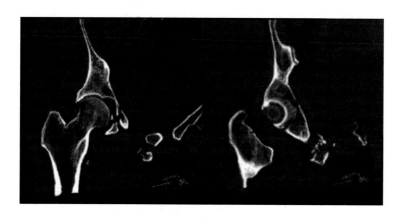

病例 40 图 1 术前 CT

四、初步诊断

骨盆骨折

右侧耻骨上下支骨折

坐骨骨折

右侧髋臼骨折

骶骨骨折

左侧肩胛骨骨折

五、鉴别诊断及诊疗计划

1. 鉴别诊断

（1）骨折合并坐骨神经损伤：表现为肢体感觉异常、肢体肌力下降，根据查体可排除。

（2）股骨粗隆间骨折：老年人常见损伤，症状及体征：患者伤后可出现髋部疼痛，不能站立或行走。下肢短缩及外旋畸形明显，有时外旋畸形可达 90°。体格检查时可见患侧大粗隆升高，局部出现肿胀及瘀斑，局部压痛明显。叩击足跟部常引起轴向叩击痛。

2. 诊疗计划　创伤骨科护理常规，Ⅰ级护理；24 小时内完善常规实验室检查、心电图及胸片等常规检查，进一步行骨盆三维 CT 重建等检查，明确伤情；给予患肢牵引，消肿、止痛、抗凝治疗，排除禁忌后 7～10 天手术；VTE 评分 10 分，采取预防措施：依诺肝素抗凝，卧床期间应用肢体气压治疗、加强双侧踝泵运动；术后生命体征平稳，复查术后 X 线示骨折复位好、内固定位置满意，术后 1 周可以出院。

六、治疗过程

入院后完善实验室检查、心电图未见明显异常。X 线示：心肺膈未见明确病变（病例 40 图 2）。骨盆三维 CT 重建示：右侧髋臼、右侧耻骨上下支、坐骨支及骶骨右侧多发骨折（病例 40 图 3）。

考虑髋臼骨折诊断明确，入院 7 天，患肢消肿后行右髋臼骨折切开复位内固定术治疗。

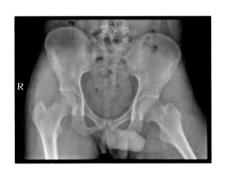

病例 40 图 2　术前 X 线检查

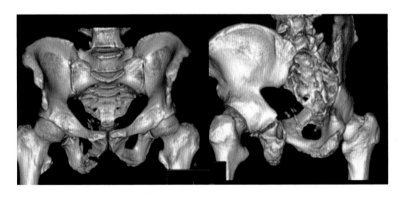

病例 40 图 3　骨盆三维 CT 重建

手术过程：入手术室后医护、麻醉师三方核对患者信息无误，麻醉成功后行手术治疗。术中见右髋臼后柱骨折，移位明显，术中诊断为右髋臼后柱骨折，处理给予后方 K-L 入路，显露骨折处，2 枚钛板固定。术中出血约 200ml，未输血，输液 2100ml，尿量 300ml。术后患者清醒安返病房。

七、术后复查及最终诊断

术后复查 X 线见病例 40 图 4。

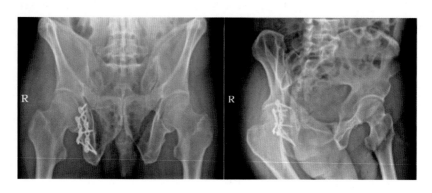

病例 40 图 4　术后 X 线复查

最终诊断：

多部位损伤

骨盆骨折

右侧耻骨上下支骨折

坐骨骨折

右侧髋臼骨折（AO 分型 A2.2）

骶骨骨折

左侧肩胛骨骨折

八、随访

患者术后 1 个月来院复查，X 线检查见病例 40 图 5。

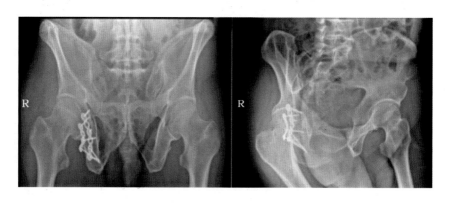

病例 40 图 5　术后 1 个月复查 X 线片

九、心得体会及病例讨论

骨盆合并髋臼后柱骨折是一种严重的损伤，往往合并盆地肌肉软组织损伤。髋臼骨折有效复位，为恢复患者的肢体功能，减少创伤性关节炎的发生，重建解剖形态与有效的固定，则是髋关节功能康复的关键要素。本例患者髋臼后柱骨折移位程度较轻，但属于低位骨折，术中显露困难，使用双钢板坚强固定。骨盆前后骨折比较稳定，未予手术治疗。

十、主编评述

髋臼后壁、后柱骨折大部分需要经后路 K-L 入路显露。目前后柱拉力螺钉固定也较多地使用到临床，其创伤小、出血少，对术中透视或手术导航设备的要求高，是髋臼骨折治疗的发展方向，对患者的功能恢复提供更好的帮助。

病例 41　骨盆骨折（Tile 分型 C3.2）

一、病历摘要

患者李某，男，44 岁，2019 年 9 月 18 日入院。

主诉：外伤后全身多处疼痛、活动受限 3 小时。

现病史：患者本人及家属诉 3 小时前在 ×× 车间房顶上跌落摔伤，伤及全身多处，受伤当时无昏迷，伤后即感头部、颌面部疼痛、流血，左眼视物不能，腰背部、骶尾部、左腕部、左髋部、左大腿、右肘部疼痛并活动受限，给予行 X 线及 CT 检查提示"左桡骨远端骨折、左股骨转子间转子下骨折、腰椎横突骨折、骨盆骨折"，未行系统治疗，患者及家属为求进一步治疗，急来我院就诊，急诊检查后以"多发外伤"收入我科。患者自受伤以来，神志清，精神差，痛苦貌，少量进水，未进饮食，未行睡眠，大小便未解，体重无变化。

既往史：平素身体体健，否认肝炎、结核等传染病史及其密切接触病史，否认高血压及糖尿病史，否认重大外伤及手术史，否认输血史，否认食物及药物过敏史，预防接种史随当地。

个人史：生长于原籍，否认外地及疫区长期居留史，否认毒物接触史。生活较规律，否认吸烟史，偶尔少量饮酒，否认其他不良嗜好。

婚育史：25 岁结婚，育有 2 子，家庭和谐，配偶及儿子均体健。

家族史：父母体健，否认家族性遗传病、传染病史，否认类似病史。

二、体格检查

T：36.3℃，P：115 次 / 分，R：21 次 / 分，BP：115/65mmHg，DVT 评分 16 分，ISS 评分 19 分。

专科检查：骨盆挤压试验阳性，髋关节活动受限，左腕部压痛明显，肿胀，畸形，活动受限，桡动脉搏动可扪及，指端感觉、活动可；右肘部可见环状大片皮肤擦挫伤，少量渗血，活动稍受限，桡动脉搏动可扪及，指端感觉、活动可；左髋部及左大腿近端局部压痛明显，活动受限，右足内侧可见皮肤挫伤，散在瘀血斑，双侧足背动脉搏动可扪及，趾端感觉、活动可。

三、辅助检查

颅脑、颌面部、胸部、上腹部、下腹部、尺桡骨、股骨、骨盆 CT 平扫并股骨、尺桡骨三维重建：①右额叶软化灶可能，请结合 MRI 检查；②右颞、枕叶脑挫裂伤，蛛网膜下隙出血；③左额、顶、颞部、颌面部、左眼睑软组织肿胀，内见点状致密影，异物可能；④左侧颧弓、额骨、筛骨、蝶骨及右侧颞骨累及颅底、乳突、眼眶并鼻旁窦积血；⑤左侧额窦、双侧筛窦、蝶窦、右侧乳突积血 / 积液；⑥鼻炎、鼻中隔左偏，鼻咽部黏膜增厚，请结合临床；⑦两肺挫裂伤可考虑；⑧两肺多发炎性小结节；⑨右侧 11 肋形态欠自然，骨折待排；⑩左侧寰枢关节间隙稍增宽，请结合临床；⑪腰$_{1\sim5}$椎体左侧横突、腰 5 椎体双侧椎弓根、骶骨左侧侧块、尾骨左侧、双侧耻骨上、下支骨折部分粉碎性骨折；⑫尾骨脱位；⑬腹盆腔及腹膜后软组织损伤并局部血肿，建议 CT 增强扫描除外左肾损伤；⑭膀胱内密度稍增高，请结合临床；⑮左尺骨远段粉碎性骨折累及桡腕关节面，左尺骨茎突及三角骨骨折；⑯左肘关节退变；⑰左股骨上段粉碎性骨折，骨折线累及转子间注意复查，除外隐匿性骨折（我院，2019 年 9 月 18 日）。

四、初步诊断

骨盆骨折（Tile 分型 C3.2）

骶骨骨折（Denis Ⅱ型）

左桡骨远端骨折

左股骨转子间、转子下骨折

颅脑损伤

肺挫裂伤

腰椎横突骨折

五、鉴别诊断及诊疗计划

1. 鉴别诊断

（1）股骨颈或股骨粗隆间骨折：多见于老年人；患肢常有短缩外旋畸形，大粗隆上移；X线片可鉴别。

（2）尾骨骨折：往往连带骶骨末端一起有骨折，通常于滑跌坐地时发生，一般移位不明显，明显移位的骨片可致直肠损伤，应注意有无血便、粪中带血，肛门指诊可排除。

（3）血管、神经损伤：常伴发低血压、心率快，甚至出现低容量性休克，同时肢体感觉、运动障碍，据查体可鉴别。

2. 诊疗计划　24小时内完善术前检验检查，给予患肢牵引，消肿、止痛、抗凝预防下肢静脉血栓治疗，如患者生命体征稳定，48小时内行骨盆、左转子间骨折手术治疗，术后第3天床上康复师指导、辅助下肢体康复锻炼，同时刀口换药、复查术后X线，术后生命体征平稳，复查术后X线示骨折复位好、内固定位置满意，术后1周可出院，出院后2周来院复查。

六、治疗过程

患者入院后完善术前检查（病例41图1），排除手术禁忌后行左股骨骨折、骨盆骨折手术治疗。

手术过程：手术者、麻醉大夫、巡回护士三方共同确认手术部位无误后，麻醉成功。仰卧于骨科牵引床上，牵引复位成功，消毒铺无菌巾，首先左大腿近段有限切开，钳夹复位股骨干近段骨折，之后开口器开口，金手指指引下通过骨折断端，将导针置入，确认成功后，依次扩遂，置入10mm×360mm髓内钉，调整高度、前倾角，之后顺利打入头钉，再锁入远端锁钉，最后断端置入硫酸钙人工骨促进骨折愈合。透视证实骨折复位满意，彻底冲洗，清点器械敷料无误，依次关闭各层。

将患者改为仰卧位，腹部消毒铺无菌巾，纵向Stoppa入路进入，保护膀胱和双侧髂血管、神经，暴露双侧耻骨上支，之后左侧打入6孔重建钛板，右侧打入8孔重建钛板，透视见骨折复位满意，彻底冲洗，清点器械敷料无误，留置负压引流管一根，依次关闭各层。

最后左上肢外展，消毒铺无菌巾，上止血带，左前臂前侧桡侧远端切开，依次进入，保护桡动静脉、桡神经感觉支，正中神经，暴露桡骨远端，探查见：左桡骨远端粉碎性骨折，关节面粉碎、塌陷，首先复位塌陷干部骨折，1枚支撑板固定，再复位桡骨远端骨折，1枚桡骨远端解剖锁定钛板固定，透视见骨折复位满意，彻底冲洗，清点器械敷料无误，依次关闭各层。

再将患者置于俯卧位，消毒铺无菌巾，切开双侧髂后下嵴，复位钳复位骶髂关节，之后打入2枚钢板固定双侧骶髂关节，透视见骨折复位满意。

手术顺利，麻醉效果好，术中出血约800ml，输液2700ml，术后血压120/80mmHg，心率90次/分，术后诊断同术前，术后患者安返ICU-2区病房。

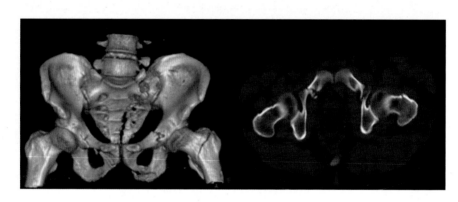

病例41图1　术前影像资料

七、术后复查及最终诊断

术后复查X线检查见病例41图2。

最终诊断：多发外伤：骨盆骨折（Tile分型C3.2）、左桡骨远端骨折、左股骨转子间、转子下骨折等。

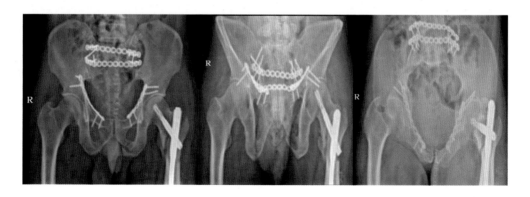

病例41图2　术后X线检查

八、随访

患者术后随访，影像相关检查如病例41图3所示。

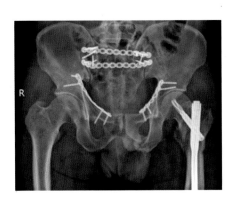

病例 41 图 3　术后 1 个月

九、心得体会及病例讨论

骨盆后环骨折可严重危及患者生命。本例患者骶骨骨折，导致骨盆后环垂直不稳定，另外双侧耻骨上支也合并骨折，骨盆环不稳定。患者股骨近端骨折，手术顺序比较重要。术中采用不同体位，分别固定前环、后环，后环使用经皮微创钢板固定技术，获得稳定的骨盆环。通过本例病例体会：①正确理解骨折分型，确定治疗方式；②早期手术，若无法早期手术，则使用骨牵引；③术中复位力求解剖复位，重视垂直、旋转移位的纠正；④正确使用合适的内固定物进行有效固定；⑤建立微创与开放相结合的治疗理念。

十、主编评述

骨盆骨折约占全身骨折损伤的 3%，多由车祸、高处坠落等高能量损伤所造成，常合并有创伤失血性休克和其他脏器严重损伤，病死率高达 10%～16%，骨盆后环的稳定性极为重要，对骨盆容量保持，避免早期出血、控制休克等较为重要。所以在临床治疗过程中产生了多种治疗方法，至今仍有学者在更新更好的内固定方法，比如骶骨棒固定技术、经皮骶髂螺钉固定技术、微创椎弓根螺钉技术、髂骼固定技术、腰骶固定技术、经皮微创钢板技术、可调式微创骨盆后环接骨板技术等。以上技术各有优缺点，在治疗过程中需要重视正确理解骨折分型、熟练掌握复位技术、合理选择固定材料，才能获得好的治疗效果。

病例 42　髋臼后柱后壁 – 骨盆后环骨折 B2

一、病历摘要

患者李某某，男，36 岁，于 2018 年 11 月 25 日入院。

主诉：外伤后全身多处疼痛、流血3小时。

现病史：患者3小时前在××工地上摔下，致盆部、左下肢等全身多处疼痛、活动受限，无昏迷、意识障碍等，就诊于我院急诊，行CT检查回示骨盆骨折、左股骨转子间骨折、左髋臼骨折，患者失血多，血压低，处于失血性休克状态，收入我科并直接入重症监护室生命支持治疗。患者自患病以来未饮食，小便给予导尿，未解大便。

既往史：平素身体健康，无乙肝病史及其密切接触者，无手术史，无外伤史，无血制品输入史，无药物过敏史，无食物过敏史，预防接种史随当地。

个人史：出生地原籍，有外地久居史，无毒物接触史，生活较规律，无吸烟史，少量间断饮酒，无毒物、粉尘及放射性物质接触史，无冶游史。

婚育史：26岁结婚，家庭和睦，配偶体健，育有1子，女儿体健。

家族史：无家族性遗传病、传染病史，无有类似病史。

二、体格检查

T：36.6℃，P：124次/分，R：28次/分，BP：100/63mmHg，身高170cm，体重69kg，疼痛评分3分，营养评分2分，VTE评分12分。一般情况差，发育正常，体型匀称，营养良好，意识清醒，自由体位，查体合作。颈部无抵抗感，经托外固定，气管居中，甲状腺无肿大，颈静脉无充盈、怒张。腹部平坦，腹壁柔软，无压痛，无反跳痛。脊柱无畸形，各椎体未及明显叩压痛，活动自如。骨盆分离试验阳性，左髋部局部肿胀、压痛，活动受限，左足感觉、活动正常，左足背动脉可触及。

三、辅助检查

骨盆X线检查见病例42图1。

颅脑、颌面部、颈椎、胸部、腹部、骨盆CT：①右侧耻骨上、下支、双侧坐骨、左侧髂骨、骶椎及左侧块、左侧股骨近端骨折，骨折累及左侧髋臼伴骶椎前方血肿可能；②L$_{3\sim5}$左侧横突骨折；③双侧鼻骨、上颌骨额突、鼻中隔、上颌骨体骨折；④右侧气胸压缩肺组织约70%；⑤颅脑CT平扫未见明显异常；⑥双侧筛窦、蝶窦及上颌窦炎；⑦左侧额部、颌面部正中、鼻部损伤、肿胀、部分软组织缺如伴积气；⑧C$_{4/5}$、C$_{5/6}$椎间盘轻度后突出；⑨右肺散在高密度影，肺挫伤可能；⑩右侧胸膜增厚；⑪双侧部分肋骨及胸骨骨质欠规整（我院，2018年11月25日）（病例42图2）。

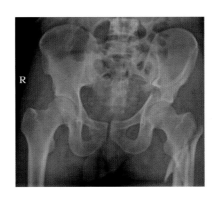

病例 42 图 1　骨盆 X 线检查

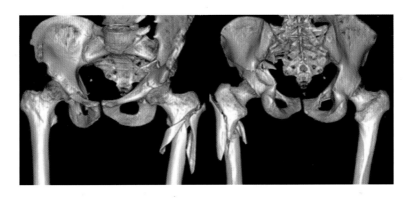

病例 42 图 2　骨盆 CT

四、初步诊断

创伤性失血性休克

骨盆骨折（Tile 分型 B2）

骶骨骨折

髋臼骨折（AO 分型 B2.2）

左股骨转子下骨折

腰椎横突骨折肺部外伤并肺挫伤

右侧闭合性气胸

颌面部、鼻部外伤

五、鉴别诊断及诊疗计划

1. 鉴别诊断

（1）骨盆骨折 C2：此型的特点为骨盆双侧部稳定，多为侧方挤压性伤，受力侧髂骨后部骨折及耻骨支骨折，骶髂关节脱位，一侧旋转不稳定，一侧旋转和垂直不稳，通过患者相关影像学检查与体格检查，本病与之不符，可排除。

（2）骨盆骨折C3：此型为双侧伤，临床上表现为骨盆环破裂，合并髋臼骨折称为C3型骨折，为双侧B型损伤。通过患者的影像学检查与损伤机制，本病与之不符，可排除。

2. 诊疗计划　患者入院后给予患肢骨牵引，给予镇痛、消肿、抗凝等对症治疗，完善术前检查，排除手术禁忌，检查患肢无深静脉血栓及动态观察D-二聚体变化，择期行手术治疗。

六、治疗过程

患者入手术室后手术者、麻醉医师、巡回护士核对患者信息无误，麻醉后行手术治疗，常规消毒、铺单。

取左大腿中上段外侧刀口，逐层切开、分离，暴露骨折断端，术中见：左侧股骨转子间、转子下骨折，断端移位，可见多枚粉碎性、游离骨折块，复位骨折断端，持骨器复位固定，取左髋外侧刀口，确定髓内钉入针点，开口，置入导针，测深，置入11mm×340mm髓内钉主钉（史赛克、钛），安置髓内钉主钉、锁钉及尾帽，X线机透视：骨折复位，内固定物位置佳，冲洗刀口，止血，断端放置硫酸钙骨植骨，逐层缝合；再行骨盆骨折、左侧髋臼骨折切开复位内固定术，取K-L入路，逐层切开皮肤、皮下组织、深筋膜，钝性分离臀大肌，显露大转子尖部，分离并切断外旋肌群，显露髋臼后壁，见髋臼后壁骨折、髋臼后柱骨折、臼顶四方体骨折，断端移位、髂骨骨折，可见2枚较大粉碎性骨折块，断端移位，复位后壁、后柱骨折块，复位游离骨折块及髂骨骨折断端，选用2套接骨板（威曼、钛）固定，触诊四方体前方骨折块复位，前柱稳定，X线机透视：骨盆、左侧髋臼骨折复位、内固定物位置佳，冲洗刀口，止血，逐层缝合，放置负压引流管1枚，无菌敷料包扎。

改患者俯卧位，常规消毒、铺单，取左侧骶骨后方刀口，逐层切开分离，暴露左侧骶骨骨折断端，复位骨折断端，选取1套接骨板（威曼、钛）固定，取左侧臀部外侧刀口，逐层置入克氏针，确定骶骨骶1椎体入针点，顺利置入1枚骶髂螺钉（史赛克、钛）固定，X线机透视：骨折复位，内固定物位置佳，确定左侧跟骨骨牵引入针点，顺利植入1枚4mm骨针，无菌敷料包扎，手术顺利，麻醉满意，术中出血约1000ml，输A型、RH（D）＋去白细胞悬浮红细胞8U，血浆800ml，输血顺利，患者无不适，输液8000ml，尿量4000ml。术后患者返回监护室。

七、术后复查及最终诊断

术后X线检查见病例42图3。

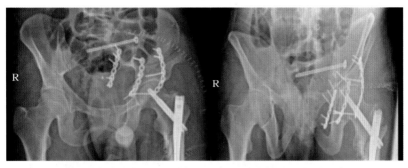

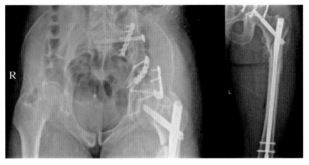

病例 42 图 3　术后 X 线检查

最终诊断：

创伤性失血性休克

骨盆骨折右侧耻骨上下支骨折

双侧坐骨骨折

髋臼骨折

骶骨骨折

左股骨转子下骨折

八、随访

患者术后随访，影像相关检查如病例 42 图 4、病例 42 图 5 所示。

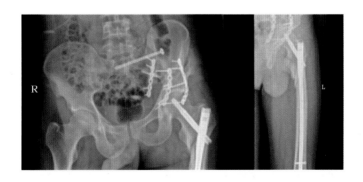

病例 42 图 4　术后 1 个月

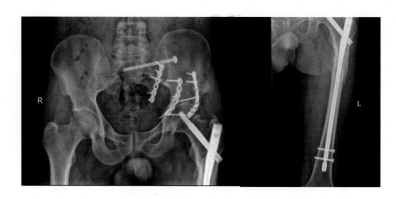

病例 42 图 5　术后 10 个月

九、心得体会及病例讨论

本病例为多发外伤患者，治疗过程中关键点是处理骨盆旋转移位，髋臼后壁后柱骨折、骨盆后环骨折。髋臼后柱（壁）骨折是一种严重的损伤。为恢复患者的肢体功能，减少创伤性关节炎的发生，如何重建解剖形态与有效的固定，则是髋关节功能康复的关键要素，本例患者髋臼后柱骨折移位程度明显，术中使用双钢板坚强固定。另外因患者多部位骨折，使用骶髂螺钉固定能在有效稳定骨盆后环的前提下减少手术创伤、减少出血。骶骨骨折处理需避免皮肤坏死及感染。

十、主编评述

骨盆后环骨折损伤治疗，主要恢复大体解剖，恢复步态行走，髋臼后壁、后柱骨折大部分需要经后路 K-L 入路显露，术中需要仔细解剖暴露、保护坐骨神经。

骨盆后环有较多固定方式，比如骶骨棒固定技术、经皮骶髂螺钉固定技术、微创椎弓根螺钉技术、髂髂固定技术、腰骶固定技术、经皮微创钢板技术、可调式微创骨盆后环接骨板技术等。以上技术各有优缺点，在治疗过程中需要重视正确理解骨折分型、熟练掌握复位技术、合理选择固定材料，才能获得好的治疗效果。

病例 43　髋臼（AO 分型 A3.2 Letournel–Judet 分型前柱骨折）

一、病历摘要

患者李某，男，28 岁。

主诉：外伤后右髋部疼痛、活动受限 3 小时。

现病史：患者 3 小时前在家中在梯子上摔下，即感右髋部疼痛、活动受限，当时无昏迷、意识障碍等，伤后就诊于我院急诊，行 X 线及 CT 检查提示右髋臼骨折，急诊检查后以"右髋臼骨折"收入我科。患者自受伤以来精神可，未进食水，大小便未解。

既往史：既往"白癜风"病史 16 年，否认肝炎、结核等传染病史，否认高血压及糖尿病史，否认食物及药物过敏史，否认其他重大外伤及手术史，否认输血史，预防接种史随当地。

个人史：生长于原籍，否认外地及疫区长期居留史，否认毒物接触史。生活较规律，无吸烟、酗酒史，无冶游史，否认其他不良嗜好。

婚育史：25 岁结婚，育有 1 女，配偶及女儿体健。

家族史：父母健在，无家族性遗传病、传染病史，无类似病史。

二、体格检查

T：37.5℃，P：81 次 / 分，R：20 次 / 分，BP：134/68mmHg，ISS 评分 9 分，DVT 评分 7 分。

专科检查：双手、双足可见散在皮肤白斑，骨盆挤压分离试验（+），腰骶部压痛，盆部及右髋部稍肿胀，皮肤完整，压痛明显，右髋关节活动受限，右足感觉、活动较健侧未见明显异常，足背动脉搏动可扪及，肢端血运良好。

三、辅助检查

2018 年 1 月 5 日骨盆相关影像学检查见病例 43 图 1。

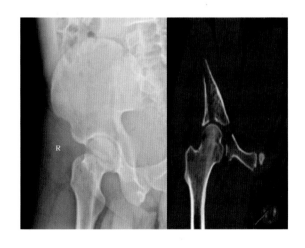

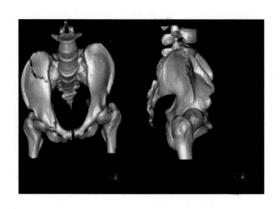

病例 43 图 1　骨盆影像学检查

四、初步诊断

右髋臼骨折（AO 分型 A3.2）

腹部闭合性损伤

五、鉴别诊断及诊疗计划

1. 鉴别诊断

（1）髋臼骨折 B 型：此型为两柱同时骨折，穹顶仍连与正常髂骨，可分为 B1.1 型、B1.2 型、B2 型与 B3 型，通过患者的影像学检查，B 型及其亚型与本病不符，可排除。

（2）骶骨骨折：往往符合骨盆骨折的一部分，按骶骨可分为 3 个区：Ⅰ区：在骶骨翼部，Ⅱ区：在骶孔处，Ⅲ区：为正中骶管区，Ⅱ区和Ⅲ区损伤可分别引起骶神经根与马尾神经终端损伤，该患者无此症状，可排除。

2. 诊疗计划　入院 24 小时完善相关检验检查，给予消肿、止痛等对症治疗。给予右胫骨结节骨牵引，待肿胀消退，患者病情稳定后，排除禁忌行髂骨、髋臼前柱骨折内固定治疗，待手术期间积极抗凝预防下肢静脉血栓形成，术后早期床上患肢功能锻炼，术后 3 日内复查 X 线查看骨折对位对线良好，术后 7 日左右切口换药无感染迹象、生命体征稳定可办理出院，预计住院 1 个月。

六、治疗过程

排除禁忌后，在静吸复合麻醉下行骨盆、右髋臼骨折切开复位内固定术，患者入手术室后手术者、麻醉医师、巡回护士核对患者信息无误，麻醉后行手术治疗。术中见右髂骨骨折，右侧耻骨支骨折，骨折移位明显，累及右侧髋臼，术中诊断为骨盆骨折、右髋臼骨折，处理：取右侧髂腹股沟入路进入，显露骨折断端，依次复位并接骨板螺钉固定骨盆髋臼骨折，测试骨折断端，透视见骨折复位满意，内固定位置好，冲洗，探查术野无活动性出血，清点器械敷料无误，留置负压引流管 1 枚，仔细修复腹股沟韧带，依次缝合各层，敷料加压包扎。术中无标本。术中出血约 1000ml，患者术中出血较多，给予输"B型，RH（D）阳性"滤白悬浮红细胞 4U（15：00 ～ 15：32），同型病毒灭活血浆 400ml（14：29 ～ 15：00），输血过程顺利，无不良反应，输液 2600ml，尿量约 500ml。术后患者返回病房。注意事项：注意生命体征及切口引流情况。术后诊疗计划：术后予抗感染、消肿、止痛、补液、抗凝对症治疗，明晨复查血常规、电解质，了解病情指导下一步治疗，切口隔日换药并拔除引流管；术后 2 周左右，患者无发热，切口无感染，可以出院。

七、术后复查及最终诊断

术后 X 线检查见病例 43 图 2。

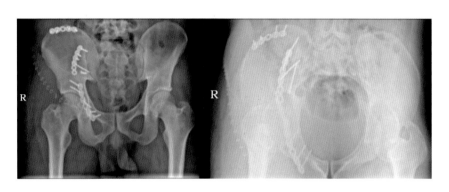

病例 43 图 2　术后复查 X 线

最终诊断：

右髋臼骨折（AO 分型 A3.2）

腹部闭合性损伤

白癜风

八、随访

术后随访，影像相关检查如病例 43 图 3 所示。

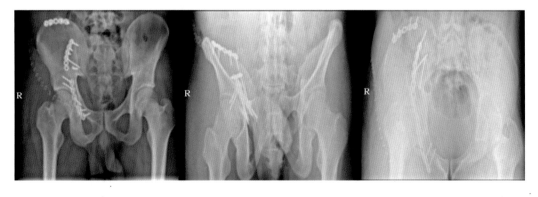

病例 43 图 3　术后 1 个月

九、心得体会及病例讨论

此病例为骨盆骨折合并髋臼前柱骨折，高能量损伤，伤情严重。骨盆环的稳定性极其重要，且前柱骨折为同侧，术中采用单一同侧髂腹股沟入路，分别固定骨盆骨折稳定骨盆环，解剖复位髋臼前柱，使用钢板技术稳定骨折端。

十、主编评述

累及到骨盆前环的骨折，有多种手术方式固定，如髂腹股沟入路切开复位固定、微创钢板内固定、经皮微创桥接钢板内固定、空心钉闭合复位内固定等，该病例合并髋臼前柱骨折，而髋臼前柱骨折选择合适的手术入路是获得满意的术中暴露和手术成功的基本前提。综合分析采用同侧髂腹股沟入路复位固定。术中也需要钢板的预弯技术，利用钢板的弹性压迫骨块，达到复位骨折的目的。骨盆解剖结构复杂，固定难度大，置钉失误会导致严重并发症，王剑等研究提出运用 CT 扫描数据对髋臼前柱骨折重建钢板内固定进行术前设计，对髋臼前柱骨折数字化三维术前设计对于减少手术时间、减少失血、提高内固定效果具有较好的作用，可为髋臼前柱骨折的临床诊治提供参考数据。最为常见的软件为比利时 Materialise 公司设计的 Mimics 系列软件，现已由 1.0 版本升级到 16.0 版本，该软件通用性强，一般现阶段市面上使用的影像学设备都能与其对接，且图像自动识别分析能力强，省去了人工边界分割的繁琐劳动，其输出格式较多包括 STL、IGES 等十余种格式，其导出文件基本涵盖了现阶段常用的逆向工程软件和 3D-printer；同时熟练的解剖、巧妙的复位、适合的内固定是手术成功的必要条件。

病例 44　骨盆合并髋臼骨折

一、病历摘要

患者田某某，女，45 岁，于 2016 年 10 月 1 日入院。

主诉：摔伤后右髋部疼痛伴活动受限 6 小时。

现病史：患者于 6 小时前在 ×× 村家中干农活时由高约 3m 处的平房摔落，右侧肢体着地，伤后感右髋部疼痛，右髋部活动受限，无法站立，无法行走。无腹痛，无一过性意识不清，无恶心、呕吐，无二便失禁，无胸闷及呼吸困难。拨打邹城市"120"急救车，到 ×× 医院就诊，行影像学检查提示：右髋臼骨折、右耻骨上支骨折，未行特殊治疗。为求进一步治疗急来我院就诊。急诊门诊以"右髋臼骨折"为诊断收入我科。自伤来，未进食水，未排二便。

既往史：平素身体健康，无乙肝病史及其密切接触者，无手术史，无外伤史，无血制品输入史，无过敏史，预防接种史不详。13 年前因外伤致"骨盆骨折"，具体诊疗过程不详。否认糖尿病、高血压、冠心病等慢性病史。

个人婚育史：出生地原籍，无外地久居史，无毒物接触史，生活较规律，无吸烟史，无饮酒史。已绝经，31 岁结婚，家庭和睦，配偶体健，儿子体健。

家族史：父母均健在，无家族性遗传病、传染病史。

二、体格检查

T：36.5℃，P：80 次 / 分，R：18 次 / 分，BP：137/84mmHg，身高 158cm，体重 65kg，疼痛评分 2 分，营养评分 0 分，DVT 评分 9 分。一般情况良好，发育正常，营养中等，神志清楚，精神可，被动体位，查体合作。腹平软，全腹无压痛及反跳痛。脊柱无畸形，双下肢无水肿。骨盆挤压分离试验阳性，右髋肿胀、压痛、伸屈受限，双侧足背动脉搏动可，双下肢感觉正常。

三、辅助检查

颅脑、骨盆 CT（外院，2016 年 10 月 1 日）：①颅脑 CT 未见明显外伤性改变；②右侧髋臼骨折、耻骨上支骨折（病例 44 图 1）。

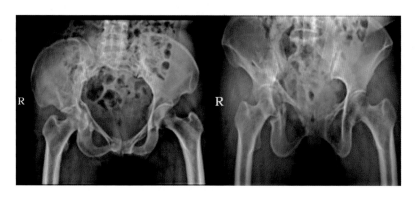

病例 44 图 1　右侧髋臼骨折、耻骨上支骨折

四、初步诊断

右侧髋臼骨折（AO 分型 B2.3）

骨盆骨折

右耻骨上支骨折

五、鉴别诊断及诊疗计划

1. 鉴别诊断

（1）髋臼骨折 B3：此型表现为为前壁或前柱加后半横行骨折，通过 X 线检查或者

CT 三维重建，可明确诊断，该患者影像学表现并无此特点，因此，可排除。

（2）髋关节脱位：患者出现下肢短缩畸形，髋关节活动受限，后脱位时有时合并坐骨神经损伤症状，出现下肢感觉减退、足趾背伸屈曲活动受限等情况，行骨盆 X 线片可鉴别。

2. 诊疗计划　患者入院后给予患肢骨牵引，给予镇痛、消肿、抗凝等对症治疗，完善术前检查，排除手术禁忌，检查患肢无深静脉血栓及动态观察 D- 二聚体变化，择期行手术治疗。

六、治疗过程

入院后完善相关检验检查，排除手术禁忌，术前发现右下肢肌腱静脉血栓形成，抗凝治疗，稳定及植入下腔静脉滤网，入院后 6 天在静吸复合麻醉下行右侧髋臼骨折、骨盆骨折切开复位内固定术。

手术过程：患者入手术室后手术者、麻醉医师、巡回护士核对患者信息无误，顺利实施全身麻醉，消毒后，拔除右尺股骨髁上骨牵引，取漂浮体位，常规消毒、铺单，取右侧髂腹股沟入路，逐层切开，保护股外侧皮神经，显露外侧窗，显露右侧髂骨，见右髂骨粉碎性骨折，可见多枚约 4cm×2cm×2cm 大小不等碎骨折块，移位明显，探查见右侧髋臼骨折，骨折线累及髋臼臼顶四方体，四方体骨折块为游离骨折块，骨折粉碎，局部重叠移位，股骨头向盆腔内移位，髂骨骨折线后方累及骶髂关节处，向后累及髋臼后柱，分别显露中间窗及内侧窗，见右侧耻骨支骨折，实施右下肢牵引，牵引状态下给予撬拨复位各髂骨各骨折断端，复位钳钳夹复位及克氏针临时复位固定，牵引状态下撬拨复位髋臼后柱骨折断端，复位克氏针临时固定后透视：右侧髂骨、右侧髋臼前后柱基本复位，髋臼及髂骨骨折断端位置选用 2 套接骨板固定＋1 枚空心钉＋2 枚螺钉固定，X 线机透视骨折复位良好，内固定物位置良好，活动髋关节见关节活动灵活，生理盐水冲洗，术中诊断为骨盆骨折合并右髋臼骨折，止血，逐层缝合，刀口各放置负压引流管 1 枚，无菌敷料包扎。手术顺利，麻醉满意，术中出血约 1000ml，输入 AB 型，RH（D）＋滤白悬浮红细胞 4U，输血顺利，患者无不适，输液 3200ml，尿量 500ml。术后患者返回病房。出室血压 110/60mmHg，心率 70 次 / 分。

七、术后复查及最终诊断

术后 X 线复查见病例 44 图 2。

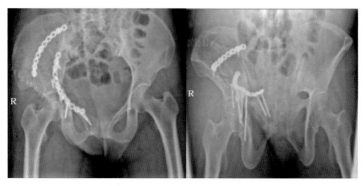

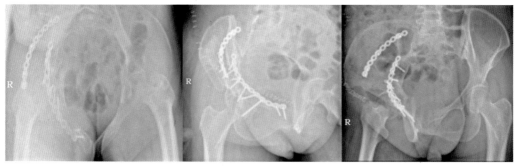

病例 44 图 2　术后第 2 天

最终诊断：

右侧髋臼骨折（AO 分型 B2.3）

骨盆骨折

右侧耻骨上支骨折

右髂骨骨折

右侧坐骨骨折

八、随访

患者术后随访，影像相关检查如病例 44 图 3、病例 44 图 4 所示。

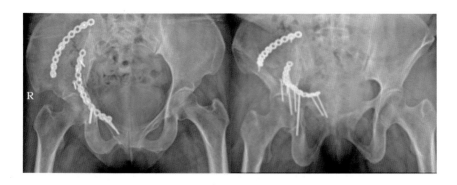

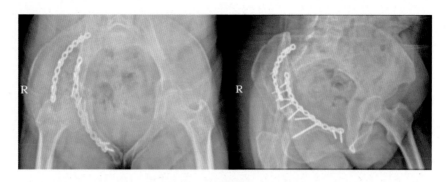

病例 44 图 3　术后 2 个月

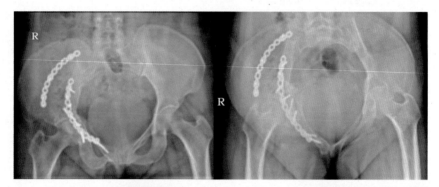

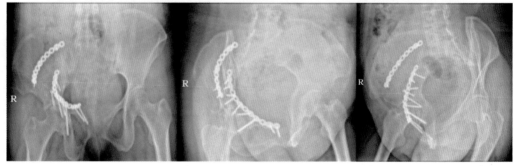

病例 44 图 4　术后 7 个月

九、心得体会及病例讨论

　　患者诊断"右侧髋臼骨折、骨盆骨折"明确，属于髋臼 C1.2- 双柱骨折、骨盆 Tile C1 型，骨折移位，手术入路可考虑前方髂腹股沟入路，髋臼骨折累及四边体，同时前环不稳定，要求尽可能解剖复位，手术关键在于骨折部位的显露，对于该类骨折，单纯髂腹股沟入路多数可满足手术需要，必要时可联合 K-L 入路保证骨折充分显露，以便于骨折得到良好复位固定；手术复位时强调一步一步进行，首先对那些容易复位且复位后对其他骨块影响不大的骨折块进行复位和固定，使复杂骨折逐渐简单化，但开始的骨折块必须保证绝对解剖复位，避免影响后续其他骨折块的复位及固定，复位时如果不能进行最终固定，可予克氏针或复位钳临时固定，待所有骨折均有效复位后再行最终固定。

十、主编评述

该型髋臼合并骨盆前环骨折，骨折涉及髋臼双柱，前路（前腹股沟入路）可一并解决此类型，因涉及"死亡冠"（髂外动脉或腹壁下动脉与闭孔动脉之间的粗大交通吻合支），术者必须熟悉临近解剖关系，术前充分准备，术中谨慎操作，紧贴骨质逐步深入，术后积极对症治疗，严格随访。

病例 45　骨盆耻骨联合分离 B1

一、病历摘要

患者李某某，女，21 岁，于 2016 年 7 月 28 日入院。

主诉：摔伤致骨盆、左大腿疼痛、活动受限 1.5 天。

现病史：患者本人及母亲诉 1.5 天前在 ×× 路上坐在摩托车后座上撞到路灯柱子上，摔伤骨盆、左大腿等部位，致疼痛、活动受限；受伤当时无昏迷，无胸闷、呼吸困难，无大小便失禁，伤后急去 ×× 医院就诊，行 X 线片检查提示"骨盆骨折、左股骨远段骨折"，遂住院治疗，给予输血、补液等（具体不详）；今患者为求进一步诊治，而来我院，急诊行 CT 检查提示"双侧髋臼、坐骨支、左侧腓骨上段、右髌骨下缘、右胫骨平台外侧髁骨折，左股骨下段粉碎性骨折，耻骨联合分离"；检查后遂以"多发外伤"收入院；病程中，患者神志清，精神可，未进饮食，留置导尿，大便未解。

既往史：平素身体体健，否认肝炎、结核等传染病史及其密切接触病史，否认高血压及糖尿病史，否认重大外伤及手术史，否认输血史，否认食物及药物过敏史，预防接种史随当地。

个人史：生长于原籍，否认外地及疫区长期居留史，否认毒物接触史。生活较规律，无吸烟、酗酒史，否认其他不良嗜好。

月经史：15 岁初潮，周期 28 ～ 30 天，经期 5 ～ 6 天；月经不规律、经量中等、无痛经。末次月经时间不详。

婚育史：未婚、未育。

家族史：父亲因车祸去世，母亲健在，否认家族性遗传病、传染病史。

二、体格检查

T：37.0℃，P：116次／分，R：20次／分，BP：121/73mmHg，身高163cm，体重50kg，疼痛评分2分，营养评分1分，DVT评分7分。一般情况良好，发育正常，体型匀称，营养良好，意识清醒，平卧体位，查体合作。腹部平坦，腹壁柔软，无压痛，无反跳痛。骨盆挤压分离试验阳性，留置导尿，尿袋内可见淡黄色尿液引流出。左大腿远端肿胀明显，压痛并活动受限，可及骨擦感。左胫骨结节牵引在位，钉道口无明显渗出。左足趾感觉、血运、运动正常。

三、辅助检查

骨盆、股骨、胫腓骨CT：双侧髋臼、坐骨支、左侧腓骨上段、右髌骨下缘、右胫骨平台外侧髁骨折，左股骨下段粉碎性骨折，耻骨联合分离（我院急诊CT报告，2016年7月28日）（病例45图1）。

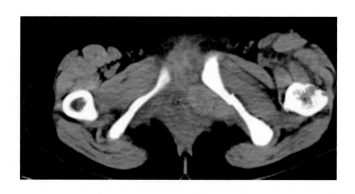

病例45图1　急诊CT检查

四、初步诊断

多发外伤

骨盆骨折

耻骨联合分离

双侧髋臼骨折

左侧股骨干骨折

右髌骨骨折

右胫骨平台骨折

左腓骨骨折

五、鉴别诊断及诊疗计划

1. 鉴别诊断

（1）骨盆骨折A型：没有累及骨盆环的撕脱骨折，此型属于稳定性骨折，可分为

3 种亚型,分别为 A1、A2、A3,X 线可明确诊断,该患者与之不符,可排除。

(2)股骨颈骨折:患者有外伤史,患肢髋部疼痛,活动受限,不能站立行走,患肢出现外旋畸形,在 45°~ 60°,X 线可明确诊断;该患者通过 X 线检查可排除。

2.诊疗计划　入院后给予创伤骨科护理常规,Ⅰ级整体护理。给予消肿、止疼、抗凝、牵引制动等治疗,拟排除手术禁忌证。卧床期间注意行肌肉收缩、踝部运动功能锻炼,预防血栓。

六、治疗过程

手术过程:术中发现的情况及处理:术者、麻醉师、护士三方核对患者、患肢、手术方式无误后开始麻醉及手术。麻醉成功后患者仰卧于手术台上,耻骨上横行切口,切开皮肤、皮下组织,显露耻骨联合,探查见耻骨联合分离,耻骨后有大量积血块,清理积血块,复位耻骨联合,于耻骨联合前方上方双钢板固定,透视耻骨联合复位,螺钉位置可,冲洗刀口,清点器械无误,缝合刀口,刀口放引流管 1 枚。左大腿原伤口处有分泌物溢出,给予拆开原刀口,探查无脓性分泌物,皮下层与深部组织不相通。过氧化氢溶液、碘伏、盐水冲洗清洁后缝合原刀口。左膝关节屈膝 50°,左髌韧带切口,切开关节囊,显露股骨髁间处,髁间窝前方 0.6cm 为入钉点,扩孔,左下肢牵引,复位,髓腔导针插入至骨折近端,扩髓,插入康辉 11.5mm×320mm 交锁髓内钉主钉,透视骨折位置可,上近端锁钉 1 枚,上远端锁钉 2 枚,透视骨折处有一大碎骨块翻转,给予小切口显露后复位。冲洗各刀口,清点器械无误,缝合各刀口。术中诊断同术前,手术顺利,术中患者病情稳定,麻醉效果好,出血 300ml。术毕患者清醒后送回病房,出室血压 110/70mmHg,脉搏 80 次 / 分,注意患者生命体征变化。

七、术后复查及最终诊断

术后复查 X 线见病例 45 图 2。

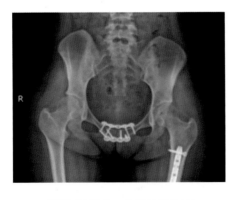

病例 45 图 2　术后 X 线检查

最终诊断：

多发外伤

骨盆骨折

耻骨联合分离

双侧髋臼撕脱骨折

左侧股骨干开放性骨折

右髌骨骨折

右胫骨平台骨折

左腓骨骨折

八、随访

患者术后随访，影像相关检查如病例 45 图 3 所示。

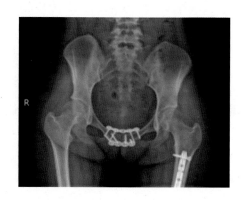

病例 45 图 3　术后 1 个月

九、心得体会及病例讨论

患者多部位骨折，髋臼骨折撕脱骨折，术中需要固定的为耻骨联合分离，因分离移位 ≥ 2.5cm，有手术指征，术中给予双钢板固定。因患者未婚女性，建议后期取出内固定物，以利孕产。

十、主编评述

骨盆的骨性结构呈拱顶状结构，此拱顶由骶骨与双侧髂骨形成，而股骨及坐骨为其拱脚，两拱脚又在耻骨联合处相联结。如果耻骨联合分离，由于二耻骨的分离导致髂骨间隙增宽，这会使骶椎固定不稳，能使其向前移动，影响骨盆环的稳定。故修复耻骨联合对维持骨盆环不同结构间的整体性有重要作用。对于垂直不稳定型骨盆骨折，固定后环同时固定前环，则骨盆稳定性高于单纯后环固定，前后环同时固定后骨盆的稳定性接近于完整骨盆水平。对旋转不稳定但垂直稳定的患者行前方内固定后，疼痛明显缓解，因此建议用重建钢板治疗耻骨联合分离。目前也有学者在透视下或导航下置入拉力螺钉，稳定耻骨联合，创伤小、出血少，但对设备、技术要求较高。

病例 46　髋臼前柱骨折

一、病历摘要

患者李某某，男，34 岁，于 2016 年 4 月 24 日入院。

主诉：外伤后右髋部疼痛，活动受限 2 天。

现病史：患者 2 天前在 ×× 小区安装空调时由 7m 高处坠落，伤后即感右髋部疼痛、活动受限，无昏迷、意识障碍，无头痛、头晕，伴胸闷、呼吸困难，无恶心、呕吐，无大小便失禁，伤后就诊于"×× 医院"，给予行 X 线检查提示：骨盆骨折、右髋臼骨折，患者为求进一步治疗，就诊于我院，急诊检查后以"骨盆骨折、右髋臼骨折"收入我科。患者受伤来精神可，饮食睡眠可，小便正常，大便未解。

既往史：平素身体体健，否认肝炎、结核等传染病史及其密切接触病史，否认高血压及糖尿病史，否认重大外伤及手术史，否认输血史，否认食物及药物过敏史，预防接种史随当地。

个人史：生长于原籍，否认外地及疫区长期居留史，否认毒物接触史。生活较规律，有吸烟史 20 年，平均 20 支 / 日，无酗酒史。

家族史：父母体健，无家族性遗传病、传染病史。

二、体格检查

T：37.5℃，P：90 次 / 分，R：18 次 / 分，BP：127/67mmHg，身高 176cm，体重 68kg，疼痛评分 2 分，营养评分 1 分，DVT 评分 5 分。一般情况良好，发育正常，体型匀称，营养良好，意识清醒，被迫体位，查体合作。腹部平坦，腹壁柔软，无压痛，无反跳痛。脊柱无畸形，各椎体未及明显叩压痛，活动自如。骨盆挤压分离试验阳性，右髋部肿胀、压痛，屈伸活动受限，右下肢纵向叩击痛阳性，右下肢感觉、血运正常。

三、辅助检查

骨盆正位、腰椎正侧位：右耻骨下支粉碎骨折，右髋臼骨折，腰椎未见明显骨折及脱位（2016 年 4 月 24 日）（病例 46 图 1）。

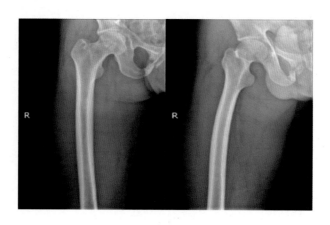

病例 46 图 1　骨盆正位片

四、初步诊断

髋臼骨折（右）

五、鉴别诊断及诊疗计划

1. 鉴别诊断

（1）髋臼双柱骨折：此型的特点为股骨头中心脱位，髂坐线断裂内移，髂耻线断裂，臼顶倾斜移位，髂骨翼骨折，闭孔环破裂，表现为弯曲征，通过影像学检查，该病与之不符，可排除。

（2）髋臼后柱＋后壁骨折：此型表现为髂耻线和前缘完整，股骨头后脱位，后壁骨块帽子征，髂坐线断裂并内移。通过 X 线可确诊，该患者与之不符，可排除。

2. 诊疗计划　患者入院后给予患肢骨牵引，给予镇痛、消肿、抗凝等对症治疗，完善术前检查，排除手术禁忌，检查患肢无深静脉血栓及动态观察 D- 二聚体变化，择期行手术治疗。

六、治疗过程

手术过程：患者入手术室后手术者、麻醉师以及巡回护士三方核对患者信息无误后，首先实施静吸复合麻醉成功后，患者取平卧体位，消毒、铺无菌巾，贴护皮膜，切皮前再次三方核对患者信息无误后手术开始。

取患侧腹直肌旁入路，逐层切开，保护髂外动静脉，显露骨折端，见髋臼骨折、前柱、四方体上缘骨折端移位明显，给予牵引下复位钳钳夹复位，2 枚空心螺钉稳定骨折块，再以 1 枚骨盆重建接骨板系统（国产威曼）固定，术中透视见骨折复位良好，内固定物位置良好，被动活动髋关节灵活无阻挡。生理盐水冲洗、止血、清点器械、纱布无误，逐层关闭手术切口。放置 1 枚负压引流管。术中出血约 300ml，输液 2700ml，尿量 700ml，出室血压 120/70mmHg，心率 90 次 / 分，术毕安返病房。

七、术后复查及最终诊断

术后复查 X 线见病例 46 图 2。

最终诊断：

髋臼骨折（AO 分型 A3.2 右）

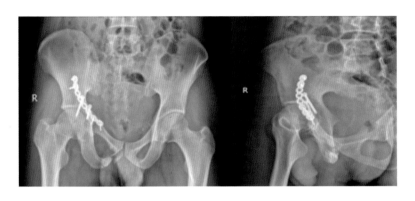

病例 46 图 2 术后 X 线检查

八、随访

患者术后随访，影像相关检查如病例 46 图 3 所示。

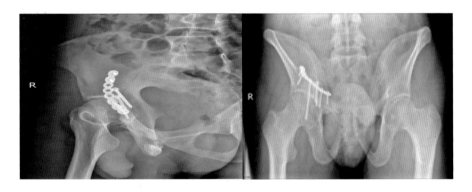

病例 46 图 3 术后 1 个月

九、心得体会及病例讨论

髋臼前柱骨折是高能量损伤，往往伤情严重，治疗具有挑战性。前柱骨折移位不大时可应用微创插入钢板技术对骨折进行复位和固定。本病例为腹直肌旁入路，能够直视下，髂血管保护。植入钢板，结合柱螺钉，固定骨折端。

十、主编评述

髋臼前柱骨折选择合适的手术入路是获得满意的术中暴露和手术成功的基本前

提。腹直肌旁入路是近几年比较时兴的髋臼骨折治疗的新技术，通过较小创伤，直接复位髋臼骨折，手术简单，效果满意，创伤小，复位好，术中使用 Shanz 钉、复位钳、顶棒、血管钳等结合使用的骨折直接、间接复位技术，能有效提高手术效率。另外术中也需要钢板的预弯技术，利用钢板的弹性压迫骨块，达到复位骨折的目的。

病例 47　髋臼骨折合并转子间骨折

一、病历摘要

患者宋某某，女，47 岁。2017 年 11 月 27 日入院。

主诉：外伤后双髋部疼痛，伴活动受限 9 小时。

现病史：患者及其家属自诉约 9 小时前在自己家房顶上收拾玉米时不慎从约 4m 高房顶上跌落，臀部着地，伤后有短暂昏迷，2 分钟后苏醒，苏醒后自觉双髋部疼痛、活动受限，无头痛、头晕，无恶心、呕吐，无呼吸困难，无腹痛，被 120 送至某医院就诊，行骨盆 CT 示：双髋臼骨折、右股骨转子间骨折。建议其上级医院就诊，患者为求进一步诊治，来我院急诊就诊，急诊查体后以"多部位损伤"为主要诊断收入院。患者自受伤后，短暂昏迷，苏醒后精神可，少量饮水，未进食，持续导尿，大便未排，近期体重无明显增减。

既往史：平素身体体健，否认肝炎、结核等传染病史及其密切接触病史，否认高血压及糖尿病史，否认重大外伤及手术史，否认输血史，否认食物及药物过敏史，预防接种史随当地。

入院前用药清单：（患者提供的用药情况）无。

个人史：生长于原籍，否认外地及疫区长期居留史，否认毒物接触史。生活较规律，否认吸烟、饮酒史，否认其他不良嗜好。

月经史：月经初潮 16 岁，经期 28 天，周期 5 ～ 6 天。末次月经日期 2017 年 11 月 21 日，经量较少，无痛经，月经规律。未绝经。

婚育史：23 岁结婚，育有 2 子，家庭和睦，配偶及儿子体健。

家族史：父母体健，否认家族性遗传病、传染病史。

二、体格检查

T：37.0 ℃，P：86 次 / 分，R：19 次 / 分，BP：126/82mmHg，ISS 评分 18 分，DVT 评分 8 分。

专科检查：双髋部肿胀，未见明显瘀斑、瘀青，双髋部压痛明显，双髋关节屈伸活动受限，骨盆挤压分离实验（+），会阴区及肛周未及麻木感，双足背动脉搏动可，双下肢感觉、肌力无明显异常。

三、辅助检查

骨盆CT：双髋臼骨折、右股骨转子间骨折（郓城××医院，2017年11月27日）（病例47图1）。

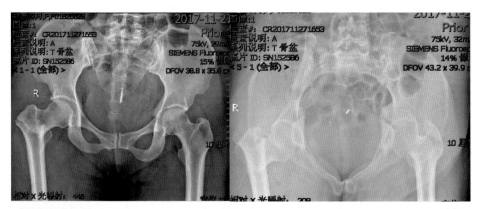
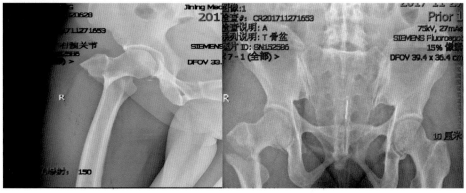

病例47图1　双髋臼骨折、右股骨转子间骨折

四、初步诊断

多部位损伤

双侧髋臼骨折

右股骨转子间骨折

五、鉴别诊断及诊疗计划

1. 鉴别诊断

（1）髋关节后脱位：因股骨头压迫引起坐骨神经损伤，表现为坐骨神经麻痹，股后部肌肉及小腿和足部所有肌肉瘫痪。与本病不符，可排除。

（2）血管损伤：血肿、局部瘀青，低血容量表现，甚至失血性休克，肢体湿冷、苍白等，根据目前查体可排除。

2. 诊疗计划　右下肢胫骨结节骨牵引，给予消肿镇痛抗凝常规治疗，完善检验检查，排除手术禁忌，行右股骨转子间骨折闭合复位内固定、左髋臼切开复位内固定，右侧髋臼骨折较稳定，可考虑保守治疗，术后根据复查X线结果决定肢体康复时间，如骨折复位良好，宜早期于肢体床上在康复师指导下伸屈、主动及被动锻炼；下地负重时间不宜过早，出院后1个月复查，循序渐进的指导患者康复。

六、治疗过程

患者入院后，完善相关检查，无明显手术禁忌，"双侧髋臼骨折、右股骨转子间骨折"诊断明确，于入院后8天在全麻复合神经阻滞麻醉下行"髋臼骨折切开复位内固定术（左）+股骨转子间骨折闭合复位伽马钉内固定术（右）"。

手术过程：患者入手术室后手术者、麻醉医师、巡回护士核对患者信息无误，顺利实施全麻复合神经阻滞麻醉，将患者安置于牵引床，先行牵引复位，X线机透视：右侧股骨转子间骨折、股骨转子下骨折，断端移位，牵引复位，转子下骨折牵引复位困难，断端移位，常规消毒、铺单，取右大腿骨折断端外侧纵形刀口，约10cm，逐层切开、分离，暴露骨折断端，应用克氏针及点式复位钳复位复位，X线机透视：骨折复位，力线恢复，取右侧髋大转子上纵形刀口，约5cm，术中诊断为右股骨转子间骨折。处理：开口、置入导针，测深，置入伽马钉主钉，安置螺旋刀片、锁钉及尾帽，X线机透视：骨折复位，内固定物位置佳，冲洗刀口，止血，逐层缝合。

将患者安置于骨盆手术床，取漂浮体位，右侧卧位，左侧在上，重新消毒、铺单，明确手术部位无误后，沿左侧臀部后方K-L入路进入，逐层暴露，注意左下肢背伸膝关节屈曲位松弛坐骨神经，标记旋后肌群后给予切断，切开髋关节后方关节囊并暴露后柱后壁骨折端，将保护坐骨神经牵向内侧，见骨折移位明显，用复位钳及顶棒复位后柱后壁骨折端并维持复位，分别用2枚重建钢板（威曼、钛）预弯塑形后固定后柱与后壁，透视见复位满意，无关节腔金属物，活动左髋关节无明显异常，冲洗，修复关节囊及切断的肌肉组织，逐层缝合，放置引流管1枚，手术顺利，麻醉满意，术中出血约800ml，输AB型、RH（D）+去白细胞悬浮红细胞6U，血浆600ml，输血顺利，患者无不适，输液1600ml，尿量600ml，出室血压120/70mmHg，心率90次/分。

七、术后复查及最终诊断

术后复查骨盆影像见病例47图2。

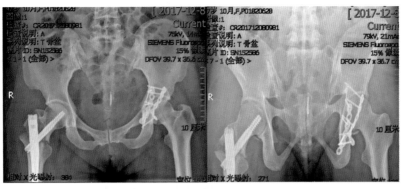

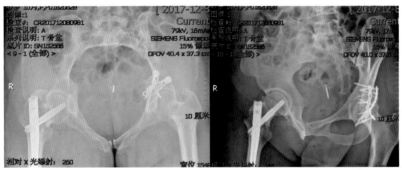

病例 47 图 2　术后影像复查

最终诊断：

多部位损伤

双侧髋臼骨折

右股骨转子间骨折

双下肢肌间静脉血栓形成

八、随访

患者术后随访，影像相关检查如病例 47 图 3、病例 47 图 4 所示。

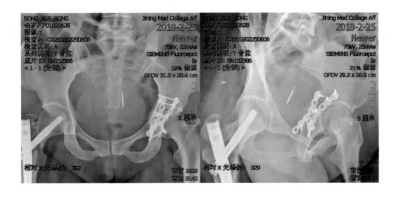

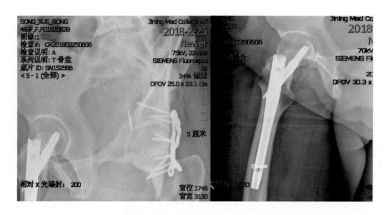

病例 47 图 3　术后 3 个月

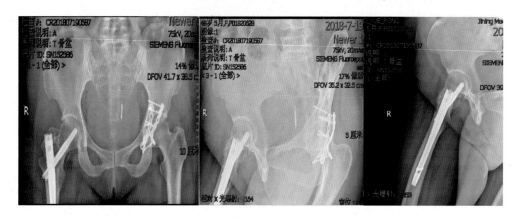

病例 47 图 4　术后 8 个月

九、心得体会及病例讨论

患者诊断"双侧髋臼骨折、右股骨转子间骨折"明确，左侧髋臼，骨折移位，手术顺序应先稳定较易移位的股骨近端骨折，闭合复位固定，后行较稳定的髋臼骨折，常规后方 K-L 入路，左髋臼骨折累及四边体，要求尽可能解剖复位，手术复位时强调一步一步进行，首先对那些容易复位且复位后对其他骨块影响不大的骨折块进行复位和固定，使复杂骨折逐渐简单化，但开始的骨折块必须保证绝对解剖复位，避免影响后续其他骨折块的复位及固定，复位时如果不能进行最终固定，可予克氏针或复位钳临时固定，待所有骨折均有效复位后再行最终固定。

十、主编评述

该型髋臼后柱骨折选择 K-L 入路可避免前方入路导致神经血管损伤可能，后路可完全满足手术视野，但有研究提出采用 K-L 入路手术治疗髋臼骨折时有 37.9% 的患者术后出现异位骨化，而异位骨化的发生率与肌肉软组织创伤程度密切相关；Borrelli 等采用标准 K-L 入路手术治疗髋臼骨折，结果表明有 8% 患者存在肌力下降，尤其是外展肌力的缺失；因而应熟练掌握骨折部位邻近解剖关系，个性化手术设计，尽量避免异位骨化、坐骨神经麻痹等并发症的出现。

病例 48　严重髋臼骨折（AO 分型 C3.2 J–L 分型 T 型）

一、病历摘要

患者王某某，男，59 岁，2016 年 7 月 5 日入院。

主诉：外伤致左髋疼痛、活动受限 2 小时。

现病史：患者及其家属诉 2 小时前在家中从约 2m 高处摔下，伤后即感左髋部疼痛、活动受限，无昏迷、意识障碍，无胸闷、心悸、呼吸困难，无恶心、呕吐，无大小便失禁，伤后就诊于当地医院，给予行 X 线检查提示："左髋臼骨折、骨盆骨折"，未行系统治疗，患者为求进一步治疗，就诊于我院，急诊检查后以"骨盆骨折、左侧髋臼骨折"收入我科。患者受伤来精神可，未进食水，未行睡眠，大小便未排。

既往史：既往有"肝脓肿"行手术治疗病史 30 年，"肠梗阻"行手术治疗 25 年，"肠坏死"行手术治疗 22 年，否认肝炎、结核等传染病史及其密切接触病史，否认高血压及糖尿病史，否认重大外伤，30 年前有多次输血史，无输血反应史，否认食物及药物过敏史，预防接种史随当地。

个人史：生长于原籍，否认外地及疫区长期居留史，否认毒物接触史。生活较规律，无吸烟史，少量间断饮酒，否认其他不良嗜好。

婚育史：24 岁结婚，育有 1 子 2 女，家庭和谐，配偶及子女体健。

家族史：父母去世多年（原因不清），否认家族性遗传病、传染病史。

二、体格检查

T：36.7℃，P：82 次 / 分，R：19 次 / 分，BP：109/74mmHg，身高 165cm，体重 60kg，疼痛评分 5 分，营养评分 1 分，DVT 评分 8 分。一般情况可，发育正常，体型匀称，营养良好，意识清醒，被动体位。腹部平坦，无胃肠型蠕动波，腹壁柔软，无压痛，无反跳痛，肠鸣音约 4 次 / 分，外生殖器正常，直肠、肛门正常。脊柱无畸形，各椎体未及明显叩压痛，活动自如。左髋部肿胀，压痛明显，左髋关节活动受限，左下肢肢端血运可，浅感觉正常，足趾活动正常。

三、辅助检查

X 线：左髋臼骨折、骨盆骨折（2016 年 7 月 5 日）（病例 48 图 1）。CT 三维重建见病例 48 图 2。

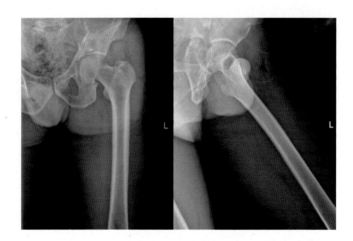

病例 48 图 1　左髋臼骨折、骨盆骨折

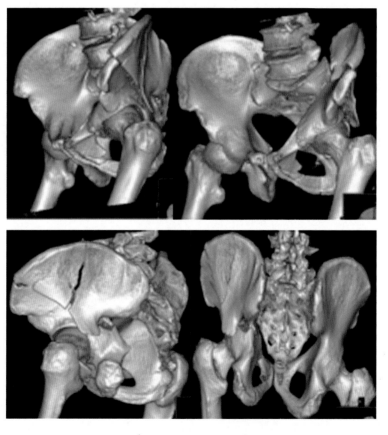

病例 48 图 2　CT 三维重建

四、初步诊断

骨盆骨折

左髋臼骨折

五、鉴别诊断及诊疗计划

1. 鉴别诊断

（1）髋关节脱位：外伤史，后脱位多见，表现为患肢内收内旋畸形，髋关节不能活动，臀部可及脱出之股骨头，X 线可显示脱位，本患者不支持。

（2）股骨粗隆间骨折：是老年人常见的一种损伤，症状及体征：患者伤后髋部疼痛，不能站立或行走。下肢可有短缩及外旋畸形（明显），有时外旋畸形可达 90°。检查时可见患侧大粗隆升高，局部可见肿胀及瘀斑且压痛明显。叩击足跟部常引起轴向叩击痛。

2. 诊疗计划　患者入院后给予创伤骨科护理常规，Ⅰ级护理。完善各项术前检查。排除手术禁忌。因伤后肿痛，给予消肿、镇痛治疗。给予左下肢牵引治疗。因 DVT 评分 8 分，给予抗凝、预防下肢静脉血栓治疗。

六、治疗过程

患者入手术室后手术者、麻醉医师、巡回护士核对患者信息无误，顺利实施全身麻醉，取漂浮体位，常规消毒、铺单，首先取左侧 K-L 入路，逐层切开皮肤、皮下组织、深筋膜，钝性分离臀大肌，显露大转子尖部，分离并切断外旋肌群，显露髋臼后壁、后柱，见髂坐柱中髂骨粉碎骨折，髋臼后壁骨折，断端移位，坐骨严重粉碎，向内移位明显，关节面破坏，行大转子处钩子牵引复位困难，只能部分复位，不能完全复位后柱，改仰卧位，取左侧髂腹股沟入路，逐层切开，保护股外侧皮神经，显露外侧窗，显露左侧髂骨，见左髂骨粉碎性骨折，可见 1 枚约 4cm×2cm×2cm 大碎骨折块，移位明显，为髋臼白顶得四方体骨折块，四方体骨折块为游离骨折块，局部重叠移位，髂骨骨折线后方累及骶髂关节处，给予撬拨复位髂骨各骨折断端，复位钳钳夹复位及克氏针复位固定，再改为俯卧位，撬拨复位髋臼后柱、后壁骨折断端，髋臼后方选用 3 套接骨板固定，前方选取 3 枚钢板固定髂骨及前柱，选取 1 套接骨板折弯固定臼顶四方体骨折块，X 线机透视骨折复位良好，内固定物位置良好，活动髋关节见关节活动灵活，生理盐水冲洗，术中诊断为骨盆骨折、左髋臼骨折、双下肢肌间静脉血栓形成，止血，逐层缝合，前后刀口各放置负压引流管 1 枚，无菌敷料包扎。手术顺利，麻醉满意，术中出血约 800ml，输入 AB 型，RH（D）＋滤白悬浮红细胞 6U，输病毒灭活血浆 400ml，输血顺利，患者无不适，输液 2100ml，尿量 400ml。术后患者返回病房。出室血压 110/70mmHg，心率 80 次 / 分。

七、术后复查及最终诊断

术后复查 X 线见病例 48 图 3。

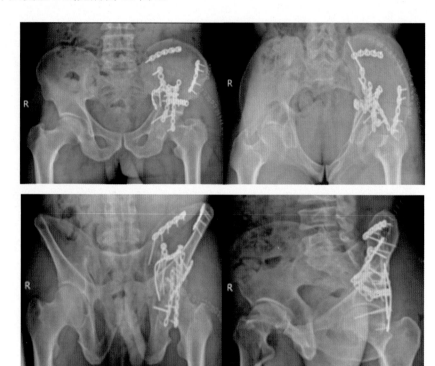

病例 48 图 3　术后第 3 日

最终诊断：左髋臼骨折（AO 分型 C3.2）。

八、随访

患者术后随访，影像相关检查如病例 48 图 4、病例 48 图 5 所示。

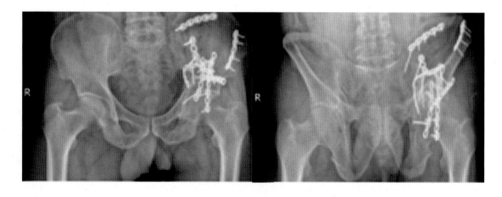

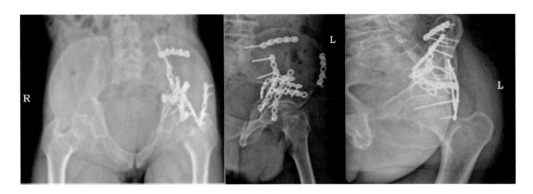

病例 48 图 4　术后 4 个月

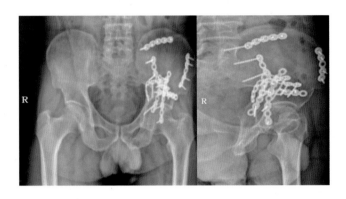

病例 48 图 5　术后 8 个月

九、心得体会及病例讨论

患者诊断"左侧髋臼骨折（AO 分型 C3.2）"明确，该例考虑髋臼 C 型骨折，骨折累及髋臼后壁及四边体及骶髂关节，单一入路显露不足，故而手术入路可考虑前方髂腹股沟入路联合后方 K-L 入路，要求尽可能解剖复位，手术复位时强调一步一步进行，首先对那些容易复位且复位后对其他骨块影响不大的骨折块进行复位和固定，使复杂骨折逐渐简单化，但髋臼骨折块须解剖复位，避免影响后续其他骨折块的复位及固定，待所有骨折均有效复位后再行最终固定。但联合入路存在创伤大、出血多、感染率高、异位骨化等情况发生，因而术前常规备血、预防性抗生素，术中谨慎止血，缩短手术时间，术后严密观察积极对症治疗。

十、主编评述

处理髋臼合并骨盆骨折，该类型中不可避免需选择前后联合入路，体位优选"漂浮体位"，减少术中调整体位次数，缩短手术时间，另外对于因高能量暴力所致该类型骨折，很难做到骨折完全解剖复位，故而术中较大骨块复位固定作为骨性支撑，术后不宜过早下床负重，以免内固定失效，同时联合入路存在创伤大、出血多、感染率高、异位骨化等并发症，目前 Stoppa 入路及髂窝入路，可达到微创化治疗目的，要求术后严格定期随访，及时处理新发问题，提高手术成功率。

病例 49 髋臼骨折（AO 分型 A1.3 J-L 分型横型伴后壁骨折）1

一、病历摘要

患者王某某，男，54 岁，2017 年 5 月 28 日入院。

主诉：外伤致右髋部疼痛、活动受限 6 小时。

现病史：患者诉 6 小时前在家中被墙头砸伤，伤后即感右髋部疼痛、活动受限，无昏迷、意识障碍，无头痛、头晕，无胸闷、心悸、呼吸困难，无恶心、呕吐，无大小便失禁，伤后就诊于当地医院。给予行 X 线检查，提示："右髋关节脱位、右髋臼粉碎性骨折"，患者为求进一步治疗，就诊于我院，急诊检查后给予手法复位，并以"右髋外伤"收入我科。患者受伤来精神可，食欲不佳，未行睡眠，大小便未排。

既往史：平素身体体健，否认肝炎、结核等传染病史及其密切接触病史，否认高血压及糖尿病史，否认重大外伤及手术史，否认输血史，否认食物及药物过敏史，预防接种史随当地。

个人史：生长于原籍，否认外地及疫区长期居留史，否认毒物接触史。生活较规律，吸烟约 15 支 / 日 × 约 20 年，无饮酒嗜好，否认其他不良嗜好。

婚育史：24 岁结婚，育有 1 子 1 女，家庭和谐，配偶及儿子、女儿体健。

家族史：父母去世多年（原因不清），否认家族性遗传病、传染病史。

二、体格检查

T：37.5℃，P：78 次 / 分，R：19 次 / 分，BP：121/78mmHg，身高 170cm，体重 75kg，疼痛评分 3 分，营养评分 0 分，DVT 评分 8 分。一般情况可，发育正常，体型匀称，营养一般，意识清醒，被动体位，查体合作。腹部平坦，无胃肠型蠕动波，腹壁柔软，无压痛，无反跳痛，肠鸣音约 4 次 / 分，外生殖器正常，直肠、肛门正常。脊柱无畸形，各椎体未及明显叩压痛，活动自如。右髋部肿胀明显，可见皮肤瘀斑，压痛，髋关节活动受限，右足背动脉可触及，足趾感觉、运动正常。

三、辅助检查

CT：右髋关节脱位、右髋臼粉碎性骨折（2017 年 5 月 28 日）（病例 49 图 1）。X 线检查见病例 49 图 2。

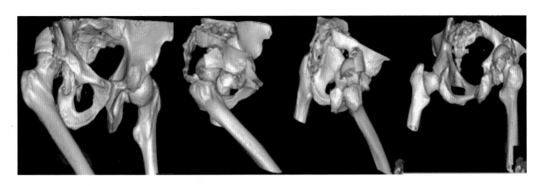

病例 49 图 1　CT 三维重建

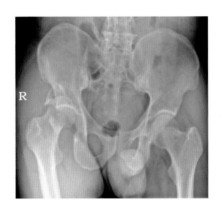

病例 49 图 2　X 线检查

四、初步诊断

右髋臼骨折并髋关节脱位（AO 分型 A1.3）

五、鉴别诊断及诊疗计划

1. 鉴别诊断

（1）骨折合并坐骨神经损伤：表现为肢体感觉异常，踝关节、足趾肌力下降，小腿、足部感觉减退或者消失，根据查体可排除。

（2）髋臼横型骨折：表现为髂耻、髂坐线、前缘、后缘均断裂，闭孔环完整，股骨头随远折端内移，通过 X 线检查可明确诊断，该患者与之不符，可排除。

2. 诊疗计划　患者入院后给予创伤骨科护理常规，Ⅰ级护理。完善各项术前检查。排除手术禁忌。因伤后肿痛，给予消肿、镇痛治疗。给予右髋关节脱位手法复位并右下肢股骨髁上骨牵引治疗。因 DVT 评分 8 分，给予抗凝、预防下肢静脉血栓治疗。

六、治疗过程

手术经过、术中发现的情况及处理：患者入手术室后手术者、麻醉师以及巡回护士三方核对患者信息无误后手术开始，首先实施静吸复合麻醉成功后，患者取漂浮体位，右侧在上，消毒、铺无菌巾，贴护皮膜，沿后方 K-L 入路进入，逐层暴露，注意下肢背伸膝关节屈曲位松弛坐骨神经，标记旋后肌群后给予切断，切开髋关节后方关节囊并暴露后壁骨折端，将坐骨神经牵向内侧并小心保护，见骨折移位明显，分成较大 3 个大块，用复位钳及顶棒复位后柱后壁骨折端并维持复位，分别对重建钢板预弯塑形后固定后柱与后壁，透视见复位满意，活动右髋关节无明显异常，探查坐骨神经完整，连续，冲洗，修复关节囊及切断的肌肉组织，逐层缝合，放置引流管 1 枚，手术顺利，术中出血约 400ml，患者送恢复室清醒后安返病房。出室血压 120/60mmHg，心率 70 次 / 分。

七、术后复查及最终诊断

术后复查 X 线见病例 49 图 3。

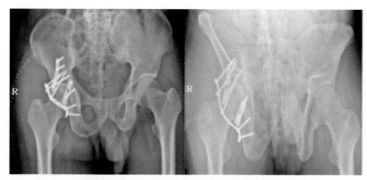
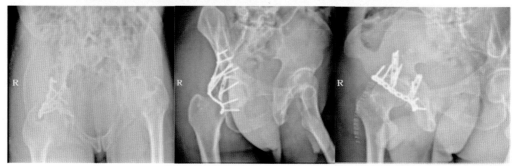

病例 49 图 3　术后 X 线检查

最终诊断：右髋臼骨折（AO 分型 A1.3）。

八、随访

患者术后随访，影像相关检查如病例 49 图 4 所示。

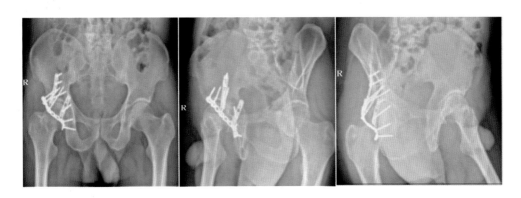

病例 49 图 4　术后 1 个月

九、心得体会及病例讨论

患者诊断"右侧髋臼骨折并髋关节脱位"明确，考虑骨折类型为髋臼 A1.3 后壁骨折，骨折粉碎，后壁骨折往往伴发髋关节脱位，并坐骨神经损伤，而髋臼后壁对维持髋关节稳定性至关重要，手术入路首选后方 K-L 入路，注意保护后方坐骨神经，术中需调整下肢位置（屈膝、髋关节内收／外旋）保持肌肉神经松弛状态，以便于显露骨折，要求尽可能解剖复位，手术复位时强调一步一步进行，首先复位关节脱位，并对那些容易复位且复位后对其他骨块影响不大的骨折块进行复位和固定，使复杂骨折逐渐简单化，重建髋臼后壁形态，但开始的骨折块必须保证绝对解剖复位，避免影响后续其他骨折块的复位及固定，待所有骨折均有效复位后再行最终固定。

十、主编评述

该类型涉及髋关节脱位，有明确的手术指征，后方 K-L 入路除注意保护坐骨神经外，还应注意首先脱位复位，骨折复位固定时应注意钉道方向的设计，避免钉头过长损伤盆腔内血管神经及如关节腔磨损股骨头，对于小骨块不能完全复位的可于骨缺损处可塑型钢板加压固定，甚至自体骨植骨，促进骨折愈合达到髋关节稳定的后方骨性支撑，避免复发性再脱位。该型骨折后期股骨头坏死率较高，须向患者及家属讲明。

病例 50　髋臼骨折（AO 分型 B2.1 J–L 分型横行伴后壁骨折）2

一、病历摘要

患者王某某，女，31 岁，于 2016 年 5 月 3 日入院。

主诉：车祸外伤神志不清、左下肢流血 2.5 小时。

现病史：患者于 2.5 小时前骑电动车被机动车撞伤，伤及头部、胸腹部、髋部、左下肢，当时出现意识不清，同时伴有头部、左下肢流血，无恶心、呕吐，无二便失禁，被急救车送入我院，后神志逐渐好转，门诊行颅脑、胸腹部、骨盆 CT 及左股骨、左胫腓骨、左踝关节、右胫腓骨、右踝关节 X 检查，提示"①蛛网膜下隙出血；②右侧顶部头皮血肿；③双肺少许慢性增高影，坠积性肺炎；④盆腔少量积液；⑤左侧髋臼粉碎性骨折，髋关节脱位并周围软组织损伤；⑥左侧股骨干粉碎性骨折、右侧胫腓骨、左右踝关节未见骨折"，后以"多发外伤"收入监护室治疗，患者自受伤以来，神志淡漠，二便未见异常。

既往史：平素身体健康，无乙肝病史及其密切接触者，2 年前行"剖宫产术"，术后恢复好，无外伤史，无血制品输入史，青霉素过敏史（具体情况不详），预防接种史随当地。

个人史：出生地原籍，无外地久居史，无毒物接触史，生活较规律，无吸烟史，无饮酒史。

月经史：月经初潮 14 岁，经期 6 天，周期 28 天。目前处于月经期，经量中等，无痛经，月经规律。

婚育史：24 岁结婚，家庭和睦，配偶体健，育有 1 子，儿子体健。

家族史：父母体健，无家族性遗传病、传染病史，无类似病史。

二、体格检查

T：36.7℃，P：91 次 / 分，R：19 次 / 分，BP：114/71mmHg，身高 166cm，体重 85kg，疼痛评分 5 分，营养评分 3 分，DVT 评分 7 分。一般情况差，发育正常，神志淡漠，体型肥胖，营养良好，意识清醒，平卧体位，查体欠合作。全身皮肤、黏膜苍白。贫血貌，头颅无畸形，头部敷料包扎，头部触痛明显，心律齐，未及杂音，腹部稍膨隆，左髋肿胀明显，压痛，左髋关节活动受限。左大腿肿胀，左大腿可见皮肤挫裂伤创面，边缘不规则，深及皮下，活动性渗血，可及反常活动、骨擦感，左足足背动脉搏动好，足趾感觉、运动正常。

三、辅助检查

颅脑、胸腹部、骨盆 CT：①蛛网膜下隙出血；②右侧顶部头皮血肿；③左侧髋臼粉碎性骨折，髋关节脱位并周围软组织损伤（2016 年 5 月 3 日）（病例 50 图 1）。

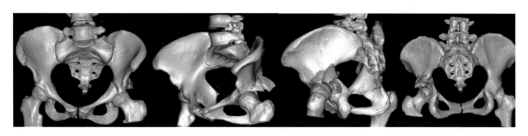

病例 50 图 1　骨盆 CT 三维重建

四、初步诊断

多发外伤

左侧髋臼骨折并髋关节后脱位（AO 分型 B2.1）

左股骨开放性粉碎性骨折

颅脑损伤

外伤性蛛网膜下隙出血

头皮裂伤

五、鉴别诊断及诊疗计划

1. 鉴别诊断

（1）腹部脏器损伤：患者有明确外伤史，伤后可出现腹部疼痛，严重者生命体征不稳定、腹部压痛、反跳痛，影像学检查可明确诊断；本患者目前暂可排除。

（2）失血性休克：患者多处损伤或者合并血管损伤后，大量出血，患者出现意识模糊、口渴、烦躁等症状，压差减小甚至血压测不到，该患者目前尚无上诉表现，可排除。但是仍然需要动态观察。

2. 诊疗计划　患者病情较重，重症护理。入院后急行常规、血型、凝血常规、肝炎六项、术前三抗体、心电图等检查。给予抗感染、抗破伤风、止痛、补液等治疗，急症行左股骨开放性骨折清创探查外固定架固定、VSD 覆盖创面术左跟骨骨牵引术。术后病情平稳后去除外固定架并改换股骨倒打髓内钉＋髋臼骨折切开复位内固定术。

六、治疗过程

入手术室后术者、巡回护士及麻醉师三方核对患者信息及手术部位、手术方式无误，麻醉成功后，患者取仰卧位，首先常规消毒下肢皮肤，铺无菌巾，贴护皮膜。切皮前术者、巡回护士及麻醉师三方再次核对患者信息及手术部位、手术方式无误。手术分三步进行。

侧卧位，健侧在下，常规消毒髋部皮肤，铺无菌巾，贴护皮膜。首先取患侧 K-L 入路，逐层切开皮肤、皮下组织、深筋膜，钝性分离臀肌，显露大转子，标记、分离并切断外旋肌群，显露髋臼后壁、后柱，骨折块移位明显，坐骨神经受卡压，行大转子处牵引钩，牵引复位，3块接骨板固定。术中透视见骨折复位良好，内固定物位置良好，被动活动髋关节灵活无阻挡。生理盐水冲洗、止血、清点器械、纱布无误，修复外旋肌群，逐层关闭手术切口。留置1枚负压引流球，术中出血约300ml，输液3700ml，尿量700ml，出室血压110/70mmHg，心率110次／分，手术顺利，麻醉满意，术毕安返病房。

七、术后复查及最终诊断

术后复查X线检查见病例50图2。

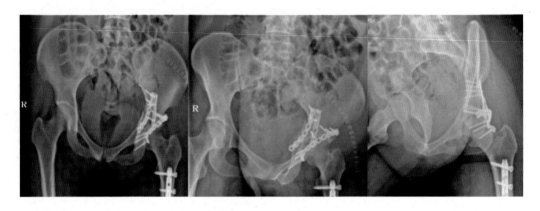

病例50图2 术后X线检查

最终诊断：

多发外伤

左侧髋臼骨折并髋关节后脱位

左股骨开放性粉碎性骨折

颅脑损伤

外伤性蛛网膜下隙出血

头皮裂伤

八、随访

患者术后随访，影像相关检查如病例50图3至病例50图7所示。

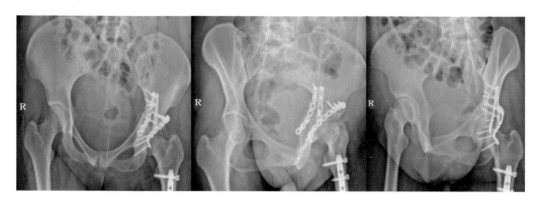

病例 50 图 3　术后 1 个月

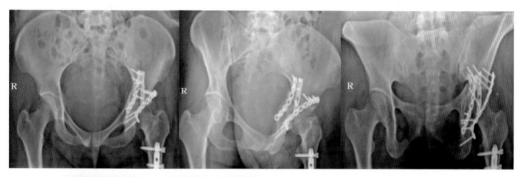

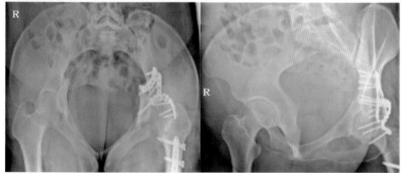

病例 50 图 4　术后 2 个月

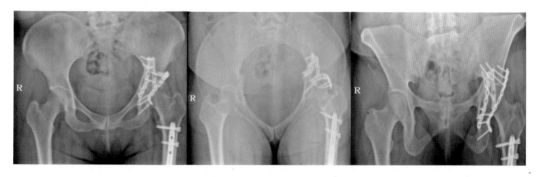

病例 50 图 5　术后 9 个月

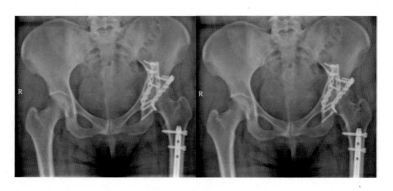

病例 50 图 6 术后 13 个月

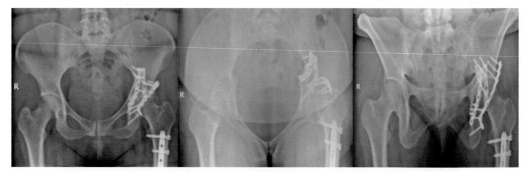

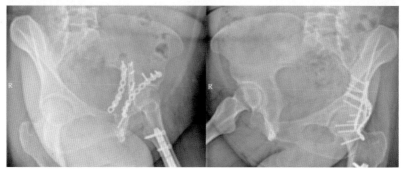

病例 50 图 7 术后 21 个月

九、心得体会及病例讨论

患者诊断"左侧髋臼骨折"明确，考虑为髋臼 B2.1 T 形伴后壁骨折，手术入路可考虑后方 K-L 入路，松解坐骨神经，显露髋臼后壁、后柱，行大转子处牵引钩，牵引复位，复位较大骨块，重建髋臼后壁形态；其次横行骨折复位复位钳加压下固定，该类手术单纯后路可达到骨折复位目的，但固定横行骨折时存在骨折不易维持固定过程中出现移位，致使骨盆前环形态欠佳整体不稳定，必要时可考虑前方髂腹股沟入路，但势必增加创伤，故而术者需充分评估利弊。归根结底，骨折尽可能解剖复位，减少手术创伤，缩短手术时间，术后严密观察下床上尽早康复锻炼，避免术后并发症。

十、主编评述

该类型骨折除后壁外还存在髋臼横行骨折，后方 K-L 入路完全可解决骨折移位问题，内固定尽量选择髂嵴下方，此处骨质好且厚，避免髂骨翼中部骨质较薄区内固定置入，如不得不在此处放置钢板，需增加螺钉长度和数量。横行及后壁骨折，常伴坐骨神经损伤、股骨头缺血坏死等并发症，主要为后壁骨折移位引起。T 型骨折联合后壁骨折，通常股骨头后脱位，预后通常很差。

病例 51　髋臼骨折（AO 分型 A1.3 Letournel–Judet 分型后壁骨折）合并股骨头骨折

一、病历摘要

患者王某，男，33 岁，2018 年 1 月 20 日入院。

主诉：车祸外伤后全身多处疼痛、流血 6 小时余。

现病史：患者及其家属诉约 6 小时前驾驶小轿车在 ×× 撞倒护栏，伤后全身多处疼痛、流血。有一过性意识障碍，约 10 分钟后恢复，头痛、头晕明显，感恶心、无明显呕吐；无心悸、憋喘；无腹痛、腹胀；就诊于 ×× 市第二人民医院，行 X 线检查提示左髋关节脱位，未行特殊处置。后被 120 送至 ×× 市人民医院行 X 线片提示：左髋关节脱位、左髋臼骨折并左股骨头撕脱骨折，为求进一步诊治被 120 送至我院急诊，行 X 线：左股骨头及左髋臼骨折（病例 51 图 1）；CT：额部头皮软组织肿胀，双肺挫伤，双肺炎症，右侧 5 ～ 8 肋骨骨折，左侧股骨头及髋臼多发骨折（2018 年 1 月 20 日，病例 51 图 2）。急诊以"多发外伤"收入我科。自受伤以来一般情况较差，未进食水，睡眠差，大便未解，小便无明显异常。

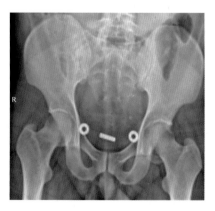

病例 51 图 1　术前 X 线检查

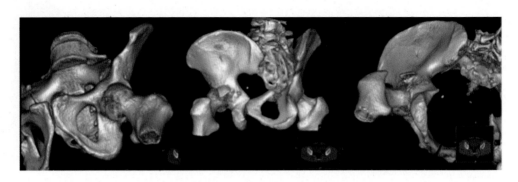

病例 51 图 2　CT 三维重建表现

既往史：既往体健，10余年前面部外伤史，否认手术史，无输血史，无乙肝、结核病史，无药物、食物过敏史。预防接种随当地。

入院前用药清单：（患者提供的用药情况）无。

个人史：出生地原籍，无外地久居史，无毒物接触史，生活较规律，吸烟约20支/日×10余年，偶有少量饮酒，职业司机，无毒物、粉尘及放射性物质接触史，无冶游史。

婚育史：25岁结婚，家庭和睦，配偶体健，育有1女，女体健。

家族史：父母体健，无家族性遗传病、传染病史。

二、体格检查

T：36.7 ℃，P：98次/分，R：20次/分，BP：146/86mmHg，ISS评分18分，DVT评分9分。

专科查体：骨盆挤压分离试验（－），左臀部肿胀、压痛明显，左髋关节活动受限，左大腿局部肿胀、压痛明显，叩痛阳性，皮温、感觉正常，足背动脉搏动可触及，末梢血运良好，足趾活动正常。

三、辅助检查

辅助检查见病例51图1、病例51图2。

四、初步诊断

多发外伤

左侧髋臼多发骨折（AO分型A1.3）

左股骨头骨折并髋关节脱位（Pipkin分型Ⅳ型）

右侧5～8肋骨骨折

双肺挫伤

头面部软组织擦伤

左小腿多处软组织损伤

左手外伤

双肺炎症

五、鉴别诊断及诊疗计划

1. 鉴别诊断

（1）骨折合并神经血管损伤：表现为肢体肿胀明显，活动出血，足趾活动感觉、血运障碍，根据查体、辅助检查目前可排除。

（2）股骨颈骨折：患者外伤后患肢短缩、外旋、外展畸形、疼痛，肿胀明显，中老年人多见，X 线检查可排除。

2. 诊疗计划　给予左下肢胫骨结节骨牵引治疗；给予消肿、止痛、抗凝治疗；完善术前检验检查排除手术禁忌后，拟定入院 1 周内行髋臼后壁骨折切开复位内固定手术治疗；术中谨慎操作，分离坐骨神经，避免神经损伤，术后早期床上肢体康复锻炼、营养神经（术中神经牵拉损伤遗留术后肢体麻木不适症状），术后定期换药并复查 X 线，如刀口愈合良好 14 日拆线，否则延迟拆线或手术处理，术后复查 X 线骨折固定效果良好，办理出院，预计住院 2 周，出院后 2 周复查。

六、治疗过程

入手术室后术者、巡回护士及麻醉师三方核对患者信息及手术部位、手术方式无误，麻醉成功后，患者取漂浮侧卧位，首先常规消毒下肢皮肤，铺无菌巾，贴护皮膜。切皮前术者、巡回护士及麻醉师三方再次核对患者信息及手术部位、手术方式无误。

术中取股部近端前侧入路，逐层切开皮肤、皮下组织、深筋膜、股血管神经，显露髋关节囊，切开关节囊，见股骨头骨折块移位明显，复位骨折块，以 3 枚无头加压空心钉固定骨折块，术中透视见骨折复位良好，内固定物位置良好，被动活动髋关节无阻挡。彻底冲洗止血，缝合修复关节囊，逐层缝合伤口。

取 K-L 入路，逐层切开皮肤、皮下组织、深筋膜，钝性分离臀肌，显露大转子，标记、分离并切断外旋肌群，显露髋臼后壁，骨折块移位明显，保护坐骨神经，复位骨折块，2 枚接骨板（国产威曼）固定。术中透视见骨折复位良好，内固定物位置良好，被动活动髋关节无阻挡。彻底冲洗止血，共留置负压引流管 1 根，清点器物无误后，修复外旋肌群，分别逐层缝合伤口。术中出血约 600ml，输液 3700ml，尿量 600ml，出室血压 120/80mmHg，心率 90 次 / 分，术毕送重症监护室一区。

七、术后复查及最终诊断

术后复查 X 线片见病例 51 图 3。

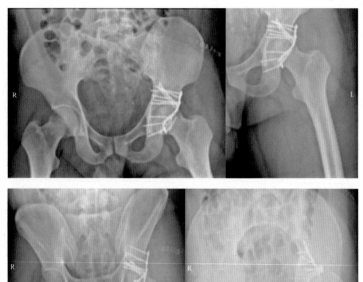

病例 51 图 3　术后 X 线检查

最终诊断：

多发外伤

左侧髋臼多发骨折（AO 分型 A1.3）

左股骨头骨折并髋关节脱位（Pipkin 分型 IV 型）

右侧 4～8 肋骨骨折

双肺挫伤

头面部软组织擦伤

左小腿多处软组织损伤

左手外伤

双肺炎症

八、随访

患者术后随访，影像相关检查如病例 51 图 4 至病例 51 图 6 所示。

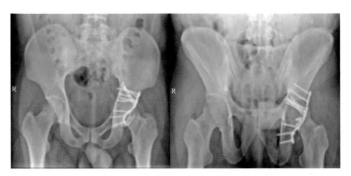

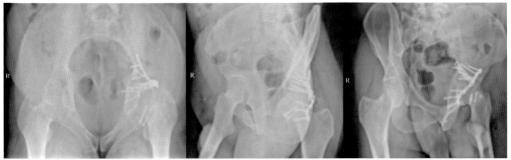

病例 51 图 4　术后 1 个月

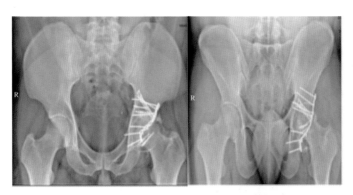

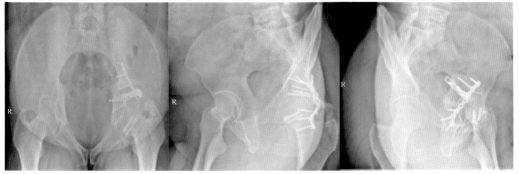

病例 51 图 5　术后 9 个月

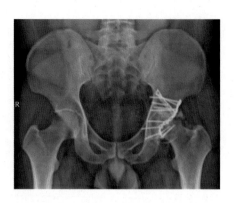

病例 51 图 6　术后 14 个月

九、心得体会及病例讨论

患者诊断"左侧髋臼骨折并髋关节脱位"明确，考虑骨折类型为髋臼 A1.3- 后壁骨折合并股骨头骨折，骨折粉碎，后壁骨折伴发髋关节脱位，而髋臼后壁对维持髋关节稳定性至关重要，手术入路需行股骨头复位及髋臼后壁复位固定，首选后方 K-L 入路，注意保护后方坐骨神经，术中需调整下肢位置（屈膝、髋关节内收 / 外旋）保持肌肉神经松弛状态，以便于显露骨折，要求尽可能解剖复位，股骨头骨折后入路不易复位及固定，建议前入路固定，另外要求术者对髋臼骨性结构熟练掌握，为置钉方向提供解剖参考，对于初学者来说，术前 CT 三维重建下模拟手术方案极为必要。

十、主编评述

该类型涉及髋关节脱位，后方 K-L 入路除注意保护坐骨神经外，还应注意首先脱位复位，骨折复位固定时应注意钉道方向的设计，除骨性结构的稳定外，骨折复位固定后还要修复关节囊做到软组织提供的结构稳定，床上可早期（2 ～ 4 周）康复师辅助下髋关节功能锻炼，严格随访后（骨折得到良好愈合前提下）再决定下床负重时间。经典 K-L 入路切口长 15 ～ 20cm，需要切断外展肌群、梨状肌等外旋肌群，甚至需要切开髋关节囊进行显露，造成周围软组织大范围损伤，不仅增加了手术时间、术中出血量，也增加了坐骨神经损伤、股骨头缺血性坏死、术后髋部外展肌乏力、异位骨化等并发症发生的风险；黄复铭等提出髋部直接后方入路即：皮肤切口是一直切口，长度视患者肥胖和肌肉发达程度而定，能够在不离断外展肌、外旋肌群的情况下经臀中肌与梨状肌间隙显露整个髋臼后壁、部分关节囊及大部分髋臼后柱，提高安全性可做备选入路。

病例 52 骨盆骨折（Tile 分型 C3.3）

一、病历摘要

患者王某某，女，48 岁，于 2017 年 12 月 10 日入院。

主诉：外伤后盆部及左踝部疼痛、活动受限 3 天。

现病史：患者 3 天前在 ×× 工地干活时从约 6m 高处摔下，伤后即感盆部疼痛、活动受限，当时无昏迷、意识障碍等，伤后就诊于"×× 医院"，行 X 线检查提示骨盆骨折，胸部 CT 回示左侧多发肋骨骨折，住院给予输血、补液、导尿等治疗，现患者为求进一步治疗，就诊于我院，急诊检查后以"骨盆骨折"收入我科。患者受伤来精神可，未进食水，留置导尿，小便深黄，大便未解。

既往史：既往体健，否认肝炎、结核等传染病史，否认高血压及糖尿病史，否认食物及药物过敏史，否认重大外伤及手术史，否认输血史，预防接种史随当地。

入院前用药清单：（患者提供的用药情况）无。

个人史：生长于原籍，否认外地及疫区长期居留史，否认毒物接触史。生活较规律，无吸烟、酗酒史，无冶游史，否认其他不良嗜好。

月经史：15 岁初潮，周期 28 ～ 30 天，经期 5 ～ 6 天，末次月经 2017 年 12 月 5 日。既往月经规律、经量中等、无痛经。

婚育史：23 岁结婚，育有 1 子 1 女，配偶及儿子、女儿体健。

家族史：父母去世（原因不清），否认家族性遗传病、传染病史。

二、体格检查

T：37.0℃，P：98 次 / 分，R：20 次 / 分，BP：148/80mmHg，身高 160cm，体重 60kg，疼痛评分 5 分，营养评分 0 分，DVT 评分 8 分。

一般情况可，发育正常，体型匀称，营养良好，意识清醒，被动体位，查体合作。胸廓无畸形，胸壁压痛。腹壁柔软，无压痛，无反跳痛。盆部稍肿胀，皮肤完整，骨盆分离挤压试验阳性，骶尾部压痛。

三、辅助检查

骨盆、胸部、腰椎 CT：骨盆骨折，移位明显，左侧多发肋骨骨折，L_5 双侧横突骨折（2017 年 12 月 10 日）（病例 52 图 1）。

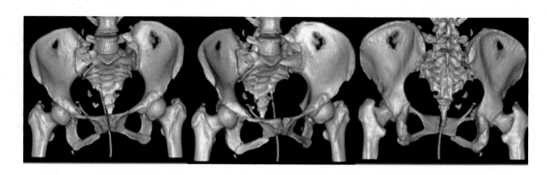

病例 52 图 1　CT 表现

四、初步诊断

骨盆骨折（Tile 分型 C3.3）

多发肋骨骨折

L_5 双侧横突骨折

五、鉴别诊断及诊疗计划

1. 鉴别诊断

（1）骨盆边缘撕脱性骨折：多由肌肉猛烈收缩所致，骨盆环不受影响；常见有：①髂前上棘撕脱性骨折：缝匠肌猛烈收缩的结果；②髂前下棘撕脱性骨折：股直肌猛烈收缩所致；③坐骨结节撕脱性骨折：腘绳肌猛烈收缩所致。本病与之不符，可排除。

（2）骨盆骨折合并尿道损伤：外伤史明确，患者出现血尿或者无法自行排尿，导尿出现血尿情况，需要高度怀疑尿道损伤，需进一步行泌尿系造影检查明确。

2. 诊疗计划　患者入院后给予双下肢胫骨牵引，镇痛、消肿、抗凝等对症治疗，完善术前检查，排除手术禁忌，检查患肢无深静脉血栓及动态观察 D- 二聚体变化，择期行手术治疗。

六、治疗过程

入手术室后医护、麻醉师三方核对患者、手术部位及方式无误，麻醉成功后患者取俯卧位，常规消毒术野，铺单，执行叫停程序，先行右骶髂关节分离手术，透视定位下打入导针，使导针入口位通过骶$_1$、骶$_2$圆心，出口位于骶$_1$椎体中间，侧位通过骶骨岬后方骶$_1$椎体安全区，位置满意后拧入空心螺钉 1 枚，再次透视见螺钉位置好，骶髂关节复位满意，纱布填塞切口；然后处理左侧骶髂关节分离，沿双侧骶髂关节取斜形切口，依次切开各层，显露髂嵴后缘，探查见左骶髂关节分离，骶骨侧块骨折并向头端移位，沿髂嵴打入复位螺钉，复位钳钳夹复位，取 2 枚重建接骨板（史赛克、钢），测量长度合适，两端折弯，螺钉固定，测试骶髂关节稳定，透视见双侧骶髂关节复位可，内固定位置好，冲洗，探查术野无活动性出血，依次缝合各层，敷料加压包扎。透视见骨折复位满意，内固定位置好。冲洗、止血，清点器械敷料无误，依次缝合各层，敷料加压包扎，未留置引流。手术顺利，麻醉满意，术中出血约 200ml，未输血，术后患者清醒安返病房。

七、术后复查及最终诊断

术后复查 X 线片见病例 52 图 2。

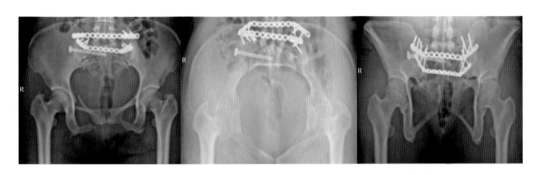

病例 52 图 2　术后 X 线检查

最终诊断：

骨盆骨折（Tile 分型 C3.3）

多发肋骨骨折

L_5 双侧横突骨折

八、随访

患者术后随访，影像相关检查如病例 52 图 3 至病例 52 图 5 所示。

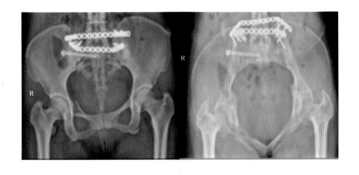

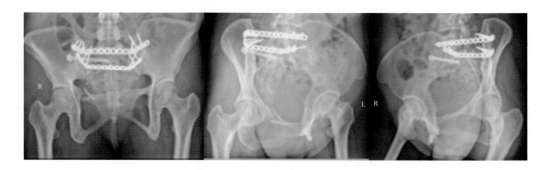

病例 52 图 3　术后 1 个月

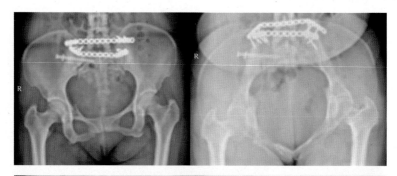

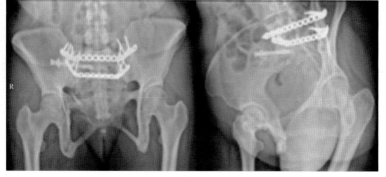

病例 52 图 4　术后 3 个月

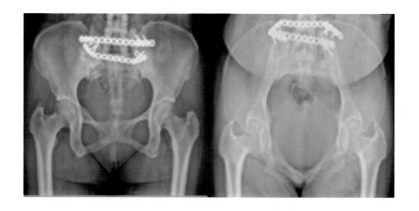

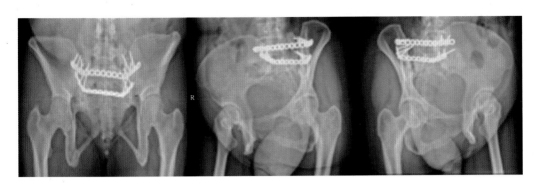

病例 52 图 5 术后 1 年

九、心得体会及病例讨论

患者主要诊断"骨盆骨折"明确，双侧骨盆垂直不稳，按照骨盆 Tile 分型属于旋转、垂直不稳定 C3 型，该型骨盆损伤多由高能量暴力导致，骨盆环的解剖及稳定性常遭严重破坏而需手术重建骨盆后环稳定，前环骨折相对稳定，不累及主要负重区可考虑保守治疗，手术入路可考虑后方腰骶部两侧斜形切口入路，手术复位时强调逐步进行，同时严密透视下，确定钉道方向，避免损伤盆腔内血管、神经，首先髂骨置钉，复位钳复位，术中双下肢牵引，透视位置满意后接骨板塑形固定，该型骨折后路相对安全，减少手术创伤，关键点在于复位及置钉方向，另外术后 3 个月取出骶髂关节螺钉，鼓励患者早期康复锻炼；初学者宜充分术前评估，术中不同角度透视明确手术安全性，术后严格随访，避免过早负重。

十、主编评述

涉及骨盆后环的骨折，存在骶髂关节分离，后路手术时涉及"安全三角区"（前后上棘外侧 2.5 ～ 3cm，坐骨大切迹顶点 2.5cm），是尤为重要螺钉位置，单纯的螺钉固定要充分定位钉道方向，多角度透视，另外存在骶骨粉碎性骨折的情况下，术前可能无神经症状，但分离的骶髂关节复位后存在碎骨块挤压盆腔神经可能，导致医源性损伤，故而骶髂螺钉的固定应充分评估骶神经损害情况。

病例 53 骨盆骨折（Tile 分型 C1.3）

一、病历摘要

患者张某某，女，41 岁，于 2016 年 10 月 15 日入院。

主诉：高处坠落伤致右髋部疼痛、活动受限 14 小时。

现病史：患者本人及丈夫诉 14 小时前在家"盖玉米"时从平房上（约 3m 高处）摔下，伤及右髋部，感右髋部疼痛活动、活动受限，受伤当时无昏迷，无胸闷、呼吸困难，无腹痛、腹泻等，伤后急去当地医院就诊，行 X 线片检查提示"骨盆骨折、右侧骶髂关节脱位、骶骨骨折"，给予输液治疗（具体不详），并留置导尿，余未予特殊处置；患者为求进一步诊治，急来我院就诊，急诊行 CT 检查提示"骨盆骨折"；检查后以"骨盆骨折"收入院；病程中，患者神志清，精神可，未进饮食，留置导尿，大便未解。

既往史：既往"高血压"病史 1 年，平时口服药物治疗（具体药物名称不详），血压控制情况不详；否认肝炎、结核等传染病史及其密切接触病史，否认糖尿病史，否认重大外伤及手术史，否认输血史，否认食物及药物过敏史，预防接种史随当地。

个人史：生长于原籍，否认外地及疫区长期居留史，否认毒物接触史。生活较规律，无吸烟、酗酒史，否认其他不良嗜好。

月经史：15 岁初潮，周期 28～30 天，经期 5～6 天，末次月经时间不详。既往月经规律、经量中等、无痛经。

婚育史：23 岁结婚，育有 2 女，配偶及女儿体健。

家族史：父母健在，否认家族性遗传病、传染病史。

二、体格检查

T：37.0℃，P：73 次 / 分，R：18 次 / 分，BP：113/66mmHg，身高 165cm，体重 57kg，疼痛评分 2 分，营养评分 0 分，DVT 评分 8 分。一般情况良好，发育正常，体型匀称，营养良好，意识清醒，平卧体位，查体合作。腹部平坦，腹壁柔软，无压痛、反跳痛，外生殖器、直肠、肛门未及异常，留置导尿，尿袋内可见淡黄色尿液。脊柱无畸形。四肢肌张力正常。右髋部肿胀，压痛明显，活动受限，骨盆挤压分离试验阳性，足背动脉搏动可及，足趾末梢感觉、运动正常。

三、辅助检查

骨盆、右腕关节 X 线：右侧骶髂关节脱位，骶骨骨折；右桡骨远端粉碎性骨折（2016年 10 月 15 日）（病例 53 图 1）。CT 三维重建检查见病例 53 图 2。

四、初步诊断

骨盆骨折（Tile 分型 C1.3）

右侧骶骨粉碎性骨折并骶髂关节脱位

急性颅脑损伤

高血压病

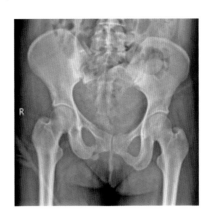

病例 53 图 1 骨盆 X 线检查

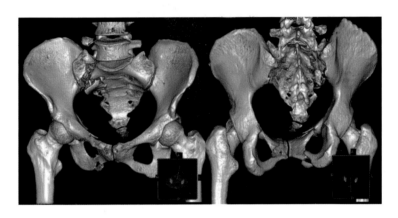

病例 53 图 2 术前三维 CT 检查

五、鉴别诊断及诊疗计划

1. 鉴别诊断

（1）髋关节脱位：患者可表现为髋关节疼痛，活动障碍，查体可见患肢畸形，结合影像学资料可明确诊断，根据目前查体、检查可排除。

（2）骨折合并骶丛神经损伤：外伤后有会阴区感觉运动障碍、肛门括约肌松弛等表现，根据目前查体可排除。

（3）骨折合并骶前静脉丛血管损伤：外伤史明确，伤后腹部膨隆，CT 或彩超检查提示腹膜后血肿，可伴有失血性休克表现，根据目前查体可排除。

2. 诊疗计划 患者入院后给予创伤骨科护理常规，Ⅰ级护理。完善各项术前检查。排除手术禁忌。因伤后肿痛，给予消肿、镇痛治疗。给予左下肢牵引治疗。因 DVT 评分 8 分，给予抗凝、预防下肢静脉血栓治疗。完善检查并排除手术禁忌后行经后路骨盆骨折切开复位腰骶棒内固定术。

六、治疗过程

患者俯卧位，取后侧腰$_4$、腰$_5$平面棘突右侧切开，暴露横突根部，各打入1根椎弓根钉，再在右侧髂骨髂棘上打入1枚椎弓根钉，塑形连接棒，撑开远端，将骨盆骨折复位。透视见骨折复位满意。生理盐水冲洗、止血、清点器械、纱布无误，留置1枚引流管后逐层关闭手术切口。手术顺利，麻醉满意，术中出血约200ml，输液3200ml，尿量1500ml，出室血压130/80mmHg，心率80次/分，术毕安返病房。

七、术后复查及最终诊断

术后复查X线片见病例53图3。

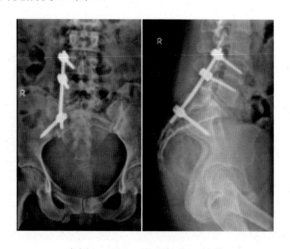

病例53图3 术后复查X线片

最终诊断：

骨盆骨折（Tile分型C1.3）

右侧骶骨粉碎性骨折并骶髂关节脱位

急性颅脑损伤

蛛网膜下隙出血

右额叶脑挫裂伤

腰$_4$、腰$_5$右侧横突骨折

高血压病

八、随访

患者术后随访，影像相关检查如病例53图4所示。

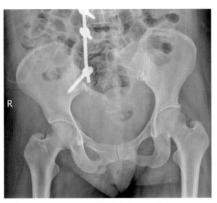

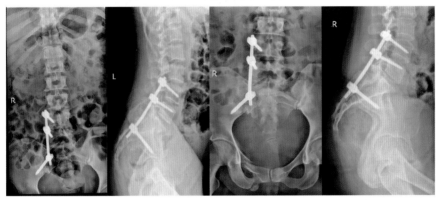

病例 53 图 4　术后 1.5 个月

九、心得体会及病例讨论

患者主要诊断"骨盆骨折、右侧骶骨粉碎性骨折并骶髂关节脱位"明确，按照 Tile 分型属于旋转、垂直不稳定 C1-3，该型骨盆损伤多由高能量暴力导致，骨盆环的解剖及稳定性常遭严重破坏而需手术重建骨盆后环稳定，可同时存在旋转和纵向不稳定，保守治疗易遗留功能障碍，临床上多主张稳定生命体征的基础上手术治疗提供稳定、坚强、可靠的后环固定；Galveston 技术是脊柱-骨盆重建术的基础，是临床最广泛的一种腰骶部重建的方法，该病例采用腰骶髂联合固定骨盆骨折，关键在于腰骶置钉并预弯棒连接，具有较强的把持力，可使脊柱垂直方向的应力通过腰骶椎-钉棒-髂骨直接传导到股骨头，骶髂关节骨折脱位处受到的应力减少，即可避免复位后早期患者再次骶髂关节脱位，以便患者早期下床活动，尽早提高生活质量，因无髂骨钉专用螺钉，本例手术髂骨钉较短，如足够长应更好。

十、主编评述

脊柱-骨盆重建的手术方法也值得借鉴，上方椎弓根钉起到"锚桩"的作用，加上预弯棒连接下方"万向"钉，复位骶髂分离成功率高、创伤小，但要注意下方单钉方向和把持力不足的问题，老年骨质疏松患者易出现内固定失效可能。

病例 54　骨盆骨折（Tile 分型 C2.1）

一、病历摘要

患者赵某某，男，52 岁，2017 年 5 月 2 日入院。

主诉：车祸伤致全身多处疼痛、活动受限 3 天。

现病史：患者 3 天前在高速坐机动车与另一车相撞，被甩出车外，然后被后方的机动车碾轧；伤后即感左额部、左耳、左上肢、胸部、骨盆、双下肢等全身多部位疼痛、活动受限，受伤当时无昏迷、意识障碍，无头晕，无胸闷、心悸、呼吸困难，无恶心、呕吐，无大小便失禁；拨打"120"被送至"东平县××医院"，给予抢救，输血、补液、抗休克，阴囊挫裂伤清创缝合等治疗；行骨盆 CT 提示"骨盆骨折"，被诊断为"失血性休克、骨盆多发骨折、骶骨尾骨骨折、颅脑损伤、头皮血肿、脑震荡、腰椎横突多发骨折、多发肋骨骨折、胸腔积液、阴囊皮肤撕裂伤、多处软组织损伤、创伤性湿肺"；遂收入院，直接入重症医学科，具体治疗方案不详；今患者为求进一步治疗，就诊于我院，急诊检查后以"多发外伤"收入我科。患者受伤来精神可，食欲可，睡眠差，大便未解，已留置尿管，体重无明显变化。

既往史：平素身体健康，否仍高血压、糖尿病及冠心病等病史，否认无乙肝病史及其密切接触者，无手术史，无外伤史，无血制品输入史，无过敏史，预防接种史不详。

入院前用药清单：（患者提供的用药情况）无。

个人史：出生地当地，无外地久居史，无毒物接触史，生活较规律，有吸烟史，20 支／日 ×8 年，少量饮酒史。

婚育史：23 岁结婚，育有 1 儿 1 女，配偶及儿女体健。

家族史：父亲去世，母亲体健。无家族性遗传病、传染病史，无类似病史。

二、体格检查

T：36.5℃，P：87 次／分，R：20 次／分，BP：136/96mmHg，身高 172cm，体重 68kg，疼痛评分 2 分，营养评分 1 分，DVT 评分 10 分。左额颞部、左耳、左上肢及左外踝处可见皮肤擦挫伤，已经结痂，无明显渗出；胸部无畸形，左胸部有按压痛；外院留置导尿管，尿袋内可见淡黄色清亮尿液引流出，骨盆挤压试验阳性，会阴区大片瘀血，阴囊肿胀明显，可见一约 5cm×3cm 的不规则挫裂伤，已经缝合，可见淡血性渗出明显，双下肢浅感觉无明显减退，双侧足背动脉可触及，末梢血供正常，感觉、运动正常。

三、辅助检查

骨盆 CT：骨盆、骶尾椎、腰$_5$双侧横突多发骨折并周围软组织肿胀、积液（我院急诊报告，2017 年 5 月 2 日）（病例 54 图 1）。2017 年 5 月 2 日 X 线检查见病例 54 图 2。2017 年 5 月 8 日 X 线检查见病例 54 图 3。

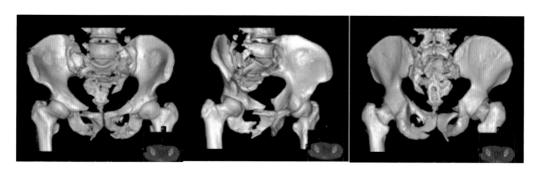

病例 54 图 1 骨盆 CT

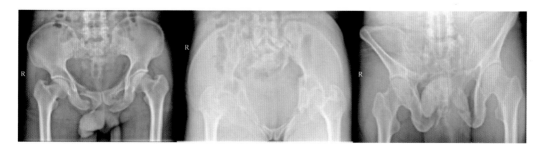

病例 54 图 2 2017 年 5 月 2 日 X 线检查

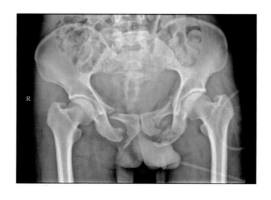

病例 54 图 3 2017 年 5 月 8 日 X 线检查

四、初步诊断

多发外伤

骨盆骨折（Tile 分型 C2.1）

胸部外伤

腰椎横突骨折

阴囊挫裂伤清创缝合术后

多处皮肤软组织擦挫伤

五、鉴别诊断及诊疗计划

1. 鉴别诊断

（1）股骨转子下骨折：好发于中青年，表现为髋部肿胀严重，压痛明显，肢体轴向叩击痛阳性，X 线检查可明确，该患者 CT 检查未见该部位骨折，可排除。

（2）开放性骨盆骨折：是指骨盆骨折断端通过皮肤或直肠、尿道等人体自然腔道直接或间接与外界相通，该患者通过查体，目前可排除。

2. 诊疗计划

（1）护理常规：创伤骨科护理常规，Ⅰ级护理。

（2）检查计划：入院后行检查，如化验（血常规、血型、凝血常规、肝炎六项、术前三抗体、肝肾功能、尿便常规等）、心电图、腹部、胸部、颅脑 CT 等。

（3）治疗计划：给予消肿、止疼、抗感染、抗凝等综合治疗，拟完善检查，排除手术禁忌证，待阴囊伤口愈合后，行手术治疗。

（4）饮食康复计划：普通饮食，术后指导患者逐渐行双下肢功能锻炼，促进恢复。

（5）出院计划：术后换药如刀口无感染迹象、疼痛评分小于 2 分、复查 X 线示骨折对位对线良好可出院，预计住院时间在 3 周左右。

六、治疗经过

手术情况：手术开始时间为 2017 年 5 月 18 日 12：11，手术结束时间为 2017 年 5 月 18 日 18：30。手术经过、术中发现的情况及处理：患者入手术室后手术者、麻醉师、巡回护士三方核对患者信息无误，实施静吸复合麻醉成功后手术开始，臀部垫高，仰卧位，消毒铺巾，首先前方 Stoppa 入路进入，纵劈腹白线，并向两侧牵开腹直肌，结扎腹壁下动静脉，将腹膜向上推开，将下腹壁肌和股血管、股神经及髂腰肌向外牵开，暴露耻骨联合以及左侧耻骨上支骨折端，沿骨折断端推开内侧壁骨膜，复位后用克氏针临时固定，用 7 孔骨盆重建钢板预弯塑形后固定（威曼公司），透视固定满意，之后同理复位右侧耻骨上支骨折端，用 6 孔骨盆重建接骨板进行固定。注意止血，冲洗逐层缝合，放置引流管 1 枚。之后翻转体位，重新消毒铺巾，腰骶部后正中切口，剥离肌肉组织，显露下腰椎、骶骨后部结构，双侧切口暴露髂后上棘，于 L_4、L_5 双侧椎弓根置入椎弓根螺钉，于双侧髂后上棘水平向髂前下棘方向置入髂骨螺钉，安装预弯的连接棒，固定远端髂骨螺钉，撑开器复位远端骶骨，安装横向连接器，冲洗缝合，放置引流管。透视复位满意，内固定在位。手术顺利，术中出血约 800ml，术后患者恢复室清醒后安返病房。出室血压 120/80mmHg，心率 80 次 / 分。

七、术后复查及最终诊断

术后 X 线复查见病例 54 图 4。

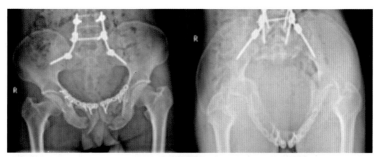
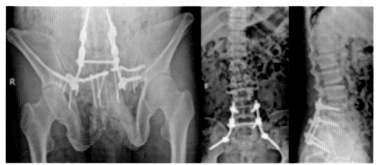

病例 54 图 4　2017 年 5 月 23 日 X 线检查

最终诊断：

多发外伤

骨盆骨折（Tile 分型 C2.1）

胸部外伤

腰椎横突骨折

八、随访

患者术后随访，影像相关检查如病例 54 图 5 至病例 54 图 8 所示。

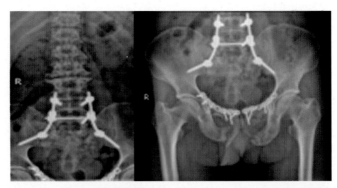

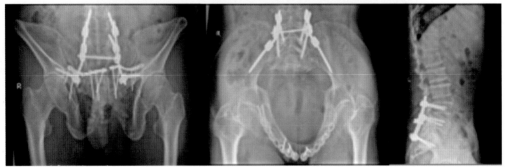

病例 54 图 5　2017 年 7 月 19 日 X 线检查

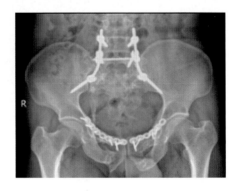

病例 54 图 6　2018 年 10 月 5 日 X 线检查

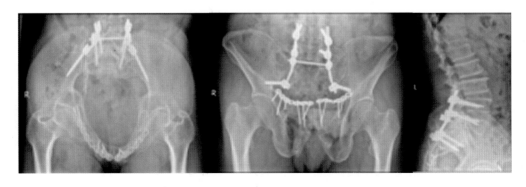

病例 54 图 7　2018 年 10 月 10 日 X 线检查

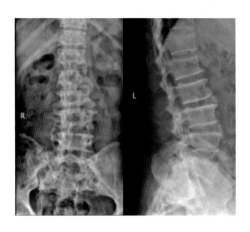

病例 54 图 8　2018 年 10 月 20 日行内固定取出术，2018 年 10 月 26 日 X 线检查

九、心得体会及病例讨论

患者主要诊断"骨盆骨折 C2 型"明确，按照 Tile 分型属于旋转、垂直不稳定，该型骨盆损伤多由高能量暴力导致，骨盆环的解剖及稳定性常遭严重破坏而需手术重建骨盆后环稳定，可同时存在旋转和纵向不稳定，保守治疗易遗留功能障碍，临床上多主张稳定生命体征的基础上手术治疗提供稳定、坚强、可靠的后环固定。与前环相比骨盆后环的稳定性更重要，骨盆骨折原则上应先固定后环。前后环均不稳定则在固定后环的同时也需对前环行固定。骨盆前后环同时固定对恢复骨盆的稳定性、患者早期活动是有利的。采用钢板内固定前环，具有直视下复位好、稳定性强的优点。Tile C 型骨盆骨折后环也采用钉棒系统固定，就会使骨盆环形成一个四边形固定。采用钉棒系统联合钢板内固定治疗 Tile C2 型骨盆骨折，既为骨折提供了坚强的固定，又避免了采用外固定架和钢板固定前环的缺点。

十、主编评述

本例手术病例上方椎弓根钉起到"锚桩"的作用，加上预弯棒连接下方"万向"钉，复位骶髂分离成功率高、创伤小。钉棒系统联合钢板内固定治疗 Tile C2 型骨盆骨折，创伤小，出血少，固定可靠，骨折愈合好，有利于骨盆功能的恢复，且并发症少。

病例 55　骨盆骨折（Tile 分型 C2.2）

一、病历摘要

患者朱某某，女，68 岁，于 2019 年 5 月 31 日入院。

主诉：外伤后头部、右侧肢体疼痛 2 小时余。

现病史：患者于 2 小时余前在外地被一机动车撞伤，伤后有意识丧失，持续约数分钟后好转，感头部、右侧肢体等多处疼痛，无恶心及呕吐，无抽搐发作，院外未做进一步检查和治疗，急症送来我院，急诊科行颅脑 CT 及 X 线检查，显示"蛛网膜下隙出血、右尺桡骨骨折、骨盆多发骨折、腰椎骨折"等，遂收入院。患者自受伤以来，未进饮食，无大小便失禁。

既往史：平素身体体健，否认肝炎、结核等传染病史及其密切接触病史，否认高血压及糖尿病史，否认重大外伤及手术史，否认输血史，否认食物及药物过敏史，预防接种史随当地。

个人史：出生地原籍，无外地久居史，无毒物接触史，生活较规律，无吸烟史，无饮酒史，职业农民，无毒物、粉尘及放射性物质接触史，无冶游史。

婚育史：已绝经，21 岁结婚，家庭和睦，配偶体健，育有 3 子，儿子体健。

家族史：其父母病故，无家族性遗传病、传染病史，无类似病史。

二、体格检查

T：36.7℃，P：75 次 / 分，R：19 次 / 分，BP：95/61mmHg，身高 160cm，体重 64kg，疼痛评分 2 分，营养筛查无风险，DVT 评分 9 分。一般情况差，发育正常，神志淡漠，体型肥胖，营养良好，意识清醒，平卧体位，查体欠合作。全身皮肤、黏膜苍白。贫血貌，头颅无畸形，头部触痛明显，心律齐，未及杂音，腹部稍膨隆。盆部、髋部肿胀，皮肤完整，骨盆分离挤压试验（+），骶髂部压痛明显，髋关节活动受限，双下肢感觉、肌力可，足背动脉搏动可扪及。腰椎椎旁压痛明显，活动受限。

三、辅助检查

颅脑、颌面部、上腹部、骨盆 CT：蛛网膜下隙出血，右额硬膜下血肿，右骶骨、髂骨、右侧耻骨上下支、右侧髋臼及双侧耻骨联合多发骨折并累及右侧骶孔。左侧骶髂关节轻微分离，周围血肿形成；L_4、L_5 右侧横突骨折，L_5 棘突骨折（2019 年 5 月 31 日）（病例 55 图 1）。

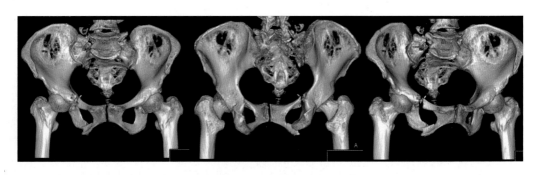

病例 55 图 1　骨盆 CT

四、初步诊断

骨盆骨折（Tile 分型 C2.2）

急性颅脑损伤

蛛网膜下隙出血

右额硬膜下血肿

腰椎横突骨折

五、鉴别诊断及诊疗计划

1. 鉴别诊断

（1）骨盆病理性骨折：病理性骨折的患者通常患有可破坏骨骼的原发疾病。患者受到轻微的外力即可发生骨折。可以通过影像学检查鉴别。

（2）耻骨或坐骨支骨折：会阴部瘀斑是其特有体征，骨盆挤压、分离试验（+），通过影像学检查与完善体格检查，本病与之不符，可排除。

2. 诊疗计划

（1）护理常规：创伤骨科护理常规，Ⅰ级护理。

（2）检查计划：入院后行检查，如化验（血常规、血型、凝血常规、肝炎六项、术前三抗体、肝肾功能、尿便常规等）、心电图等。

（3）治疗计划：给予消肿、止疼、抗凝等综合治疗，拟完善检查，排除手术禁忌证后，行手术治疗。

（4）饮食康复计划：普通饮食，术后指导患者逐渐行双下肢功能锻炼，促进恢复。

（5）出院计划：术后换药如刀口无感染迹象、疼痛评分小于 2 分、复查 X 线示骨折对位对线良好可出院，预计住院时间在 3 周左右。

六、治疗过程

入手术室后术者、巡回护士及麻醉师三方核对患者及手术部位、手术方式无误，麻醉成功后患者仰卧位行骨盆手术，常规消毒皮肤、铺无菌巾，行纵形 Stoppa 入路切开约 10cm 长刀口，逐层暴露，劈开腹直肌鞘及肌肉，保护耻骨后间隙膀胱，沿耻骨向右侧行骨膜下剥离，暴露骨折端，见耻骨骨折移位，复位骨折后给予 1 枚史赛克重建接骨板固定，透视见骨折复位良好，放置 1 枚负压引流管，逐层关闭手术切口，敷料包扎。最后患者取俯卧位，常规消毒、铺巾，沿双侧髂后上棘做弧形切开，逐层分离，暴露髂骨后棘，患者右侧半骨折稍上移，给予临时复位，后路 2 枚史赛克重建接骨板固定，透视见位置满意，生理盐水冲洗后逐层关闭手术切口，敷料包扎。手术顺利，麻醉满意，术中出血约 800ml，输注 O 型 RH（D）阳性滤白悬浮红细胞 4U，病毒灭活血浆 400ml，无不良反应，术毕送复苏室。出室血压 110/70mmHg，心率 85 次 / 分。

七、术后复查及最终诊断

术后复查 X 线片见病例 55 图 2。

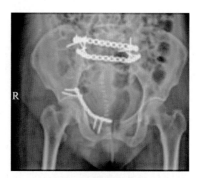

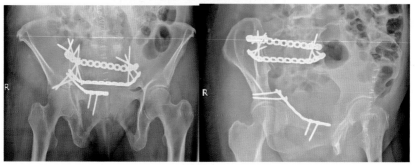

病例 55 图 2　术后 X 线检查

最终诊断：

骨盆骨折

右耻骨骨折

右坐骨骨折

左侧骶髂关节分离

骶骨骨折

急性颅脑损伤

蛛网膜下隙出血

右额硬膜下血肿

创伤性硬膜下积液

脑挫裂伤

腰椎横突骨折

八、随访

患者术后随访，影像相关检查如病例 55 图 3 至病例 55 图 6 所示。

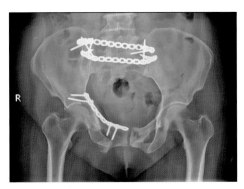

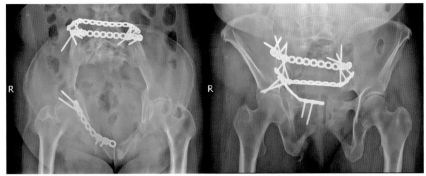

病例 55 图 3　术后 2 个月

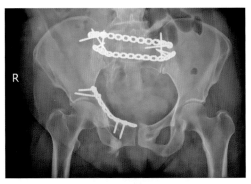

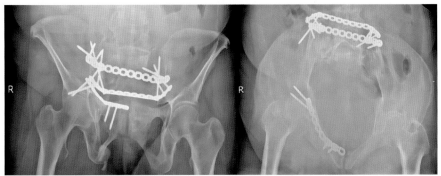

病例 55 图 4　术后 7 个月

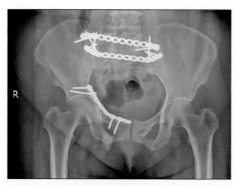

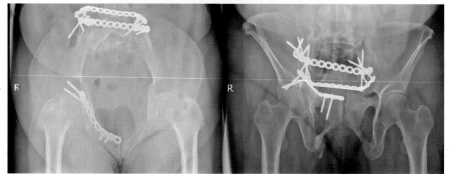

病例 55 图 5　术后 10 个月

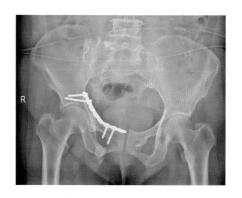

病例 55 图 6　术后 10 个月取钢板术后 X 线片

九、心得体会及病例讨论

患者主要诊断"骨盆骨折"，按照骨盆 Tile 分型属于旋转、垂直不稳定 C2 型，该型骨盆损伤多由高能量暴力导致，骨盆环的解剖及稳定性常遭严重破坏而需手术重建骨盆后环稳定，前柱骨折不稳定，手术入路首先考虑后方腰骶部两侧斜形切口入路复位骨盆后环骨折，其次髂腹股沟入路复位前环，手术复位时强调逐步进行，同时严密透视下，确定钉道方向，避免损伤盆腔内血管、神经，复位钳复位必要时术中牵引，透视位置满意后接骨板塑性固定，该型骨折后路相对安全，减少手术创伤，关键点在于复位及置钉方向，两入路手术时间长，手术创伤大，术前积极准备，术中缩短手术时间，术后积极对症治疗，促进患者恢复。左侧骶髂关节分离也可加用骶髂螺钉固定，效果更好。另外患者存在骨质疏松病情，术后存在内固定失效可能，鼓励患者早期康复锻炼；初学者宜充分术前评估，术中不同角度透视明确手术安全性，术后严格随访，避免过早负重。

十、主编评述

该类型涉及骨盆前后环的不稳定，后环固定选择钢板螺钉较单纯骶髂螺钉固定更牢靠，起到坚强内固定的作用，前环 Stoppa 入路复位固定前环，除注意临近血管神经的保护外，还应注意钉道方向的设计，建议有限内固定，不建议过多螺钉固定，减少神经血管损伤的概率，多 1 枚螺钉就多一分风险，后期前路内固定如无异常（螺钉顶皮、脱出失效、疼痛、感染等）也不建议手术取出。

参考文献

[1] 荣国威，王承武．骨折．北京：人民卫生出版社，2005

[2] 邱贵兴．骨盆与髋臼骨折．北京：人民卫生出版社，2006

[3] 王满宜．创伤骨科教程．北京：人民卫生出版社，2012

[4] 赵国辉，等．应用 TiRobot 机器人辅助经皮空心螺钉内固定治疗髋臼前柱骨折的疗效．骨科临床与研究杂志，2019，4（4）：219-224

[5] 蔡鸿敏，等．改良经皮逆行耻骨上支或髋臼前柱髓内螺钉置入技术治疗骨盆髋臼损伤．中华创伤骨科杂志，2018，20（9）：750-756

[6] Grotz MR, Allami MK, Harwood P, et al. Open pelvic fractures: epidemiology, current concepts of management and outcome. Injury, 2005, 36(1): 1-13

[7] 王剑，等．髋臼前柱骨折钢板内固定术前个体化数字模拟及临床应用，中国组织工程研究，2018，22（15），2378-2383

[8] 高巍，彭阿钦，陈百成，等．髋臼螺钉固定安全性的解剖学研究．中国矫形外科杂志，2005，13（11）：840-842

[9] Negrin LL, Seligson D. Results of 167 consecutive cases of acetabular fractures using the Kocher-Langenbeck approach: a case series. J Orthop Surg Res, 2017, 12(1): 66

[10]Borrelli JJr, Ricci WM, Anglen JO, et al.Muscle strength recovery and its effects on outcome after open reduction and internal fixation of acetabular fractures.J Orthop Trauma, 2006, 20 (6)：388-395

[11]Tosounidis TH, Giannoudis VP, Kanakaris NK, et al.The KocherLangenbeck approach：state of the art.JBJS Essent Surg Tech, 2018, 8 (2)：e18

[12] 黄复铭，郑秋宝，詹潇锐，等. 直接后方入路手术治疗髋臼后部骨折的解剖学研究. 中国骨与关节损伤杂志, 2019, 34 (10)：1015-1018

第五章　股骨骨折

病例 56　股骨干骨折（AO 分型 32A1）

一、病历摘要

患者田某某，男性，30 岁，既往体健。

主诉：外伤后右侧大腿疼痛、活动受限 4 小时。

现病史：患者自诉约 4 小时前骑摩托车时与小轿车相撞，伤及右侧大腿、左侧小腿，伤后即感以上部位疼痛、活动受限，无昏迷、意识障碍，无头痛、头晕，无胸闷、心悸、呼吸困难，无恶心、呕吐，无大小便失禁，伤后就诊于当地医院，给予行 X 线检查提示"右侧股骨骨折"，建议患者住院治疗，患者未同意；患者为求进一步治疗就诊于我院，急诊行 CT 检查提示：右侧股骨中段粉碎性骨折，检查后以"右侧股骨中段粉碎性骨折"收入我科。患者受伤来精神可，少量饮水，大小便未解。

既往史：平素身体健康，否认高血压、冠心病、糖尿病病史，无乙肝病史及其密切接触者，无手术史，无外伤史，无血制品输入史，无过敏史，预防接种史随当地。

个人史：出生地其他，无外地久居史，无毒物接触史，生活较规律，有吸烟史，10 支 / 日 ×10 年余，少量饮酒史。23 岁结婚，育有 1 男 1 女，妻子及儿女均体健。

家族史：父母体健，无家族性遗传病、传染病史，无类似病史。

二、体格检查

T：36.7 ℃，P：98 次 / 分，R：20 次 / 分，BP：125/57mmHg，ISS 评分 16 分，VTE 评分 4 分。

专科检查：左侧小腿可见皮肤擦伤，少量渗血；右侧大腿畸形，肿胀，皮肤完整，大腿压痛明显，可触及骨擦感，足趾感觉、肌力正常，足背动脉搏动可，末梢血运良好。

三、辅助检查

术前 X 线片见病例 56 图 1。

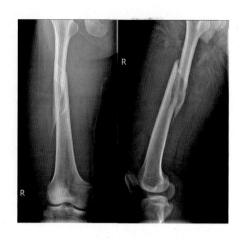

病例 56 图 1　右股骨干骨折

四、初步诊断

右股骨干骨折（AO 分型 32A1）

五、鉴别诊断及诊疗计划

1. 鉴别诊断　主要与股血管损伤、大腿肌肉断裂等鉴别。

2. 诊疗计划　患肢持续皮肤牵引固定，排除手术禁忌后，待股部局部肿胀病情允许后，排除手术禁忌后，择日手术治疗。

六、治疗过程

患者入院后，完善相关检查，积极消肿、止痛、抗凝治疗，排除手术禁忌，入院第 8 天行手术治疗。

手术记录：手术者、麻醉大夫、巡回护士三方共同确认手术部位无误后，麻醉成功，仰卧于骨科牵引床上，牵引复位成功，消毒铺无菌巾，右大转子顶点进针，顺利定位成功，进针，之后开口扩口，依次扩髓，之后顺利打入 10mm×360mm 髓内钉，调整高度，之后顺利锁入远端锁钉，近端锁入锁钉，上尾帽，最后透视见骨折复位良好。彻底冲洗，清点器械敷料无误后，依次关闭各层。手术顺利，麻醉效果好，术中出血约 300ml，输液 1600ml，术后血压 110/80mmHg，心率 65 次 / 分，术后诊断同术前，术后患者安返病房。

七、术后复查及最终诊断

术后 X 线片见病例 56 图 2。

最终诊断：右股骨干骨折（AO 分型 32A1）。

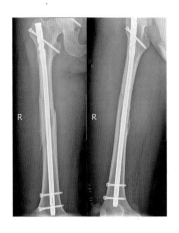

病例 56 图 2 术后 X 线检查

八、随访

患者术后随访，影像相关检查如病例 56 图 3 至病例 56 图 6 所示。

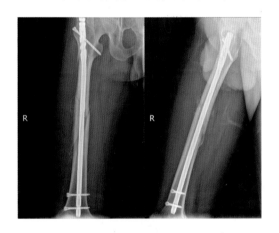

病例 56 图 3 术后 4 周

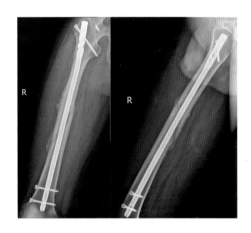

病例 56 图 4 术后 12 周

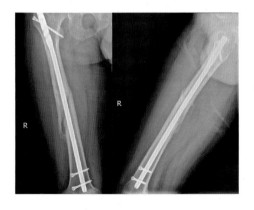

病例 56 图 5 术后 5 个月

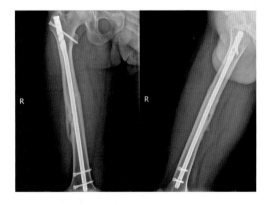

病例 56 图 6 术后 19 个月

九、心得体会及病例讨论

股骨干骨折顺行髓内钉固定，需要注意入钉点的选择，根据髓内钉设计的外翻角，选择大转子顶点还是梨状窝入钉，即便再有经验，也建议定位后透视确认，错误的入钉点将导致入钉困难，医源性再骨折，增加进钉的困难。本例髓内钉外翻角6°，大转子顶点入钉，术中牵引复位下闭合置钉，断端血运破坏小，愈合率高。

十、主编评述

股骨干骨折，尤其是中段骨折，治疗方式存在两种，接骨板固定和髓内钉固定，各有利弊，髓内钉固定被认为是金标准，符合目前骨折治疗微创化趋势，如无禁忌，首选髓内固定。

病例 57　股骨干骨折（AO 分型 32A2）

一、病历摘要

患者白某某，男性，65 岁，既往体健。

主诉：摔伤后腰背部、右侧大腿、踝部等疼痛伴活动受限 3 小时余。

现病史：患者及其家属共诉：2018 年 1 月 3 日 12 点多钟，在自己家，患者从电梯上楼时坠落，随即感到腰背痛、右侧大腿、踝部疼痛难忍，强迫卧床休息，翻身困难，腰部稍活动等体位改变、咳嗽时即可加重疼痛，颈部及上肢活动灵活，小腿及足部麻木，多处软组织挫裂伤、流血、污染，严重影响日常生活。无意识障碍，无头痛头晕，无恶心呕吐，无低热盗汗，无下肢瘫痪，无大小便失禁。家属拨打 120 将其送至我院急诊，行一系列检查，后以"腰椎骨折、多发外伤"收入病房。患者自发病以来，一般状况可，饮食睡眠一般，未解大小便，体重无明显增减。

既往史：平素身体健康，无乙肝病史及其密切接触者，无手术史，无外伤史，无血制品输入史，无过敏史，预防接种史不详。否认"高血压病、糖尿病、冠心病、心肌梗死、脑梗死"等急性慢性疾病史。

个人史：出生地原籍，无外地久居史，无毒物接触史，生活较规律，无吸烟史，无饮酒史，职业农民，无毒物、粉尘及放射性物质接触史，无冶游史。

家族史：父母均去世（具体原因不详），否认家族性遗传病、传染病史。

二、体格检查

T：36.2 ℃，P：82 次 / 分，R：18 次 / 分，BP：140/88mmHg，ISS 评分 33 分，

VTE 评分 7 分。

专科检查：右侧内踝等多处皮肤挫裂伤、流血、污染，右侧踝部裂伤长约 10cm。颈部活动灵活，双上肢肌力、感觉、反射未见明显异常。双侧足背动脉搏动良好，双下肢皮温正常。腰椎伸屈活动受限，胸腰椎棘突、椎旁压痛、叩痛，无下肢放射痛；双下肢肌张力正常，双下肢各肌群肌力 3 级，双小腿、足部深浅感觉减退，双侧 Babinski 征（-）、"4" 字试验因腿部外伤不能查。右侧大腿骨擦感明显，双侧足背动脉搏动良好。会阴区浅感觉稍减退，肛门反射减弱。

三、辅助检查

腰椎、上腹部、股骨、骨盆、足部 CT 示：腰$_2$、腰$_3$ 椎体爆破型骨折，椎管内骨性占位明显，右侧股骨干骨折，右侧跟骨骨折（2018 年 1 月 3 日）（病例 57 图 1）。

右侧股骨、跟骨 X 线片：右侧股骨干骨折，右侧跟骨骨折（我院，2018 年 1 月 3 日急症报告）（病例 57 图 2）。

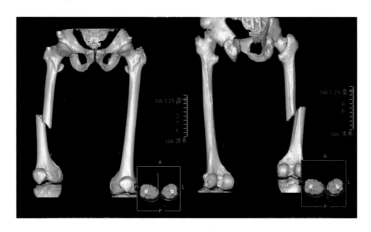

病例 57 图 1　CT 表现

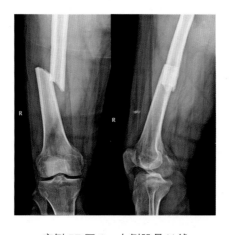

病例 57 图 2　右侧股骨 X 线

四、初步诊断

多发外伤

右股骨干骨折（AO 分型 32A2）

腰椎骨折

五、鉴别诊断及诊疗计划

1. 鉴别诊断　根据病史、查体及辅助检查，骨折诊断明确，需排除合并的血管神经损伤。

2. 诊疗计划　患者多发外伤收入脊柱外科，2 天后行"腰椎骨折切开复位内固定术"，术后病情平稳转入我科，我科于患者伤后 15 天行"股骨干骨折闭合复位＋髓内钉内固定术（右）"，手足外科同台行"右跟骨骨折闭合复位内固定术"。

六、治疗过程

手术过程：入手术室后医护、麻醉师三方核对患者、手术部位及方式无误，麻醉成功后患者取仰卧位，常规消毒患肢，铺单，执行叫停程序。沿右侧髌旁内侧切口，依次切开，牵开髌下脂肪，显露股骨髁间窝，克氏针定位，透视下调整至位置满意，开口，打入导针，上下肢牵引器，牵引复位右股骨骨折，断端切开小口辅助复位，顺利置入导针，扩髓至 11.5mm，打入 10mm×340mm 髓内钉 1 枚，透视见骨折复位满意，内固定位置可，近远端分别给予 2 枚锁钉固定，上尾帽，再次透视见骨折复位满意，内固定位置好，冲洗，探查无活动性出血，清点器械敷料无误，逐层缝合切口，敷料加压包扎，未留置引流。手术顺利，麻醉满意，术中出血约 400ml，未输血，术后患者清醒安返病房。

七、术后复查及最终诊断

术后 X 线片见病例 57 图 3。

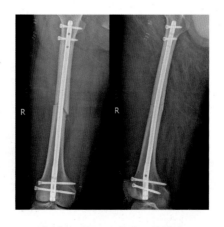

病例 57 图 3　术后 X 线检查

最终诊断：

多发外伤

右股骨干骨折（AO 分型 32A2）

腰椎骨折

八、随访

患者术后随访，影像相关检查如病例 57 图 4 所示。

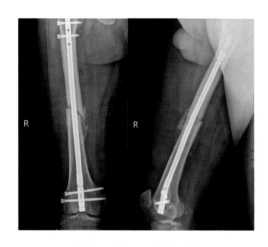

病例 57 图 4　术后 12 周

九、心得体会及病例讨论

股骨髓内钉固定是选择顺行还是逆行，主要是根据骨折的位置，如果骨折端偏近端，选择顺行，反之，选择逆行；位于中段的骨折，则综合考虑患者病情、内固定材料、配套器械和术者习惯来选择，一般来讲，顺行固定不涉及膝关节，且有牵引床辅助牵引，应首先考虑顺行固定。本例骨折位于中段略偏下，选择逆行固定主要是术者习惯，顺行固定也可完成固定。

十、主编评述

股骨干骨折，接骨板固定和髓内钉固定各有优缺点，髓内钉固定被认为是治疗的金标准，如果不具备髓内固定条件，如缺乏牵引床和无适当器械，接骨板内固定同样可以完成，但需注意对术中暴露软组织的保护，以免增加损伤，从而对骨折的愈合造成影响。因此，需根据现有条件、术者经验、患者病情选择适合患者的治疗方式。

病例 58　股骨干骨折（AO 分型 32A3）

一、病历摘要

患者孟某某，男性，58 岁。

主诉：外伤致右大腿疼痛、畸形 3 小时。

现病史：患者及其家属诉约 3 小时前，在家附近骑摩托车时被拖拉机撞伤，伤后即感右大腿部疼痛、活动受限，无昏迷、意识障碍，无头痛、头晕，无胸闷、心悸、呼吸困难，无恶心、呕吐，无大小便失禁，伤后就诊于我院，给予行 X 线检查提示："右股骨骨折"，急诊检查后以"多部位损伤"收入我科。患者受伤来精神可，食欲不佳，未行睡眠，大小便未排。

既往史：既往有"胃炎"病史 40 年，有"腰椎间盘突出"行手术治疗病史 1 年，否认肝炎、结核等传染病史及其密切接触病史，否认高血压及糖尿病史，否认重大外伤，否认输血史，否认食物及药物过敏史，预防接种史随当地。

个人史：生长于原籍，否认外地及疫区长期居留史，否认毒物接触史。生活较规律，吸烟约 40 支 / 日 × 约 40 年，少量间断饮酒，否认其他不良嗜好。

婚育史：25 岁结婚，育有 3 子，家庭和谐，配偶及儿子体健。

家族史：父母去世多年（原因不清），否认家族性遗传病、传染病史。

二、体格检查

T：36.7 ℃，P：88 次 / 分，R：22 次 / 分，BP：135/80mmHg，ISS 评分 16 分，VTE 评分 4 分。

专科检查：右大腿肿胀，畸形，右大腿根部、中段压痛，以大腿中段为著，大腿中段可触及骨擦感，张力可，右髋、膝关节活动受限，右小腿稍肿胀，压痛，肢端血运可，足背动脉搏动可，浅感觉可，足趾活动可。左大腿、小腿稍肿胀，压痛，髋膝关节活动可。

三、辅助检查

右股骨 X 线片示：右股骨干骨折（2018 年 10 月 2 日）（病例 58 图 1）。

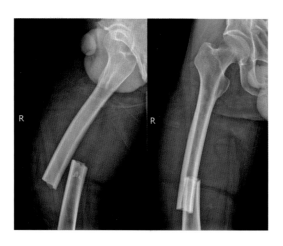

病例 58 图 1　右股骨 X 线片

四、初步诊断

右股骨干骨折（AO 分型 32A3）

五、鉴别诊断及诊疗计划

1. 鉴别诊断　必要时与病理性骨折鉴别。

2. 诊疗计划　患肢给予石膏固定、牵引治疗，排除手术禁忌后，待局部肿胀病情允许后，手术治疗。

六、治疗过程

手术记录：患者入手术室后手术者、麻醉师、巡回护士三方核对患者信息无误，实施麻醉成功后手术开始，患者仰卧位，常规消毒、铺巾单，取髌骨下直行切口，纵形劈开髌韧带，显露股骨髁间，于后交叉韧带止点前方，打入导针，透视见导针位置好，开孔，置入导针，骨折闭合复位困难，骨折端小口切开，显露骨折端，股骨中段偏下骨折，清理骨折端，骨折复位，插入导针至骨折近端，将骨折端切口冲洗后，缝合。扩髓，打入直径 12mm，长度 380cm 的髓内钉，先后将近端、远端锁钉打入，安装尾帽，透视见骨折复位固定效果满意，冲洗、缝合各个切口，手术顺利，术中出血约 100ml，患者清醒后送恢复室稳定后安返病房。出室血压 120/70mmHg，心率 70 次 / 分。

七、术后复查及最终诊断

术后 X 线片见病例 58 图 2。

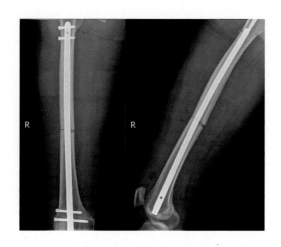

病例 58 图 2　术后 X 线检查

最终诊断：右股骨干骨折（AO 分型 32A3）。

八、随访

本例术后失访。

九、心得体会及病例讨论

简单股骨干骨折，金标准还是髓内钉固定，是顺行还是逆行固定，上一病例已做出说明，相较于下面的 B、C 型骨折，简单骨折对于控制远端旋转相对简单，可根据透视下皮质的厚薄做出判断，另外在逆行髓内钉的长度选择方面，建议股骨近端锁钉尽量位于小转子近端，以便在术中出现锁钉植入困难时，降低因反复钻孔导致可能出现的医源性转自下骨折的风险。

十、主编评述

股骨干骨折，接骨板固定和髓内钉固定各有利弊，需根据患者病情、术者经验和现有条件选择合适的治疗方式，髓内钉固定被认为是金标准，术后创伤小，有利于早期康复，术后效果满意。

病例 59　股骨干骨折（AO 分型 32B2）

一、病历摘要

患者李某某，男性，33 岁，既往体健。

主诉：外伤致右大腿疼痛、畸形 1 小时。

现病史：患者及其家属诉 1 小时前在农田驾驶拖拉机时翻车，砸伤右大腿，伤后即感右大腿疼痛、活动受限，无昏迷、意识障碍，无头痛、头晕，无胸闷、心悸、呼吸困难，无恶心、呕吐，无大小便失禁，伤后就诊于我院，给予行 X 线检查提示："右股骨骨折"，急诊检查后以"右大腿外伤"收入我科。患者受伤来精神可，未进食水，未行睡眠，大小便未排。

既往史：平素身体体健，否认肝炎、结核等传染病史及其密切接触病史，否认高血压及糖尿病史，否认重大外伤及手术史，否认输血史，否认食物及药物过敏史，预防接种史随当地。

个人史：生长于原籍，否认外地及疫区长期居留史，否认毒物接触史。生活较规律，吸烟约 20 支 / 日 × 约 15 年，饮酒约 500ml/ 日 × 约 15 年，否认其他不良嗜好。22 岁结婚，育有 1 子 1 女，家庭和谐，配偶及子女体健。

家族史：父母体健，否认家族性遗传病、传染病史。

二、体格检查

T：36.2 ℃，P：92 次 / 分，R：20 次 / 分，BP：143/84mmHg，ISS 评分 16 分，VTE 评分 5 分。

专科查体：右大腿肿胀、畸形，中上段压痛，张力可，可触及骨擦感，右髋、膝关节活动受限，肢端血运可，足背动脉搏动可，浅感觉减退。

三、辅助检查

X 线片示：右股骨骨折（2017 年 4 月 21 日）（病例 59 图 1）。

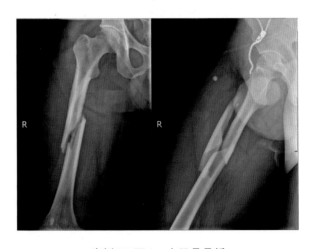

病例 59 图 1　右股骨骨折

四、初步诊断

右股骨干骨折（AO 分型 32B2）

五、鉴别诊断及诊疗计划

1. 鉴别诊断　单纯根据症状，易与转子间、转自下骨折混淆。

2. 诊疗计划　患肢给予石膏固定、皮肤牵引治疗，排除手术禁忌后，待局部肿胀病情允许后，手术治疗。

六、治疗过程

患者入院后积极完善相关检查，患肢给予石膏固定、皮肤牵引治疗，给予镇痛、消肿、活血、抗凝等药物治疗，排除手术禁忌后，于 2017 年 4 月 30 日在静吸复合麻醉下行右股骨干骨折切开复位内固定术，手术顺利，术后给予镇痛、消肿、活血、抗凝等药物治疗。刀口给予换药。

手术记录：患者入手术室后手术者、麻醉医师、巡回护士核对患者信息无误，麻醉后行手术治疗。爱尔碘常规消毒右下肢，铺无菌巾单贴护皮膜，取右大腿中段外侧纵切口，长约 25cm，切开皮肤皮下伸筋膜，自外侧肌间隙分离，术中见右股骨干粉碎性骨折，骨缺损，移位明显，不稳定，术中诊断为右股骨干骨折。将骨折复位后以史赛克直行锁定接骨板螺钉固定，骨缺损处及周围植入人工骨 10g，检查固定牢固，透视复位满意，冲洗缝合。术中情况平稳，出血约 300ml，未输血，输液 2100ml。术后患者返回病房。

七、术后复查及最终诊断

术后 X 线片见病例 59 图 2。

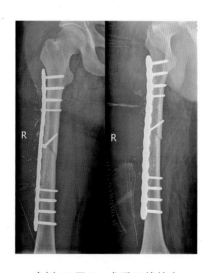

病例 59 图 2　术后 X 线检查

最终诊断：右股骨干骨折（AO 分型 32B2）。

八、随访

患者术后随访，影像相关检查如病例 59 图 3 至病例 59 图 5 所示。

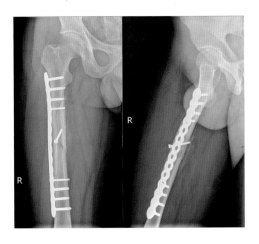

病例 59 图 3 术后 4 周

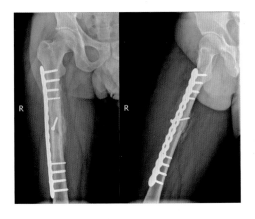

病例 59 图 4 术后 8 周

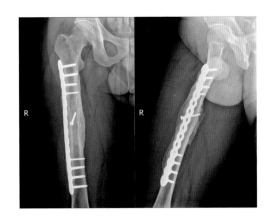

病例 59 图 5 术后 23 个月

九、心得体会及病例讨论

股骨干骨折接骨板固定也是常用方式之一，相较于髓内钉的中心固定，接骨板固定为偏心固定，术中需特别注意保护血运，一旦骨折不愈合，出现内固定断裂风险高，接骨板固定也有其自身优点，比如本例病例，可以对较大骨块实现固定固定，如选择髓内钉钉固定，无法保证大骨块的复位固定，也有可能影响骨折断端的愈合。

十、主编评述

股骨干骨折，如不具备髓内固定条件，如无适当的器械、缺乏牵引床，接骨板内固定同样可以完成。接骨板固定和髓内钉固定各有利弊，需根据患者的病情、术者的经验和现有条件选择合适的治疗方式。术中暴露时需注意保护软组织，避免增加损伤，从而影响骨折愈合。

病例 60　股骨干骨折（AO 分型 32C2）

一、病历摘要

患者白某某，女性，43 岁，既往体健。

主诉：外伤后左大腿疼痛、肿胀、活动受限 4 天。

现病史：患者自诉约 4 天前在道路上从农用车上摔下，伤及左侧大腿，伤后即感左侧大腿疼痛、活动受限，无昏迷、意识障碍，无头痛、头晕，无胸闷、心悸、呼吸困难，无恶心、呕吐，无大小便失禁，伤后就诊于外院，给予行 X 线检查提示左侧股骨骨折，予以患肢皮牵引，建议手术治疗。患者为求进一步诊治，今日就诊于我院，急诊检查后以"左股骨骨折"收入我科。患者受伤来精神可，食欲可，睡眠不佳，大便 1 次，小便正常。

既往史：平素身体一般，无乙肝病史及其密切接触者，有手术史，1 年前行右膝关节镜治疗（具体不详），无外伤史，无血制品输入史，无过敏史，预防接种史不详。

个人史：出生地原籍，无外地久居史，无毒物接触史，生活较规律，无吸烟史，无饮酒史。

月经史：15 岁月经初潮，经期 6 天，周期 28 天。

婚育史：21 岁结婚，育有 1 子 2 女，家庭和睦，配偶体健，儿女体健。

家族史：父母去世（原因不详），无家族性遗传病、传染病史。

二、体格检查

T：36.5℃，P：88 次 / 分，R：20 次 / 分，BP：145/81mmHg，ISS 评分 16 分，VTE 评分 5 分。

专科检查：左侧大腿肿胀、畸形，压痛，可触及骨擦感，左小腿中段前外侧可见局部皮肤擦伤，足背动脉搏动有力，各趾感觉、肌力可。

三、辅助检查

左股骨、胫腓骨正侧位 X 线片示：左侧股骨粉碎性骨折，左胫腓骨未见明显骨折征象（2017 年 6 月 3 日）。

股骨 CT 示：左股骨中下段骨折并周围软组织肿胀（2017 年 6 月 3 日）（病例 60 图 1）。

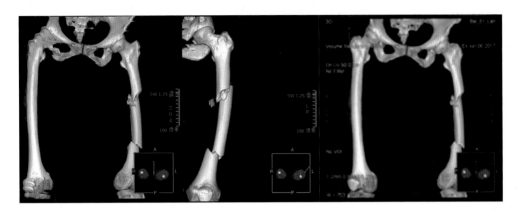

病例 60 图 1　左股骨中下段骨折并周围软组织肿胀

四、初步诊断

左股骨干骨折（AO 分型 32C2）

五、鉴别诊断及诊疗计划

1．鉴别诊断　注意与临近关节周围骨折鉴别。

2．诊疗计划　患者入院后给予卧床休息、患肢支具固定；患肢疼痛，给予镇痛治疗；给予消肿、抗凝药物治疗；完善术前检查，排除手术禁忌后行骨折手术治疗。

六、治疗过程

入院 6 天后静吸复合麻醉下行"股骨干骨折闭合复位倒打髓内钉内固定术（左侧）"。

手术记录：患者入手术室后手术者、麻醉师、巡回护士三方核对患者信息无误后手术开始，消毒铺无菌巾，取患肢髌前切口进入，分离髌腱进入股骨髁间窝，导针进入定位，透视见位置良好，开口，插入导针，"金手指"辅助复位，近骨折断短缩明显，给予有限切开辅助复位，插入导针，透视见位置良好，远端扩髓，再 8.5～11.5mm 逐步全程扩髓，打入 10mm×360mm 主钉，沿导向器打入远近端锁钉，透视见骨折复位良好，内固定物位置良好，生理盐水冲洗、止血，清点无误，逐层关闭手术切口。手术顺利，出血约 200ml，术中麻醉满意，生命体征平稳，术毕患者清醒，安返病房。出室血压 120/80mmHg，脉搏 80 次 / 分。

七、术后复查及最终诊断

术后 X 线片见病例 60 图 2。

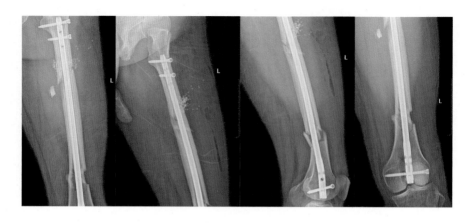

病例 60 图 2　术后 X 线检查

最终诊断：左股骨干骨折（AO 分型 32C2）。

八、随访

患者术后随访，影像相关检查如病例 60 图 3 至病例 60 图 5 所示。

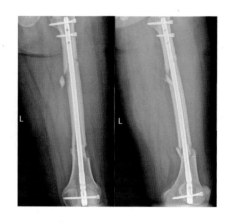

病例 60 图 3　术后 4 周

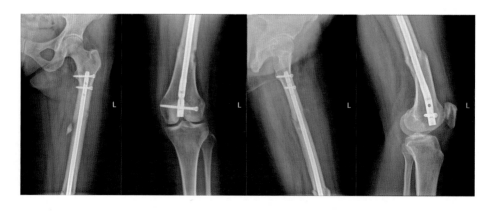

病例 60 图 4　术后 8 周

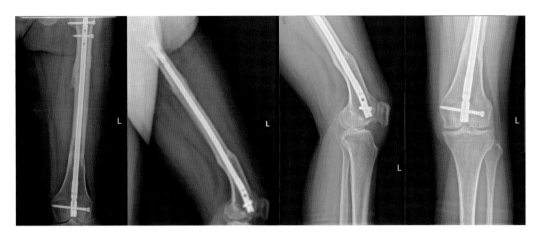

病例 60 图 5 术后 18 个月

九、心得体会及病例讨论

股骨节段骨折，单一接骨板无法满足长度需求，且开口大，创伤大，不符合微创治疗趋势，因此，首选髓内钉固定，对于断端血运破坏小，如能实现闭合穿钉，则愈合率更高，如置钉困难，可考虑小切口辅助复位，最大限度降低骨折不愈合发生率。

十、主编评述

股骨干骨折由高能量暴力引起，多见于交通伤或高处坠落伤等高能量损伤，单纯股骨干骨折即可危及患者生命，且常合并其他部位损伤，根据骨折类型及患者一般情况，可采取保守治疗及手术治疗，原则上无手术禁忌，建议手术治疗，有助于患者肢体功能恢复及减少并发症。对于闭合性股骨骨折，现如今股骨骨折治疗方式众多，总体可归为髓内和髓外固定两种方式，各有优缺点，髓内固定最大限度避免了切开手术的剥离，减少了骨折周围软组织的扰动，有利于术后骨折的愈合，是股骨干骨折治疗的金标准。

病例 61 股骨干骨折（AO 分型 32C3）

一、病历摘要

患者郑某某，男性，39 岁，既往体健。

主诉：车祸外伤后多部位疼痛伴活动受限 6 天。

现病史：患者诉 6 天前驾驶小轿车与护栏相撞，伤后感双下肢疼痛，活动受限，站立不能，受伤后有一过性意识障碍，伤后不能回忆受伤经过，伴有胸部及髋部疼痛，无头晕，无恶心、呕吐，无心悸、胸闷，被120送至外院行X线检查提示右股骨骨折、右胫骨平台、双髌骨、骨盆骨折，给予双下肢清创缝合、石膏外固定，消肿等对症处置，现为求进一步诊治来我院门诊，门诊以"右股骨骨折、骨盆骨折"收入我科，自受伤以来，精神可，饮食、睡眠可，大小便正常。

既往史：平素身体健康，否认肝炎、结核等传染病史及其密切接触病史，否认高血压及糖尿病史，否认重大外伤及手术史，否认输血史，否认食物及药物过敏史，预防接种史随当地。

个人史：生长于原籍，否认外地及疫区长期居留史，否认毒物接触史。生活较规律，无吸烟、酗酒史，否认其他不良嗜好。

婚育史：已婚，配偶体健，育有1子1女，儿子目前外伤住院，女儿车祸去世。

家族史：父亲体健，母亲车祸去世，无家族性遗传病、传染病史。

二、体格检查

T：36.3 ℃，P：92 次/分，R：21 次/分，BP：105/82mmHg，ISS 评分 32 分，VTE 评分 9 分。

专科体检：骨盆挤压分离试验（+），右上肢可见局部皮下瘀斑，双下肢石膏固定，左膝外侧可见不规则皮肤裂伤，已缝合。右大腿肿胀、压痛，右小腿上段肿胀、压痛，双膝压痛，左足诸趾活动可，右足诸趾活动略受限，右足麻木感，双足背动脉搏动可。

三、辅助检查

胸部、骨盆、右股骨、胫腓骨 CT 示：双侧多发肋骨骨折、胸骨骨折；左侧髋臼粉碎性骨折，左髂骨及坐骨骨折；右股骨中下段骨折；双髌骨及右腓骨头骨折，右胫骨平台粉碎性骨折；双膝关节损伤、积液、积血（2018年2月19日）（病例61图1）。

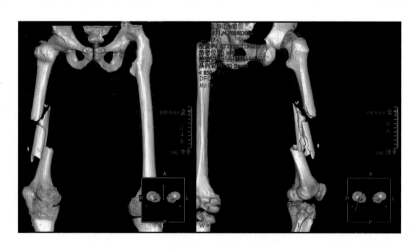

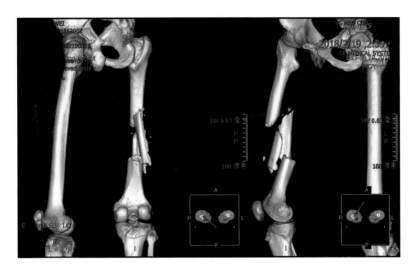

病例 61 图 1　骨盆、右股骨、胫腓骨 CT

四、初步诊断

多发外伤

右股骨干骨折（AO 分型 32C3）

五、鉴别诊断及诊疗计划

1. 鉴别诊断　注意排除合并的血管神经损伤。

2. 诊疗计划　入院后行辅助检查，给予左下肢股骨髁上骨牵引、右下肢跟骨牵引，排除手术禁忌后，拟定入院 1 周左右行手术治疗。

六、治疗过程

患者入院 11 天后行"股骨骨折切开复位内固定术（右侧）＋胫骨平台骨折切开复位内固定术（右侧）＋髌骨骨折切开复位内固定术（左侧）＋取髂骨植骨术"，二期行骨盆髋臼骨折内固定手术治疗。

手术记录：患者入手术室后手术者、麻醉师、巡回护士三方核对患者信息无误，实施静吸复合麻醉成功后手术开始，患肢消毒铺巾，首先行右股骨干切开复位内固定术，沿右大腿外侧切开，分离股外侧肌暴露骨折端，见骨折端粉碎，断为 3 段，近远端各一大蝶形骨块，给予点式复位钳钳夹复位，先用拉力螺钉固定蝶形骨块，之后近远端骨折端再用拉力螺钉固定，远端用克氏针临时固定，透视复位满意，之后用股骨直行锁定接骨板进行固定，近远端螺钉固定，透视复位满意。之后取右侧髂骨制作成骨条植于骨缺损处，并用硫酸钙人工骨 5cc 植入，逐层关闭伤口，包扎。之后小腿近端外侧切口切开，见胫骨平台外侧粉碎骨折，前方塌陷，撬拨复位，并用所取髂骨进行植骨，复位满意，之后用外侧近端锁钉 golf 接骨板进行固定，透视复位满意，然后内侧切口进入，用内侧近端锁定接骨板进行支撑固定，冲洗缝合关闭伤口。再进行左髌骨骨折固定，左膝正中切口进入，分离软组织暴露髌骨骨折，外侧 2 块骨折块，钳夹复位后用空心拉力螺钉固定，透视复位满意。手术顺利，术中出血约 2200ml，术中给予滤白悬浮红细胞 4U，病毒灭活血浆 820ml，自体血回输 680ml（O 型，RH 阳性）。出室血压 150/90mmHg，心率 105 次 / 分。

七、术后复查及最终诊断

术后 X 线片见病例 61 图 2。

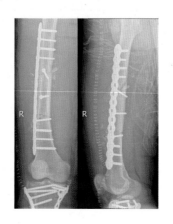

病例 61 图 2　术后 X 线检查

最终诊断：

多发外伤

右股骨干骨折（AO 分型 32C3）

八、随访

患者术后随访，影像相关检查如病例 61 图 3 所示。

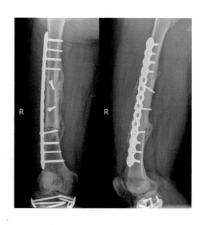

病例 61 图 3　术后 11 周

九、心得体会及病例讨论

股骨干骨折，严重粉碎，闭合复位髓内钉固定存在困难，术中常需切开辅助复位，因节段骨折，切口并不小，因此，较接骨板固定优势并不大，可根据情况灵活选择，但术中需注意骨折生物学内固定（BO）原则，不追求完全解剖复位，保护软组织和断端血运，避免增加医源性骨折不愈合风险。

病例 62　股骨颈骨折（AO 分型 31B1）

一、病历摘要

患者马某某，男，41 岁。

主诉：摔伤右髋部疼痛、活动受限 1 天。

现病史：患者昨日 9:00 左右从自家房顶干农活时从房顶摔下，伤后即感右髋、胸部、右上肢疼痛，无昏迷，无头痛、头晕，无恶心、呕吐，无其余肢体疼痛不适，由家人送到外院，建议手术治疗，患者拒绝。患者为进一步诊治，遂来我院急诊就诊，急诊查体及阅片后以"右侧股骨颈骨折、胸部外伤"收入急诊观察室，今日转入我科拟行手术治疗。患者受伤以来，神志清，精神好，饮食、睡眠可，未解大便，小便正常。

既往史：平素身体一般，否认高血压病、冠心病、糖尿病病史，无乙肝病史及其密切接触者，无手术史，无外伤史，无血制品输入史，无药物过敏史，无食物过敏史，预防接种史不详。

个人史：出生地原籍，无外地久居史，无毒物接触史，生活较规律，无吸烟史，有饮酒史，100ml/ 次 ×20 年，职业农民，无毒物、粉尘及放射性物质接触史，无冶游史。

婚育史：22 岁结婚，家庭和睦，配偶体健，育有 1 子 1 女，子女体健。

家族史：父亲体健，母亲去世，原因不详，无家族性遗传病、传染病史，无类似病史。

二、体格检查

T：36.3℃，P：84 次 / 分，R：21 次 / 分，BP：132/80mmHg，ISS 评分 16 分，VTE 评分 4 分。

专科检查：右上臂后外侧可见长约 20cm 皮肤擦伤，已结痂；下颌、右大腿外侧、右膝关节可见局部皮肤擦伤，已结痂；右上肢活动良好，无反常活动及骨擦感，右下肢外旋、短缩，髋周压痛，髋关节活动受限，大转子及下肢轴向叩击痛，右膝关节无肿胀，屈伸可，下肢血运及感觉可，足背动脉搏动可。

三、辅助检查

髋关节 X 线片：右侧股骨颈骨折（2019 年 5 月 22 日）（病例 62 图 1）。

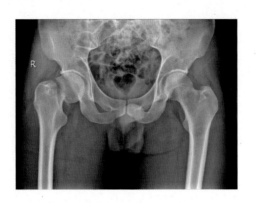

病例 62 图 1　髋关节 X 线检查

四、初步诊断

右侧股骨颈骨折（AO 分型 31B1）

五、鉴别诊断及诊疗计划

1. 鉴别诊断

（1）髋关节前脱位：有明显的外伤史。伤后局部疼痛，患肢呈外展、外旋和屈曲畸形位弹性固定。通常患肢缩短，如为低位脱位，患肢可比健肢长。腹股沟部肿胀，抑或可触及脱位的股骨头。被动活动时可引起肌肉痉挛和剧烈疼痛。

（2）髋关节后脱位：常见于青壮年，有强大暴力史。髋关节疼痛，活动受限，患肢屈曲、内收、内旋、短缩畸形。大转子上移明显，部分患者伴有坐骨神经麻痹，出现足下垂、趾背伸无力和足背外侧感觉障碍。

2. 诊疗计划　入院完善化验检查，行心电图、胸部 CT、髋关节 CT 检查，给予持续皮肤牵引，排除手术禁忌后，72 小时内行手术治疗。

六、治疗过程

入院完善实验室检查、心电图、双下肢静脉彩超：均未见明显异常；髋关节 CT：左侧股骨颈骨折；胸部 CT：左侧第 5 肋骨折并骨痂形成；左侧第 6、第 7 前肋骨质结构欠规整，骨折待排，建议短期内复查；双肺散在慢性炎症可能，肺挫伤待排（病例 62 图 2）。

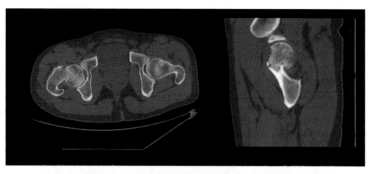

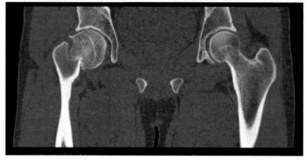

病例 62 图 2　术前影像学检查

患者右侧股骨颈骨折诊断明确，完善术前检查，排除手术禁忌，行右股骨颈骨折闭合复位内固定术。

手术过程：①患者入手术室后手术者、麻醉师、巡回护士三方核对患者信息无误，实施静吸复合麻醉成功后手术开始，将患者置于牵引床上，摆放体位，首先行患肢牵引复位，透视见复位良好；②消毒铺无菌巾，执行叫停程序；③取大转子下方切口长约 8.0cm 进入，分离肌肉至骨膜，呈倒三角打入 3 枚定位针，透视见位置可，依次打入 3 枚空心加压螺钉固定（史赛克，分别 110mm、105mm、95mm），回缩下肢，拧紧螺钉，再次透视见骨折位置可，螺钉长短合适；④检查髋关节活动不受限，冲洗，探查无活动性出血，清点器械敷料无误，逐层缝合，无菌敷料包扎，未留置引流，结束手术；⑤术中出血约 100ml，患者清醒稳定后安返病房。出室血压 120/60mmHg，心率 60 次 / 分。

七、术后复查及最终诊断

术后 X 线片见病例 62 图 3。

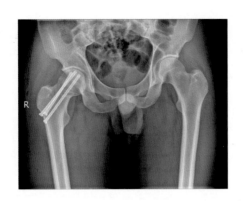

病例 62 图 3　术后 X 线检查

最终诊断：右侧股骨颈骨折（AO 分型 31B1）。

八、随访

患者术后随访，影像相关检查如病例 62 图 4 至病例 62 图 7 所示。

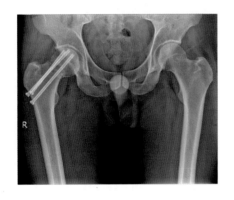

病例 62 图 4　术后 4 周

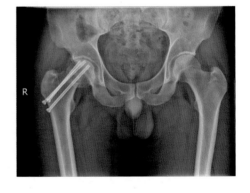

病例 62 图 5　术后 2 个月

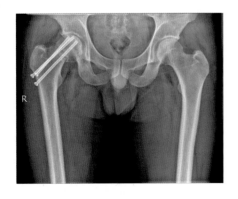

病例 62 图 6　术后 3 个月

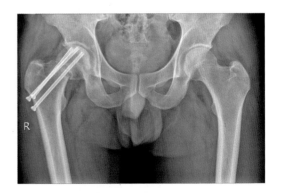

病例 62 图 7　术后 5 个月

九、心得体会及病例讨论

该型骨折为头下型，闭合复位难度不小，对于该型骨折，可尝试采取克氏针"拨头"或切开复位的方法实现复位，穿钉过程中尽量确保头顶的分布位置，并采取多点透视，确保不会出现螺钉穿出的情况。

十、主编评述

年轻患者股骨颈骨折首选闭合复位内固定，术中注意解剖复位，尽量降低术后股骨头坏死风险，如术中复位困难，必要时切开辅助复位，手术时机选择争议较大，目前多数主张早期手术，手术方式目前可选较多，但三枚空心钉固定仍是主流方案，术后恢复效果满意。

病例 63 股骨颈骨折（AO 分型 31B2）

一、病历摘要

患者赵某某，男，15 岁。

主诉：外伤后左髋部疼痛伴活动受限 1 天。

现病史：患者 1 天前骑摩托车摔倒，摔伤左髋部，伤后感患侧疼痛，不敢站立行走，伤后无昏迷，无头晕、头痛，无恶心、呕吐，无胸闷、气喘及腹部不适，无大小便失禁，今日就诊当地卫生院，拍 X 线片示"左股骨颈骨折"，建议手术治疗，后就诊我院，门诊查体及阅片后以"左股骨颈骨折"收入我科。患者自发病已来，神志清，精神可，饮食睡眠可，大小便无异常，体重无增减。

既往史：平素身体健康，无"高血压、糖尿病"史，无乙肝、结核病史及其密切接触者，无手术史，无外伤史，无血制品输入史，无药物过敏史，无食物过敏史，预防接种史随当地。

个人史：出生地原籍，无外地久居史，无毒物接触史，生活较规律，无吸烟史，无饮酒史，职业学生，无毒物、粉尘及放射性物质接触史，无冶游史。

婚育史：未婚未育。

家族史：父母健在，无家族性遗传病、传染病史，无类似病史。

二、体格检查

T：36.2 ℃，P：88 次 / 分，R：21 次 / 分，BP：138/86mmHg，ISS 评分 16 分，VTE 评分 2 分。

专科检查：左髋部轻度肿胀、压痛，髋关节外侧见皮肤擦伤，已结痂，无渗出，腹股沟压痛明显，肢体纵形叩击痛阳性，骨盆挤压分离试验阴性，左髋关节活动受限，被动活动疼痛明显，滚动试验阳性，足趾活动、感觉良好，足背动脉搏动良好。左肘关节后侧见皮肤挫伤，已结痂，无渗出，左肘关节活动无异常，左上肢皮肤感觉无异常，桡动脉搏动好，手指感觉、血运、活动好。余肢体未见明显异常。

三、辅助检查

左髋关节正位片：左侧股骨颈骨折（2019 年 5 月 29 日）（病例 63 图 1）。

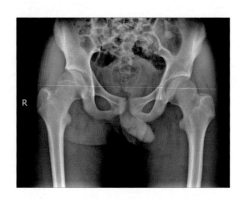

病例 63 图 1　左髋关节正位片

四、初步诊断

左侧股骨颈骨折（AO 分型 31B2）

五、鉴别诊断及诊疗计划

1. 鉴别诊断

（1）股骨干上 1/3 骨折：青壮年及儿童多见，有明显外伤史；局部压痛敏锐，出现短缩、成角或旋转畸形，可触及骨擦感和异常活动。可通过 X 线片鉴别诊断。

（2）股骨下 1/3 骨折：患者有明确的外伤史，伤处肿胀、疼痛。远折端向后移位，容易损伤腘动脉、腘静脉和腓总神经。可通过 X 线鉴别诊断。

2. 诊疗计划　入院完善化验检查，行心电图、胸部正位 X 线、髋关节 CT 检查，给予持续皮肤牵引，排除手术禁忌后，48 小时内行手术治疗。

六、治疗过程

入院完善实验室检查、心电图、双下肢静脉彩超：均未见明显异常；髋关节 CT：左侧股骨颈骨折（病例 63 图 2）。

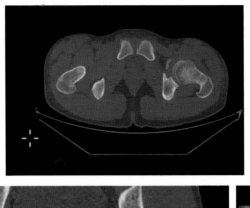

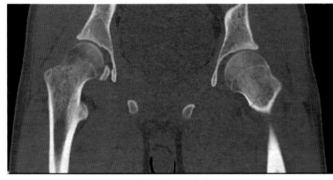 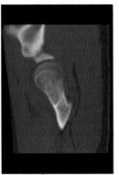

病例 63 图 2　左侧股骨颈骨折

患者左侧股骨颈骨折诊断明确，股骨颈骨折，当前治疗观点是早期手术，最好在 48 小时内，手术牢固固定的基础上早期功能锻炼，降低股骨头坏死概率，本病例完善术前检查，排除手术禁忌，48 小时内行左股骨颈骨折闭合复位内固定术。

手术过程：①患者入手术室后手术者、麻醉师、巡回护士三方核对患者信息无误，实施静吸复合麻醉成功后手术开始，将患者置于牵引床上，摆放体位，首先行患肢牵引复位，透视见复位良好；②消毒铺无菌巾，执行叫停程序；③取大转子下方切口长约 3.0cm 进入，分离肌肉至骨膜，呈倒三角打入 3 枚定位针，透视见位置可，依次打入 3 枚空心加压螺钉固定（史赛克，分别 90mm、85mm、85mm），回缩下肢，拧紧螺钉，再次透视见骨折位置可，螺钉长短合适；④检查髋关节活动不受限，冲洗，探查无活动性出血，清点器械敷料无误，逐层缝合，无菌敷料包扎，未留置引流，结束手术；⑤术中出血约 10ml，患者清醒稳定后安返病房。出室血压 110/60mmHg，心率 60 次 / 分。

七、术后复查及最终诊断

术后 X 线片见病例 63 图 3。

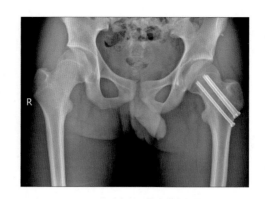

病例 63 图 3　术后 X 线复查

最终诊断：左侧股骨颈骨折（AO 分型 31B2）。

八、随访

患者术后随访，影像相关检查如病例 63 图 4、病例 63 图 5 所示。

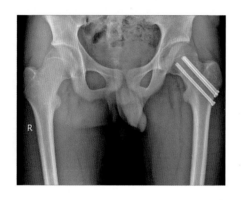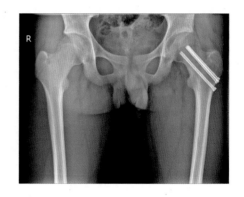

病例 63 图 4　术后 4 周　　　　　　　　病例 63 图 5　术后 3 个月

九、心得体会及病例讨论

青年股骨颈骨折多为高能量损伤，大多为移位型骨折，其治疗方式目前尚无明确专家共识，当前主流观点是伤后早期、48 小时内手术，有条件的医院可争取 36 小时内完成，早期手术、尽量解剖复位有利于骨折愈合，降低股骨头坏死发生率。

十、主编评述

青少年股骨颈骨折十分少见，多数合并骨骺损伤，治疗主张早期手术，主张解剖复位，如复位困难，建议切开复位，3 枚空心钉可有效固定，但不可避免需要贯穿骨骺，但相比股骨头坏死风险，空心钉造成的骨骺损伤影响很小。

病例 64　股骨颈骨折（AO 分型 31B3）

一、病历摘要

患者陈某某，男，14 岁。

主诉：外伤致右髋部疼痛活动受限 1 天。

现病史：患者于 1 天前训练时摔倒，伤及右髋部，伤后右髋关节疼痛伴活动障碍，无法站立及行走，无心悸、恶心、呕吐、大汗，无右下肢麻木，对受伤经过记忆清晰。立即于当地医院就诊，行 X 线查示："右股骨颈骨折"，为求进一步诊治患者来我院就诊，急诊阅片及查体后以"右髋外伤，右股骨颈骨折"收入院。患者自受伤以来神志清，精神可，饮食睡眠可，大便未解，小便无明显异常，体重无明显减轻。

既往史：平素身体一般，否认高血压、冠心病、糖尿病等慢性疾病。无乙肝病史及其密切接触者，无手术史，无外伤史，无血制品输入史，无药物过敏史，无食物过敏史，预防接种史随当地。

个人婚育史：出生地原籍，无外地久居史，无毒物接触史，生活较规律，无吸烟史，无饮酒史，职业学生，无毒物、粉尘及放射性物质接触史，无冶游史；未婚未育。

家族史：父母体健，无家族性遗传病、传染病史，无类似病史。

二、体格检查

T：36.5 ℃，P：80 次 / 分，R：20 次 / 分，BP：102/78mmHg，ISS 评分 16 分，VTE 评分 3 分。

专科检查：右髋压痛、叩击痛，右髋关节屈曲、后伸、内收、外展、旋转活动受限，右下肢外旋 60°，右下肢较对侧短缩不明显，下肢远端感觉血运可，活动可。

三、辅助检查

髋关节 X 线片：右股骨颈骨折（2019 年 5 月 8 日）（病例 64 图 1）。

四、初步诊断

右侧股骨颈骨折（AO 分型 31B3）

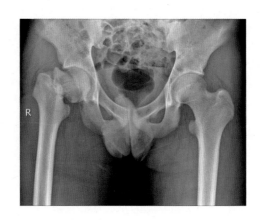

病例64图1　右股骨颈骨折

五、鉴别诊断及诊疗计划

1. 鉴别诊断　需与股骨转子间骨折、髋关节脱位等疾病鉴别。

2. 诊疗计划　入院完善化验检查，给予持续皮肤牵引，排除手术禁忌后，48小时内行手术治疗。

六、治疗过程

入院完善实验室检查、心电图、双下肢静脉彩超：均未见明显异常；患者右侧股骨颈骨折诊断明确，完善术前检查，排除手术禁忌，行右股骨颈骨折闭合复位内固定术。

手术过程：①患者入手术室后手术者、麻醉师、巡回护士三方核对患者信息无误，实施静吸复合麻醉成功后手术开始，将患者置于牵引床上，摆放体位，首先行患肢牵引复位，透视见复位良好；②消毒铺无菌巾，执行叫停程序；③取大转子下方切口长约3.0cm进入，分离肌肉至骨膜，呈倒三角打入3枚定位针，透视见位置可，依次打入3枚空心加压螺钉固定（史赛克，分别95mm、95mm、105mm），回缩下肢，拧紧螺钉，再次透视见骨折位置可，螺钉长短合适；④检查髋关节活动不受限，冲洗，探查无活动性出血，清点器械敷料无误，逐层缝合，无菌敷料包扎，未留置引流，结束手术；⑤术中出血约50ml，患者清醒稳定后安返病房。出室血压110/70mmHg，心率72次/分。

七、术后复查及最终诊断

术后X线片见病例64图2。

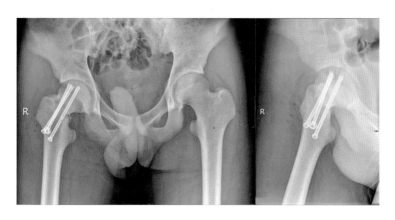

病例 64 图 2　术后 X 线复查

最终诊断：右侧股骨颈骨折（AO 分型 31B3）。

八、随访

患者术后随访，影像相关检查如病例 64 图 3 至病例 64 图 5 所示。

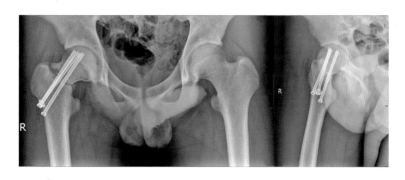

病例 64 图 3　术后 4 周

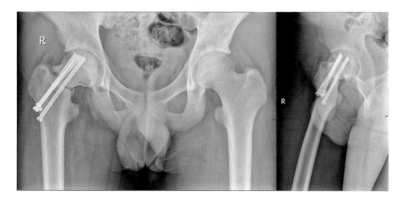

病例 64 图 4　术后 2 个月

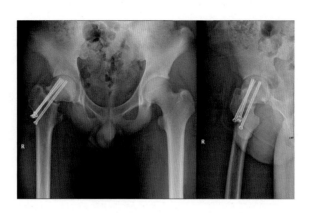

病例 64 图 5　术后 3 个月

九、心得体会及病例讨论

股骨颈骨折手术方式国内外多采用经典的闭合复位、3 枚空心钉倒三角固定的方式，但是对于 Pauwel 角较大的骨折类型，3 枚钉的失败率较高，可考虑附加内侧股骨距支撑钢板，有助于抵消骨折端剪切力；对于经典 3 枚钉的改进治疗，目前有学者主张 "F" 形空心钉技术，即 3 枚螺钉在正位片上呈 "F" 形，该技术可有效抵消扭转应力，增加股骨颈远端和后侧皮质强度，与股骨距钢板一样，可作为特殊类型骨折治疗的有效补充，当然，其有效性和适应证仍需临床进一步验证和研究。

十、主编评述

股骨颈骨折是老年患者常见骨折，中青年也有发生，多为高能量损伤引起，占成年人总骨折的 3.6%，股骨骨折的 28.3%，股骨近端骨折的 40%。股骨颈骨折属于囊内骨折，骨折不愈合和缺血坏死的发生率较高，治疗方案应根据患者的年龄、活动状况、合并症等进行个体化治疗，对于年轻患者主张内固定治疗，但术后骨折不愈合及股骨头坏死率较高，尤其是头下型骨折。对于骨折的治疗，原则是伤后尽早手术，争取伤后 36 小时内，术中强调良好复位，如复位不良，影响骨折断端愈合，增加术后股骨头坏死概率。本例患者头下型骨折，术中闭合复位位置稍有不满，可考虑术中进一步切开复位，但应根据术中情况灵活采取切开的方法；术后随访发现骨折愈合不佳，股骨头坏死，应密切随访骨折愈合情况，如有局部疼痛剧烈、行走困难，可考虑进一步行关节置换手术治疗。

病例 65　股骨远端骨折（AO 分型 33A2）

一、病历摘要

患者孔某某，男，69 岁。

主诉：外伤致双下肢疼痛、活动受限 6 小时余。

现病史：患者及其家属诉患者于 6 小时余前在家中砍树枝时从树上摔下，伤后即感双下肢疼痛、活动受限，无昏迷、意识障碍，无头痛、头晕，无胸闷、心悸、呼吸困难，无恶心、呕吐，无大小便失禁，伤后就诊于外院，给予行 X 线检查提示：双侧股骨远段骨折。予以双下肢夹板固定后建议转院治疗，患者为求进一步治疗，就诊于我院，急诊检查后以"双股骨远段骨折"为主要诊断收入我科。患者自受伤来精神可，未进食水，未行睡眠，大小便未解。

既往史：平素身体一般，既往"高血压病"病史 15 年余，血压最高时可达190/120mmHg，平时口服复方卡托普利 1 片 2 次／日控制，血压控制不详；既往"冠心病"病史 10 年余，长期服用复方丹参滴丸 3 粒 2 次／日、麝香保心丸 2 粒 1 次／日、阿司匹林肠溶片 100mg 每晚睡前 1 次治疗，平时无心悸不适症状；否认糖尿病等慢性病史，无乙肝病史及其密切接触者，无手术史，否认其他外伤史，无血制品输入史，无药物过敏史，无食物过敏史，预防接种史不详。

个人史：出生地原籍，无外地久居史，无疫区长期居住史，无毒物接触史，生活较规律，无吸烟史，有饮酒史，50ml／d×50 年，职业农民，无毒物、粉尘及放射性物质接触史，无冶游史。

婚育史：22 岁结婚，家庭和睦，配偶体健，育有 1 子 2 女，子女体健。

家族史：父母去世（原因不详），否认家族性遗传病、传染病史。

二、体格检查

T：36.2℃，P：90 次／分，R：24 次／分，BP：152/86mmHg，ISS 评分 16 分，VTE 评分 7 分。

专科检查：双下肢皮肤未见异常，双大腿远端局部肿胀、畸形，局部压痛明显，活动受限，双下肢远侧肢体运动及感觉可，双足背动脉可触及，末梢血运可。

三、辅助检查

X 线：①双股骨远段骨折；②双胫腓骨未见明显骨折（2019 年 10 月 28 日）（病

例 65 图 1）。

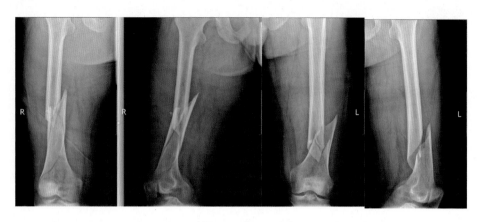

病例 65 图 1　双股骨远段骨折

四、初步诊断

双侧股骨远端骨折（AO 分型 33A2）

五、鉴别诊断及诊疗计划

1. 鉴别诊断　主要与胫骨平台骨折等膝周骨折相鉴别。

2. 诊疗计划　入院后完善化验检查，给予双下肢皮肤牵引，抬高患肢，给予消肿、抗凝等治疗，排除手术禁忌后，择期行手术治疗。

六、治疗过程

入院后完善相关实验室、心电图、颅脑、肺部相关检查，未见明显异常。进一步完善损伤部位三维 CT 检查明确骨折类型，待患肢肿胀减轻后行骨折内固定手术（病例 65 图 2）。

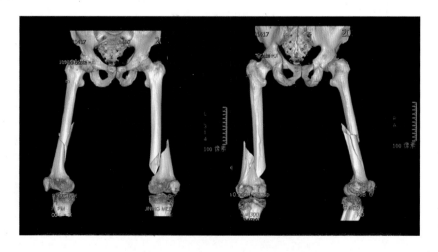

病例 65 图 2　损伤部位三维 CT 检查

手术过程：入手术室后，术者、巡回护士及麻醉师三方核对患者信息及手术部位、手术方式无误，行全身麻醉，麻醉成功后，患者取仰卧位，首先常规消毒下肢皮肤，铺无菌巾，贴护皮膜。切皮前术者、巡回护士及麻醉师三方再次核对患者信息及手术部位、手术方式无误。

取左侧股部后外侧切口，逐层切开，显露骨折断端，注意保护骨膜，术中见股骨骨折端粉碎性骨折，局部骨质缺损，骨膜潜行剥脱，骨折断端成角畸形，移位明显，清理骨折断端，骨折复位后以解剖锁定钛板系统（国产创生）固定骨折端。再取右侧股部后外侧切口，逐层切开，显露骨折断端，注意保护骨膜，术中见股骨骨折端粉碎性骨折，局部骨质缺损，骨膜潜行剥脱，骨折断端成角畸形，移位明显，清理骨折断端，骨折复位后以解剖锁定钛板系统（国产创生）固定骨折端。因局部骨质缺损，给予人造骨植骨。术中透视见骨折复位良好。

七、术后复查及最终诊断

术后 X 线片见病例 65 图 3。

最终诊断：双侧股骨远端骨折（AO 分型 33A2）。

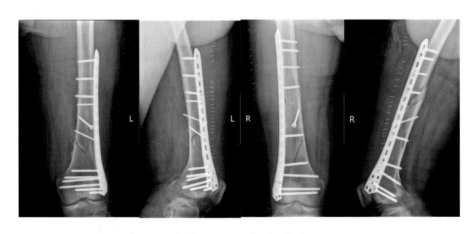

病例 65 图 3　术后 X 线片

八、随访

患者术后随访，影像相关检查如病例 65 图 4 至病例 65 图 7 所示。

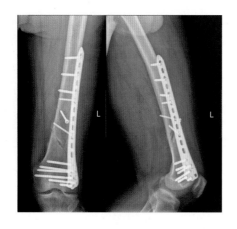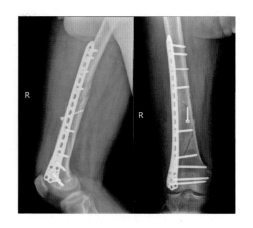

病例 65 图 4　术后 6 周左侧 X 线片　　　　病例 65 图 5　术后 6 周右侧 X 线片

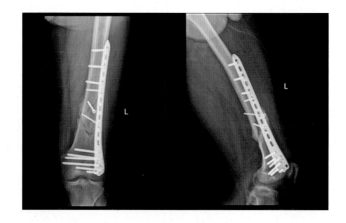

病例 65 图 6　术后 15 周左侧 X 线片

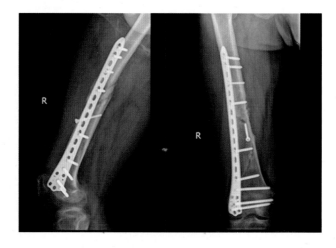

病例 65 图 7　术后 15 周右侧 X 线片

九、心得体会及病例讨论

在传统观念中，股骨远端接骨板固定是首选方案，可实现骨折的解剖复位与牢固固定，便于后续肢体关节功能的康复治疗，本例骨折没有累及关节，复位固定相对简单，但因股骨存在向前向后的弧度，在置入股骨远端接骨板时，仍需注意其置放位置，避免偏前或偏后，以免近端出现较大程度的偏移。

十、主编评述

股骨远端骨折，可累及或不累及关节面，既往治疗方案多选择接骨板固定，效果满意，本例患者双侧股骨远端骨折，骨折为长段螺旋，考虑髓内固定难以解剖复位，对后续膝关节活动功能影响较大，所以选择更为生物力学固定的接骨板固定，手术通过坚强固定，最大限度恢复肢体与关节功能，避免长期卧床并发症及骨折畸形愈合、延迟愈合等对于肢体功能带来的严重影响。

病例 66 股骨远端骨折（AO 分型 33A3）

一、病历摘要

患者杨某某，女，76 岁。

主诉：外伤后右侧大腿疼痛、畸形活动受限 3 小时。

现病史：患者自诉约 3 小时前在家走路摔伤，伤及右侧大腿，伤后即感右侧大腿疼痛、活动受限，无昏迷、意识障碍，无头痛、头晕，无胸闷、心悸、呼吸困难，无恶心、呕吐，无大小便失禁，伤后就诊于外院。给予行 X 线检查提示右侧股骨髁上骨折，建议上级医院治疗，患者为求进一步治疗，就诊于我院，急诊检查后以"右侧股骨髁上骨折"收入我科。患者自受伤来精神可。

既往史：平素身体体健，否认肝炎、结核等传染病史及其密切接触病史，否认高血压及糖尿病史，否认输血史，否认食物及药物过敏史，预防接种史随当地。既往 2009 年外伤导致右侧股骨骨折在外院行骨折手术治疗。

个人史：生长于原籍，否认外地及疫区长期居留史，否认毒物接触史。生活较规律，无吸烟、酗酒史，否认其他不良嗜好。无毒物、粉尘及放射性物质接触史，无冶游史。

月经史：月经初潮 13 岁，经期 5 天，周期 28 天。

婚育史：23 岁结婚，育有 1 子 3 女，家庭和谐，配偶及子女体健。

家族史：无家族性遗传病、传染病史，无类似病史。父母已故。

二、体格检查

T：36.6℃，P：92 次 / 分，R：24 次 / 分，BP：162/88mmHg，ISS 评分 16 分，VTE 评分 8 分。

专科检查：右侧大腿外侧可见手术瘢痕，皮肤完整，大腿远端肿胀、畸形、压痛，膝关节活动受限，骨盆挤压分离试验阴性，足背动脉搏动有力，各趾感觉、肌力正常。余肢体运动感觉正常。

三、辅助检查

右侧股骨正侧位 X 线片见病例 66 图 1（2019 年 6 月 27 日）。

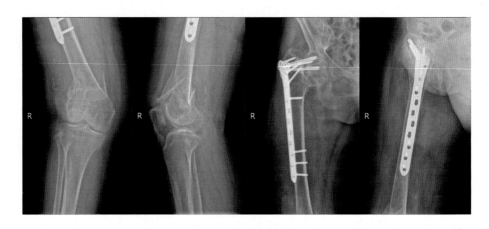

病例 66 图 1　右侧股骨正侧位

四、初步诊断

右侧股骨髁上骨折（AO 分型 33A3）

右股骨头缺血坏死

右侧股骨骨折内固定存留

五、鉴别诊断及诊疗计划

1. 鉴别诊断　胫骨平台骨折：表现为膝关节肿胀活动障碍、疼痛，X 线可显示骨折，结合患者查体以及辅助检查，本患者与之不符，可排除。

2. 诊疗计划　入院后行常规辅助检查，给予支具固定，排除手术禁忌后行股骨骨折手术治疗。

六、治疗过程

入院后完善相关化验检查，心电图等未见明显异常。颅脑、胸部 CT：①脑内多发腔隙性缺血变性灶、梗死灶；请结合颅脑 MRI 检查；②侧脑室旁髓质脱髓鞘改变，脑萎缩；③左侧筛窦炎；④双肺上叶陈旧性病变，请结合病史；⑤支气管炎、肺气肿、肺大疱，双肺少量慢性炎症，双侧胸膜局限性增厚；⑥气管及右主支气管内少量分泌物可能；⑦纵隔及双肺门多发增大淋巴结；⑧主动脉及冠状动脉钙化，心包壁略增厚。进一步完善股骨三维 CT（病例 66 图 2），待患肢肿胀较前好转后，择期行手术治疗。

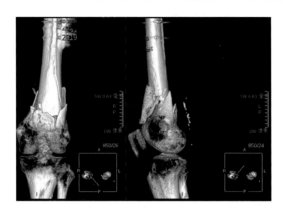

病例 66 图 2　股骨三维 CT

手术过程：手术者、麻醉大夫、巡回护士三方共同确认手术部位无误后，行全身麻醉，麻醉成功，仰卧位，消毒铺无菌巾，上止血带，首先右大腿远段前外侧切开，依次进入，暴露股骨髁上、股骨外髁，探查见：右股骨髁上长段严重粉碎性骨折，骨质疏松严重，外翻畸形，髁上骨缺损。牵引复位成功后，股骨外侧解剖锁定钛板固定股骨髁上骨折，再应用平台钢板内髁及股骨干远段内侧支撑固定，透视见骨折复位良好，彻底冲洗，清点器械敷料无误，骨缺损处植入同种异体骨，依次关闭各层。手术顺利，麻醉效果好，术中出血约 200ml，输液 2100ml，术后血压 110/60mmHg，心率 70 次 / 分，术后诊断同术前，术后患者安返病房。

七、术后复查及最终诊断

术后 X 线片见病例 66 图 3。

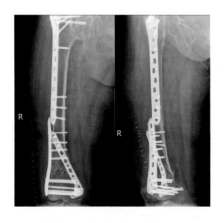

病例 66 图 3　术后 X 线检查

最终诊断：

右侧股骨髁上骨折（AO 分型 33A3）

右股骨头缺血坏死

右侧股骨骨折内固定存留

八、随访

本例术后失访。

九、心得体会及病例讨论

本例患者治疗存在较大难度，主要是前期股骨近端骨折出现畸形愈合、股骨头坏死，本身患肢功能较差，且因前次内固定干扰，常规 1 枚接骨板固定强度不足，因此辅助内侧接骨板固定，在老固定固定后，可满足后期功能锻炼的需要，为以后再次手术行髋关节置换创造较好的条件。

十、主编评述

该患者股骨下段骨折根据受伤机制为较小暴力引起，骨折粉碎，但未累及关节面，考虑患者老年女性，骨质疏松，易发生骨折，右股骨髁上长段严重粉碎性骨折，骨质疏松严重，外翻畸形，髁上骨缺损。牵引复位成功后，股骨外侧解剖锁定钛板固定股骨髁上骨折，再应用平台钢板内髁及股骨干远端内侧支撑固定，对于大部分远端骨折，单侧钢板可以满足固定需要，因本例患者骨折粉碎，内侧缺少支撑，单钢板固定术后内固定实效风险大，因此选择双钢板固定，术中牢固固定后，术后可放心功能康复锻炼，从而降低并发症发生率，最大限度恢复肢体功能。

病例 67   股骨远端骨折（AO 分型 33B1）

一、病历摘要

患者庞某某，男，40 岁。

主诉：右大腿外伤后疼痛、活动受限约 3 小时。

现病史：3 小时前自己骑电动车摔倒，伤后即感右下肢疼痛伴活动受限，无昏迷、意识障碍，无头痛、头晕，无胸闷、心悸、呼吸困难，无恶心、呕吐，无大小便失禁，伤后就诊于外院。给予行 X 线检查提示右股骨骨折术后内固定物存留；右胫骨骨折术后内固定物存留；右股骨骨折，建议手术治疗，患者为求进一步治疗，就诊于我院，急诊检查后以"右股骨骨折"收入我科。患者受伤来，神志清，精神可，未进饮食，未行睡眠，大、小便未排，近期体重无明显变化。

既往史：平素身体健康，否认"高血压病、冠心病、糖尿病"慢性病病史，无乙肝病史及其密切接触者，9年前因"车祸伤"致右股骨干骨折行手术治疗（术式不详），无血制品输入史，无药物过敏史，无食物过敏史，预防接种史不详。

个人史：出生地原籍，无外地久居史，无毒物接触史，生活较规律，有吸烟史，40支/日×20余年，有饮酒史，间断饮酒250ml/次×10余年，职业其他，无毒物、粉尘及放射性物质接触史，无冶游史。

婚育史：21岁结婚，家庭和睦，配偶体健，育有2子1女，子女体健。

家族史：无家族性遗传病、传染病史，无类似病史，父母体健。

二、体格检查

T：36.2℃，P：90次/分，R：24次/分，BP：152/86mmHg，ISS评分16分，VTE评分7分。

专科检查：右大腿远端肿胀、压痛，右膝关节活动受限，右足背动脉可及，右足末梢血运、感觉、活动可。

三、辅助检查

右侧膝关节正侧位见病例67图1。

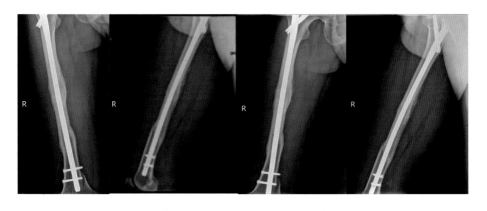

病例67图1　右侧膝关节正侧位

四、初步诊断

右股骨髁骨折（AO分型33B1）

五、鉴别诊断及诊疗计划

1. 鉴别诊断　需与骨筋膜室综合征相鉴别。骨筋膜室综合征外伤史明确，伤后患肢肿胀，张力较高，肢体微循环可发生障碍，远端肢体缺血，肌肉缺血坏死、水肿，张力可进一步增高，晚期出现"5P"征，本患者患肢肿胀，触痛明显，此患者不符合。

2.诊疗计划　入院后24小时内完善化验、心电图等相关检查，给予患肢石膏固定，抬高患肢，给予消肿、抗凝、活血化瘀、萘普生钠止痛等治疗，排除手术禁忌后，择期手术治疗。

六、治疗过程

入院后完善实验室检查、心电图未见明显异常。胸部平片：心肺膈未见明确病变。进一步完善股骨三维CT明确骨折类型（病例67图2）。

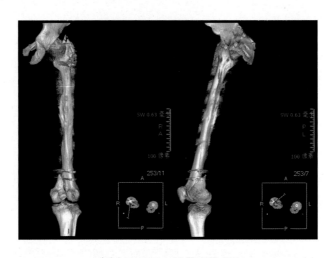

病例67图2　股骨三维CT

待患肢肿胀减轻后，择期行手术治疗。

手术过程：手术者、麻醉大夫、巡回护士三方共同确认手术部位无误后，行全身麻醉，成功后，仰卧位，消毒铺无菌巾，上止血带，右大腿远端前内侧切开，依次进入，探查见：右股骨内髁骨折，移位明显，纠正股骨内髁骨折移位，临时克氏针固定维持，透视见位置满意，股骨髁间3枚空心钉固定，再用1枚直行锁定钛板支撑固定内髁，透视见骨折复位满意，彻底冲洗，清点器械敷料无误，依次关闭各层。

手术顺利，麻醉效果好，术中出血约100ml，输液1600ml，术后血压120/80mmHg，心率80次/分，术后诊断同术前，术后患者安返病房。

七、术后复查及最终诊断

术后X线片见病例67图3。

最终诊断：

右股骨髁骨折（AO分型33B1）

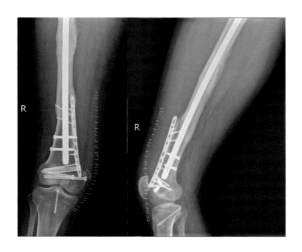

病例 67 图 3　术后 X 线检查

八、随访

患者术后随访，影像相关检查如病例 67 图 4 所示。

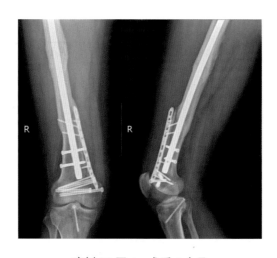

病例 67 图 4　术后 1 个月

九、心得体会及病例讨论

　　股骨内髁单髁骨折，注意与 Hoffa 骨折鉴别，治疗难点在于既往有股骨髓内钉固定，常规髁钢板固定困难，单纯螺钉固定强度不够，极易失败，因此在螺钉固定的基础上，选用上肢锁定板作为中和钢板，增强固定作用，促进骨折愈合。该患者既往股骨干骨折、胫骨近端骨折，现因暴力导致股骨远端骨折，对于该类型骨折，需要注意与既往内固定的关系，是否需取出内固定物，该患者股骨干骨折较重，既往内固定物 9 年，可能存在取出内固定物困难或无法取出风险，现骨折仅累及内侧髁，不取出内固定，不影响此次骨折固定，但术中需注意螺钉方向，注意尽量做到解剖复位，避免创伤性关节炎。

十、主编评述

内固定术后再发股骨髁骨折，因原内固定影响，接骨板放置有一定困难，且患者合并骨折块较大，单纯空心钉固定强度不够，需加用接骨板，放置接骨板时近端可适当向前后移动，避开髓内钉，尽可能选择长钉固定，增加固定强度，股骨髁骨折，需注意解剖复位，因此手术入路要求同时显露关节面，可将切口向远端适当延长，取得良好暴露。

病例 68　股骨远端骨折（AO 分型 33B2）

一、病历摘要

患者陈某某，女，65 岁。

主诉：外伤后右下肢疼痛活动受限 2 小时余。

现病史：患者 2 小时余前骑电动车摔伤右下肢，即感右下肢疼痛，活动受限，无流血，无意识障碍，无恶心、呕吐，无胸闷、气短，遂拨打 120 来我院急诊，急诊行右股骨正侧位片，提示右股骨下端骨折，急诊检查后以"右股骨远端骨折"为主要诊断收入我科，患者自发病来，神志清，精神可，未进食水，体重无明显增减。

既往史：平素身体健康，否认高血压病、冠心病、糖尿病病史，无乙肝病史及其密切接触者，无手术史，有外伤史如前所述，无血制品输入史，无药物过敏史，无食物过敏史，预防接种史不详。

个人史：出生地原籍，无外地久居史，无疫区长期居住史，生活较规律，无吸烟史，无饮酒史，职业农民，无毒物、粉尘及放射性物质接触史，无冶游史。

婚育史：已绝经，26 岁结婚，家庭和睦，配偶体健，育有 1 子 1 女，儿女体健。

家族史：无家族性遗传病、传染病史，无类似病史，父母已故，具体不详。

二、体格检查

T：36.6 ℃，P：92 次 / 分，R：22 次 / 分，BP：156/85mmHg，ISS 评分 16 分，VTE 评分 9 分。

专科检查：右大腿远端肿胀、畸形明显，压痛，可及明显骨擦音及骨擦感，右下肢无明显皮肤感觉减退，右足背动脉可及，右足趾活动可。

三、辅助检查

右股骨正侧位片：①右股骨下段骨折；②右髋关节骨质未见明显骨折（2019 年10 月 27 日）（病例 68 图 1）。

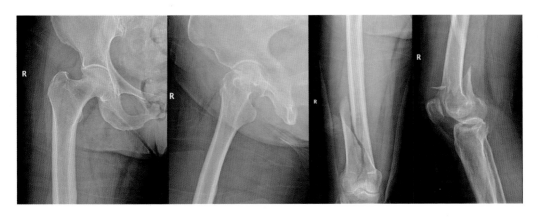

病例 68 图 1　右股骨正侧位片

四、初步诊断

右股骨远端骨折（AO 分型 33B2）

五、鉴别诊断及诊疗计划

1. 鉴别诊断　病理性骨折：患者多有原发病表现，查血碱性磷酸酶异常，X 线检查可见骨折局部伴有骨质疏松，本患者不符。

2. 诊疗计划　右下肢支具固定，抬高患肢，给予消肿、抗凝、萘普生钠止痛等治疗，排除手术禁忌后，择期行手术治疗。

六、治疗过程

患者抽血化验、心电图、心脏彩超未及明显异常。胸部 CT：右肺上叶、双肺下叶胸膜下少许慢性炎症；左肺上叶钙化灶；双肺上叶及左肺下叶多发微小实性／磨玻璃结节。下肢静脉彩超：右下肢深静脉血栓形成。2019 年 10 月 28 日进行股骨 CT 三维重建（病例 68 图 2）。

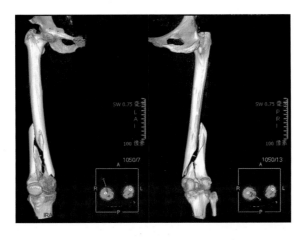

病例 68 图 2　股骨 CT 三维重建

因下肢深静脉血栓形成，术前行下腔静脉滤器植入术。待患肢肿胀较前好转后，行骨折内固定手术。

手术过程：患者入手术室，麻醉师、手术者、巡回护士三方核对患者信息无误后，行全身麻醉，成功后，患者仰卧体位，常规消毒铺无菌巾单，手术首先取右股部外侧切口约 25cm，逐层切开皮肤、皮下组织、深筋膜，显露股骨干远端及髁间，股骨干长段粉碎性骨折，髁间粉碎性骨折，移位明显，首先复位髁间，克氏针临时固定，再复位干部骨折及髁上，2 枚拉力螺钉固定，再 1 枚长钛板及数枚锁定固定，透视见骨折复位良好，内固定物位置良好，台上活动患肢见骨折固定稳定，生理盐水冲洗、止血、清点无误，粉碎性骨折断端骨缺损区人工骨植骨，逐层关闭手术切口，放置 1 枚负压引流球。手术顺利，出血约 300ml，未输血，术中麻醉满意，生命体征平稳，术毕患者清醒，安返病房。出室血压 110/60mmHg，心率 70 次 / 分。

七、术后复查及最终诊断

术后 X 线片见病例 68 图 3。

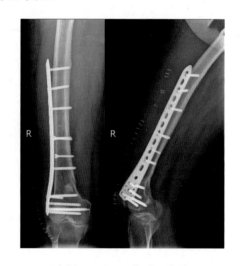

病例 68 图 3 术后 X 线片

最终诊断：右股骨远端骨折（AO 分型 33B2）。

八、随访

患者术后随访，影像学检查见病例 68 图 4。

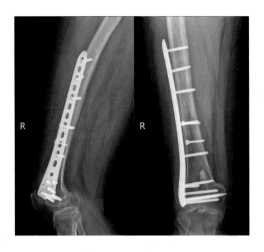

病例 68 图 4　术后 19 周

九、心得体会及病例讨论

股骨远端骨折，累及髁间髁上，首选接骨板固定，注意尽量保护断端血运，同时做到关节面解剖复位，注意接骨板放置，本例老年患者，股骨弧度较年轻人大，出现接骨板不服帖的情况，但前后位置居中，不影响固定的稳定性。

十、主编评述

本例股骨远端骨折，累及股骨干，长短劈裂，粉碎不严重，髓内钉固定无法解剖复位、牢固固定，因此选择接骨板固定，同时固定股骨髁及股骨干，同时由于 LISS接骨板的应用，创伤并不大，术后恢复效果良好。

病例 69　股骨远端骨折（AO 分型 33C2）

一、病历摘要

患者王某某，女，54 岁。

主诉：外伤后右大腿疼痛、活动受限 6 小时。

现病史：患者 6 小时前在自家地中打药时滑倒摔伤，伤后即感右大腿部疼痛、活动受限，无昏迷、意识障碍，无头痛、头晕，无胸闷、心悸、呼吸困难，无恶心、呕吐，无大小便失禁，伤后就诊于我院急诊，给予行 X 线检查提示"右股骨粉碎骨折"，建议手术治疗，急诊检查后以"右股骨粉碎骨折"收入我科。患者受伤来精神可，食欲不佳，未行睡眠，大小便未解。

既往史：平素身体一般，否认高血压、冠心病、糖尿病病史，无乙肝病史及其密切接触者，无手术史，有外伤史 1 年，患者 1 年前摔伤导致前臂骨折（具体不详），保守治疗后恢复良好，活动良好，无血制品输入史，无过敏史，预防接种史不详。

入院前用药清单：（患者提供的用药情况）无。

个人史：出生地原籍，无外地久居史，无毒物接触史，生活较规律，无吸烟史，无饮酒史。

月经史：月经初潮 15 岁，经期 7 天，周期 28 天。已绝经。

婚育史：适龄结婚，育有 2 子 1 女，家庭和睦，配偶体健，儿女体健。

家族史：父母去世（原因不详），无家族性遗传病、传染病史。

二、体格检查

T：36.5 ℃，P：90 次 / 分，R：20 次 / 分，BP：148/90mmHg，ISS 评分 18 分，VTE 评分 8 分。

专科检查：右侧大腿肿胀、畸形，压痛，叩击痛，右膝关节活动受限，右侧足背动脉搏动有力，各趾感觉、肌力正常。右膝关节因疼痛，无法行抽屉试验、侧翻试验查体。

三、辅助检查

X 线片：右股骨远端粉碎骨折，髋关节未见明显异常（2017 年 8 月 8 日）（病例 69 图 1）。

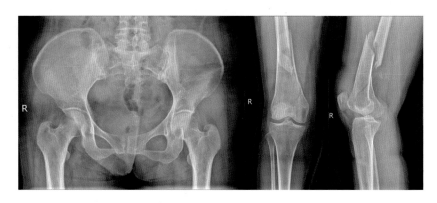

病例 69 图 1　X 线检查

四、初步诊断

右股骨远端粉碎骨折（AO 分型 33C2）

五、鉴别诊断及诊疗计划

1. 鉴别诊断　骨筋膜室综合征：患者外伤后患肢疼痛，肿胀明显，伴有远端缺血症状，病程长时可出现神经损伤、肌萎缩坏死等，本患者可排除。

2. 诊疗计划　入院后抽血化验，给予右下肢支具固定，完善术前检查排除手术禁忌后行股骨骨折手术。

六、治疗过程

进一步抽血化验，完善心电图，胸部 CR：心肺膈未见明显异常。右股骨三维 CT 见病例 69 图 2。

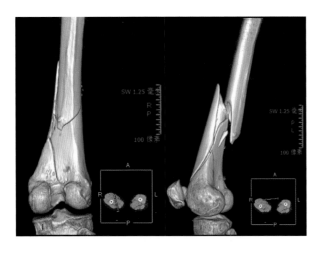

病例 69 图 2　右股骨三维 CT

下肢静脉彩超：右侧小腿肌间静脉血栓形成。定期复查血 D-2 聚体，下肢静脉彩超，患肢肿胀好转后，择期行手术治疗。

手术过程：患者入手术室后手术者、麻醉师、巡回护士三方核对患者信息无误，实施全麻复合神经阻滞麻醉成功后手术开始，取右大腿外侧切口，暴露股骨髁和股骨远端骨折端，首先用点式复位钳夹持股骨髁，用粗克氏针临时固定，之后用下肢半螺纹松质骨螺钉固定髁间骨折，克氏针继续维持，然后处理股骨远端骨折，见骨折螺旋形，远端劈裂成 2 块，用点式复位钳将远端骨折夹持，用克氏针临时固定，之后牵引旋转复位，然后用下肢螺钉固定，外加克氏针临时固定，透视复位满意，之后用股骨远端锁定接骨板固定（创生公司），透视复位满意，冲洗，植入硫酸钙人工骨 10g，放置引流管 1 枚，逐层缝合。手术顺利，术中出血约 300ml，患者术后送恢复室稳定后安返病房。出室血压 100/60mmHg，心率 75 次 / 分。

七、术后复查及最终诊断

术后 X 线片见病例 69 图 3。

最终诊断：右股骨远端粉碎骨折（AO 分型 33C2）。

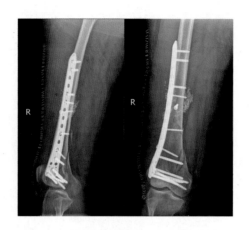

病例 69 图 3　术后 X 线检查

八、随访

患者术后随访，影像相关检查如病例 69 图 4、病例 69 图 5 所示。

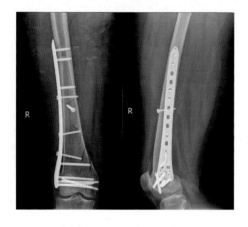

病例 69 图 4　术后 1 个月

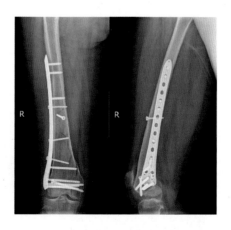

病例 69 图 5　术后 2 个月

九、心得体会及病例讨论

简单髁间髁上骨折，跨度较大，采取桥接钢板固定，中间骨块无需过多螺钉固定，避免应力过大出现接骨板断裂的情况。

十、主编评述

股骨远端骨折，可累及股骨干，一般多选择接骨板固定，同时固定股骨髁及股骨干，由于 LISS 接骨板的应用，创伤并不大，与髓内钉比较，可有效固定累及关节的股骨远端骨折，从而避免关节面复位不良导致后续创伤性关节炎的出现。

病例 70　股骨远端骨折（AO 分型 33C3）

一、病历摘要

患者赵某某，男，31 岁。

主诉：外伤后左下肢疼痛、流血、活动受限 3 小时。

现病史：患者 3 小时前骑电动车被小轿车撞伤，伤后感头部、颌面部、左下肢疼痛、流血、活动受限，当时无昏迷，无胸闷、呼吸困难，无大小便失禁。伤后急来我院急诊，行 X 线、CT 检查提示：左股骨髁上髁间开放性骨折，左腓骨骨折，急诊查体后以"左股骨髁上髁间开放性骨折"为主要诊断收入我科。患者自受伤以来神志清，精神可，未进食水，小便 1 次，大便未解。

既往史：平素身体健康，否认"高血压病、冠心病、糖尿病"病史，无乙肝病史及其密切接触者，无手术史，无血制品输入史，无药物过敏史，无食物过敏史，预防接种史随当地。

个人史：出生地原籍，无外地久居史，无毒物接触史，生活较规律，有吸烟史，4 支 / 日 ×1 年，有饮酒史，100ml/d×10 余年，职业个体，无毒物、粉尘及放射性物质接触史，无冶游史。

婚育史：23 岁结婚，家庭和睦，配偶体健，育有 1 子 1 女，子女体健。

家族史：父母体健，无家族性遗传病、传染病史，无类似病史。

二、体格检查

T：36.2 ℃，P：98 次 / 分，R：23 次 / 分，BP：125/81mmHg，ISS 评分 30 分，VTE 评分 9 分。

专科检查：骨盆挤压分离试验阴性，左膝肿胀，膝前可见长约 4cm 伤口，皮肤软组织撕脱，断端移出，流血，伤口污染重。左大腿明显肿胀、畸形，压痛明显，可触及骨擦感，膝关节活动受限，左小腿肿胀，小腿外侧压痛明显。左足跖趾关节可见瘀青，压痛，活动受限。右小腿可见大面积皮肤擦挫伤，左下肢感觉减退，足背动脉搏动可扪及，趾端血运可。

三、辅助检查

X 线：①左股骨远端粉碎性骨折并累及其外侧关节面；②左腓骨中段骨折；左髌骨骨折待排；③右肘关节软组织异物待排（2019 年 6 月 24 日）（病例 70 图 1）。

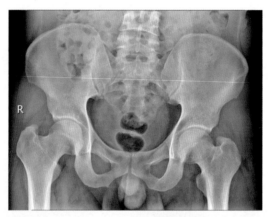

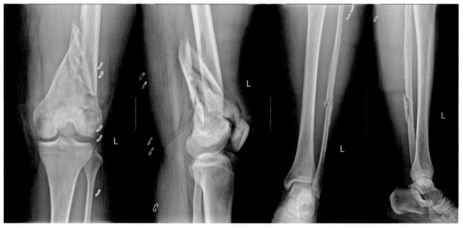

病例 70 图 1　X 线检查

四、初步诊断

左股骨髁上髁间开放性骨折（AO 分型 33C3）

左膝部皮肤软组织挫裂伤

左腓骨骨折

五、鉴别诊断及诊疗计划

1. 鉴别诊断

（1）骨折并腘血管损伤：外伤后肢体肿胀、畸形，骨擦音、骨擦感，肢体反常活动，外伤部位以远小腿、足部血运障碍，足背动脉及胫后动脉搏动消失，肢体感觉肌力障碍；本患者虽有骨折，但足背动脉搏动好，可排除。

（2）骨筋膜室综合征：外伤史明确，伤后患肢张力高且肿胀，远端肢体缺血，肢体微循环障碍，肌肉缺血坏死、水肿，张力进一步增高，晚期出现"5P"征，本患者患肢肿胀，触痛明显，该患者不符合。

2. 诊疗计划　入院后完善常规化验、检查，患者开放性外伤，伤口予以清创缝合，给予患肢石膏外固定，排除手术禁忌证，择期手术治疗。

六、治疗过程

进一步完善胸部、颅脑 CT 未见明显异常，股骨三维 CT 见病例 70 图 2。

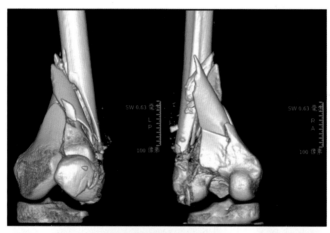
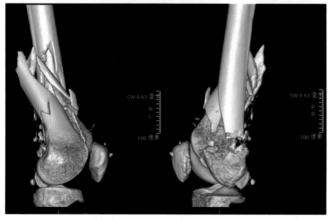

病例 70 图 2　股骨三维 CT 重建

待开创面无渗出、伤口周围皮肤略红肿、患肢肿胀较前好转后，择期行骨折内固定手术。

手术过程：患者入手术室，麻醉师、手术者、巡回护士三方核对患者信息无误后，行全身麻醉，成功后，取仰卧体位，常规消毒铺无菌巾单，手术取左股部远端外侧切口约 18cm，逐层切开皮肤、皮下组织、深筋膜，显露股骨髁间及股骨干远段，见外髁严重粉碎，髁间骨折、移位，关节软骨面损伤严重，粉碎，逐个骨折块复位，克氏针临时固定，再向近端显露，见股骨前方 1 枚 7cm×3cm 大小蝶形骨折块，内侧有碎骨折块数枚，逐个骨折块复位，注意保护血运，克氏针临时固定，再 1 枚股骨远端外侧解剖锁定板及数枚螺钉固定，透视见骨折复位良好，内固定物位置良好，生理盐水冲洗、止血、清点无误，粉碎骨折断端骨缺损区人工骨植骨，逐层关闭手术切口，放置 1 枚负压引流球。

手术顺利，出血约 200ml，未输血，术中麻醉满意，生命体征平稳，术毕患者清醒，安返病房。出室血压 120/70mmHg，心率 90 次 / 分。

七、术后复查及最终诊断

术后 X 线片见病例 70 图 3。

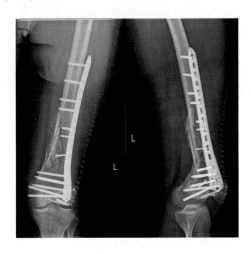

病例 70 图 3　术后 X 线检查

最终诊断：

左股骨髁上髁间开放性骨折（AO 分型 33C3）

左膝部皮肤软组织挫裂伤

左腓骨骨折

八、随访

患者术后随访，影像相关检查如病例 70 图 4 至病例 70 图 6 所示。

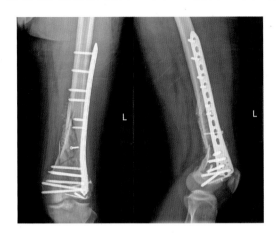

病例 70 图 4　术后 0.5 个月

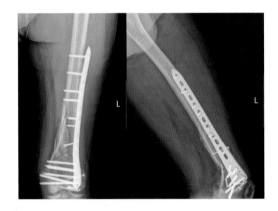

病例 70 图 5　术后 1.5 个月

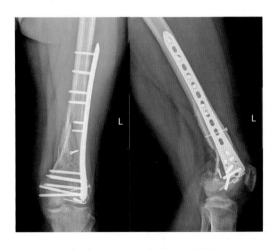

病例 70 图 6　术后 2.5 个月

九、心得体会及病例讨论

该患者多部位骨折，系较大暴力致伤，常合并头部、胸腹部外伤，术前需仔细查体，避免漏诊，对于骨折本身，尤其注意是否合并同侧血管神经损伤，早期要仔细查体，提高警惕，避免漏诊血管损伤可能带来的肢体缺血坏死或严重功能障碍的风险；对于股骨远端骨折的治疗，手术多选择股骨远端外侧解剖钢板，该类型骨折粉碎，骨折线累及关节面，骨折块较小，需使用克氏针，逐个固定，避免关节面缺失较多，骨折块掉入关节腔，导致关节活动障碍，术中固定牢固后，术后可早期康复锻炼，减少术后并发症发生。

十、主编评述

股骨远端骨折多为高能量损伤，多为粉碎性，且多累及关节面，导致治疗困难，目前针对股骨远端骨折治疗上基本倾向于手术治疗，一般选择股骨逆行钉或者股骨远端锁定加压钢板，两者均有优缺点，逆行钉能有效减少术中创伤，同时髓内固定有助于防止骨折端短缩，并且可以通过闭合穿钉，手术创伤小，操作简单，不影响骨折软组织，有利于骨折的愈合和软组织恢复，逆行髓内钉比股骨远端锁定加压钢板更接近下肢力线，符合生物力学要求，被称为"生物学"内固定技术，术中出血少，手术时间短。本例患者股骨远端骨折，骨折长段粉碎，考虑髓内固定难以解剖复位，对后续膝关节活动共能影响较大，所以选择更为符合生物力学固定的接骨板固定，手术应在患肢消肿后进行，一般为伤后 5 ～ 7 天，目的是通过坚强固定，最大限度恢复肢体与关节功能，避免长期卧床并发症及骨折畸形愈合、延迟愈合等对于肢体功能带来的严重影响。

病例 71　股骨转子间骨折（AO 分型 31A1）

一、病历摘要

患者陈某某，女，81 岁。

主诉：外伤致右髋部疼痛、活动受限 5 小时。

现病史：患者家属自诉 5 小时前在家中走路时摔倒，当即感觉右髋部疼痛、活动受限，站立困难，当时无昏迷，无头晕头痛，无恶心呕吐，被家人送来我院急诊就诊，行 X 线片检查示：右股骨转子间骨折。急诊查体后以"右股骨转子间骨折"为主要诊断收住入我科。患者自受伤以来神志清，精神可，饮食一般，未睡眠，二便未解。

既往史：平素身体一般，有"冠心病"病史 20 余年，平时口服复方丹参滴丸

10 粒 3 次 / 日、琥珀酸美托洛尔缓释片 23.75mg 1 次 / 日等药物治疗；既往"失眠症"20 余年，平时口服阿普唑仑 0.8mg 1 次 / 晚、酒石酸唑吡坦片 1 片 / 晚治疗，效果可；既往"颈椎病"10 余年，未育正规诊治；既往"慢性胃炎"病史 10 余年、"胃食管反流病"2 年，未予正规诊治；既往"2 型糖尿病"病史 10 余年，口服阿卡波糖 50mg 3 次 / 日治疗，血糖控制尚可；既往"高血压病"病史 10 余年，收缩压最高达 180mmHg，平时口服复方卡托普利片 1 片 3 次 / 日治疗，血压控制尚可；2 年前因"甲状腺肿大"于我院乳甲外科门诊行甲状腺穿刺，病理示"结节性甲状腺肿"；1 年前于我院诊断"淋巴结结核"，平时口服异烟肼片 3 片 1 次 / 日、利福喷丁胶囊 3 粒 2 次 / 周治疗；否认有病毒性肝炎、肺结核等慢性传染病史及其密切接触史，无重大外伤、否认其他大手术及血制品输注史，对"磺胺类药物"过敏，预防接种史不详。

个人史：生长于原籍，否认外地及疫区长期居留史，否认毒物接触史。生活较规律，否认吸烟、饮酒史，否认其他不良嗜好。

月经史：14 岁月经初潮，经期 7 天，周期 28 天。已绝经。

婚育史：20 岁结婚，家庭和睦，配偶体健，育有 2 儿 1 女，儿女体健。

家族史：父母均已去世，否认家族性遗传病、传染病史。

二、体格检查

T：36.6 ℃，P：92 次 / 分，R：21 次 / 分，BP：150/90mmHg，ISS 评分 16 分，VTE 评分 7 分。

专科检查：右髋部肿胀，右下肢外旋屈曲短缩畸形，右髋部压痛、叩击痛，活动受限，右足趾活动可，右足背动脉可扪及。

三、辅助检查

右髋关节 X 线片：右股骨转子间骨折（2018 年 5 月 4 日）（病例 71 图 1）。

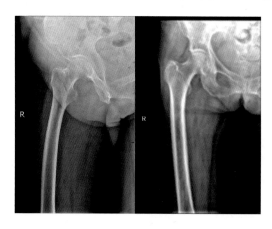

病例 71 图 1　右髋关节 X 线

四、初步诊断

右股骨转子间骨折（AO 分型 31A1）

五、鉴别诊断及诊疗计划

1. 鉴别诊断　需要与股骨颈骨折、髋关节脱位等疾病鉴别。

2. 诊疗计划　患肢皮肤牵引，抬高患肢，给予消肿、活血化瘀、止痛等治疗。排除手术禁忌后，择期行手术治疗。

六、治疗过程

入院完善实验室检查、心电图大致正常；双下肢静脉彩超：未见明确异常；颈动脉彩超：双侧颈动脉粥样硬化并斑块形成；心脏彩超：主动脉瓣反流（少量）二尖瓣反流（少量）左室舒张功能减低；冠脉 CTA：①右冠优势型冠状动脉；②冠状动脉粥样硬化性改变：左前降支近中段混合斑块并管腔中度狭窄；左回旋支近段混合性斑块并管腔中度狭窄；右冠状动脉全程多发混合性斑块并管腔中度狭窄；③左前降支中段心肌桥（不完全型）；④主动脉粥样硬化性改变，肺动脉干增宽；⑤心尖区心肌密度减低，考虑陈旧性心肌梗死所致；⑥左肺上叶团片影，建议结合 CT 增强扫描；⑦支气管炎，双肺慢性炎症。颅脑 MRI：①双侧基底节、放射冠、半卵圆中心及脑桥多发缺血灶、陈旧腔隙性梗死灶；②脑萎缩；③双侧上颌窦、筛窦及右侧乳突炎症，右侧上颌窦合并真菌感染待排；④双眼前后径增大，请结合临床；⑤右额部疣状突起。胸部、骨盆CT：①右侧股骨转子间骨折；②左肺上叶磨玻璃密度灶，较前形状不规则，肿瘤性可能；③支气管炎；双肺散在慢性炎症、右肺上叶钙化灶；④双肺多发小结节灶，请密切随访；⑤纵隔内多发肿大淋巴结，部分钙化；⑥双肺叶间胸膜局限性增厚；⑦冠状动脉壁钙化灶；⑧甲状腺体积增大，多发低密度灶及钙化灶，请结合专科检查；⑨副脾（病例 71 图 2）。

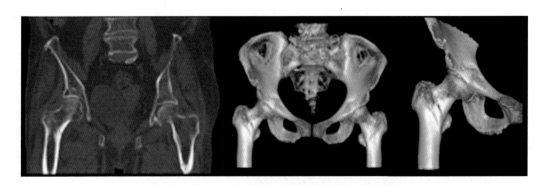

病例 71 图 2　骨盆 CT

　　考虑右股骨转子间骨折诊断明确，请相关科室会诊，排除手术禁忌，患肢消肿后行右股骨转子间骨折闭合复位髓内钉内固定术。

　　手术过程：患者入手术室后手术者、麻醉师、巡回护士三方核对患者信息无误，实施静吸复合麻醉成功后手术开始，将患者置于牵引床上，摆放体位，首先行患肢牵引复位，透视见复位良好。消毒铺无菌巾，执行叫停程序。取大转子近端股外侧切口约5cm进入，分离肌肉触及大转子尖，以大转子顶点中央作为进针点，插入导针，穿过断端，透视后开口并扩髓近端，插入主钉（康辉公司，11号，170mm），连接瞄准器，沿瞄准器向股骨头方向打入导针至股骨头下，测量并注意前倾角，选择90mm螺旋刀片打入，透视见位置满意，安装定位器并远端进行锁钉，安放尾帽，透视见复位满意，内固定在位。冲洗，探查无活动性出血，清点器械敷料无误，逐层缝合，无菌敷料包扎，未留置引流，结束手术。术中出血约200ml，患者清醒稳定后安返病房。出室血压140/70mmHg，心率60次/分。

七、术后复查及最终诊断

　　术后X线片见病例71图3。

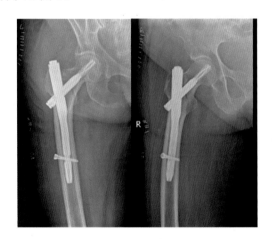

病例71图3　术后X线检查

　　最终诊断：右股骨转子间骨折（AO分型31A1）。

八、随访

　　患者术后随访，影像相关检查如病例71图4、病例71图5所示。

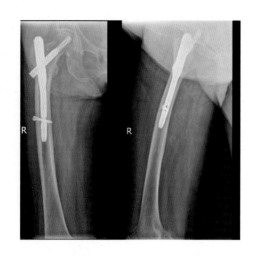 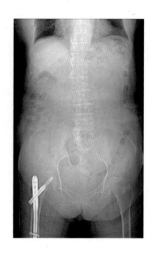

<table>
<tr><td>病例 71 图 4　术后 4 周</td><td>病例 71 图 5　术后 4 个月</td></tr>
</table>

九、心得体会及病例讨论

简单转子间骨折，注意尽量解剖复位，同时注意置钉深度和前倾角方向，如不能做到解剖复位，注意做到内侧股骨距的阳性支撑，避免后期髋内翻的发生。

十、主编评述

股骨转子间骨折是老年人常见骨折，发生年龄较股骨颈骨折患者高，身体条件更差，本次患者内科疾病多，如保守治疗，需长期卧床，并发症多，死亡率极高，因此，对于无绝对手术禁忌的患者，多数主张手术治疗，手术时机主张伤后早期进行，可最大程度降低并发症及死亡率，手术方式常规髓内固定，创伤小，术后恢复快。

病例 72　股骨转子间骨折（AO 分型 31A3）

一、病历摘要

患者翟某某，女，75 岁。

主诉：外伤后左髋部疼痛、活动受限 1 小时。

现病史：患者 1 小时前走路时摔倒，伤后即感头部、左髋部疼痛、活动受限，无昏迷、意识障碍，无胸闷、心悸、呼吸困难，无恶心、呕吐，无大小便失禁，伤后就诊于我院，给予行 X 线检查提示左股骨转子间骨折，颅脑 CT 示蛛网膜下隙出血可能，急诊检查后以"左股骨转子间骨折"为主要诊断收入我科。患者受伤来精神可，食欲不佳，未行睡眠，大小便未解，体重无明显变化。

既往史：既往高血压病史，平素口服药物控制（具体不详），自诉血压控制可，否认肝炎、结核等传染病史，否认糖尿病史，否认食物及药物过敏史，否认其他重大外伤及手术史，否认输血史，预防接种史随当地。

个人婚育史：生长于原籍，否认外地及疫区长期居留史，否认毒物接触史。生活较规律，否认吸烟、酗酒史，否认冶游史，否认其他不良嗜好；适龄初潮及绝经。21 岁结婚，育有 2 子 2 女，配偶去世（具体不详）儿子、女儿体健。

家族史：父母去世（原因不清），否认家族性遗传病、传染病史。

二、体格检查

T：36.4 ℃，P：88 次 / 分，R：19 次 / 分，BP：146/81mmHg，ISS 评 分 16 分，VTE 评分 5 分。

专科检查：左下肢短缩外旋畸形，左髋部肿胀、压痛明显，髋关节活动受限，左足各趾感觉活动可，足背动脉搏动可扪及。

三、辅助检查

骨盆 X 线：左股骨转子间骨折（2019 年 6 月 20 日）（病例 72 图 1）。

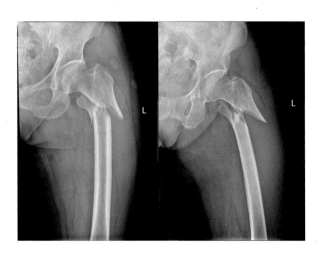

病例 72 图 1 骨盆 X 线

四、初步诊断

左股骨转子间骨折（AO 分型 31A3）

五、鉴别诊断及诊疗计划

1. 鉴别诊断 需要与股骨颈骨折和髋关节脱位等疾病相鉴别。

2. 诊疗计划 入院后完善常规化验、心电图、心脏彩超、颈动脉彩超、颅脑 MRA、双下肢静脉彩超、胸部 CT 等检查，了解骨折情况，评估患者手术风险；患肢皮肤牵引，抬高患肢，给予消肿、活血化瘀、止痛等治疗，排除手术禁忌后，择期行手术治疗。

六、治疗过程

入院后完善相关检查，D-二聚体：27.31mg/L；下肢静脉彩超：左侧下肢深静脉血栓形成，左侧小腿局部肌间静脉血栓形成，右侧小腿局部肌间静脉血栓形成；请血管外科会诊，予以在局部麻醉下行下腔静脉滤器植入术；心电图：窦性心律，室性期前收缩，P-R间期延长，ST-T改变；颈动脉彩超：双侧颈动脉粥样硬化并斑块形成；心脏彩超：主动脉瓣前向血流速度稍快；胸部CT：双肺慢性炎症，右侧第11后肋骨折；股骨CT三维重建：左侧股骨转子间粉碎性骨折（病例72图2）；颅脑MRA：①符合脑动脉轻度硬化MRA改变；②双侧放射冠、基底节区多发腔隙性缺血变性灶、陈旧梗死灶；③左侧额颞部少量硬膜下积液可能，建议复查；④大脑镰旁异常信号：蛛网膜下隙出血可能；⑤轻度脑萎缩；⑥双侧乳突炎症、左侧额颞部软组织肿胀。

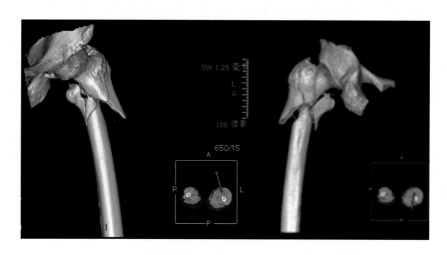

病例72图2　股骨CT三维重建

考虑左股骨转子间骨折诊断明确，请相关科室会诊，排除手术禁忌，患肢消肿后行左股骨转子间骨折闭合复位髓内钉内固定术。

手术过程：患者入手术室后手术者、麻醉师、巡回护士三方核对患者信息无误，实施腰硬联合麻醉成功后手术开始，将患者置于牵引床上，摆放体位，首先行患肢牵引复位，透视见复位良好。消毒铺无菌巾，执行叫停程序。取大转子近端股外侧切口约5cm进入，分离肌肉触及大转子尖，以大转子顶点中央作为进针点，插入导针，穿过断端，透视后开口并扩髓近端，插入11mm×240mm主钉，连接瞄准器，沿瞄准器向股骨头方向打入导针至股骨头下，测量并注意前倾角，选择95mm螺旋刀片打入，透视见位置满意，安装定位器并远端进行锁钉，安放尾帽，透视见复位满意，内固定在位。

冲洗，探查无活动性出血，清点器械敷料无误，逐层缝合，无菌敷料包扎，未留置引流，结束手术；术中出血约 100ml，患者清醒稳定后安返病房。出室血压 130/80mmHg，心率 90 次 / 分。

七、术后复查及最终诊断

术后 X 线片见病例 72 图 3。

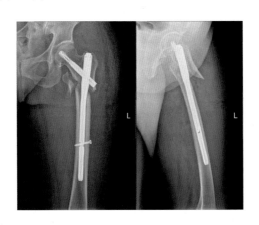

病例 72 图 3　术后 X 线检查

最终诊断：左股骨转子间骨折（AO 分型 31A3）。

八、随访

患者术后随访，影像相关检查如病例 72 图 4、病例 72 图 5 所示。

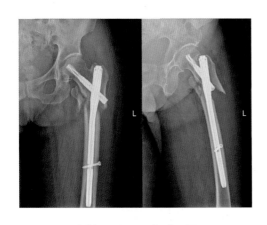

病例 72 图 4　术后 4 周

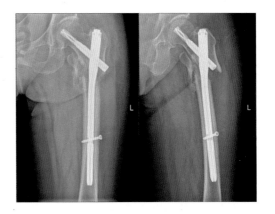

病例 72 图 5　术后 2 个月

九、心得体会及病例讨论

本例属于难复性转子间骨折，累及外侧皮质，外侧不完整，闭合复位时，术中由于外展肌肉的牵拉，出现大转子骨块外翻。因此，多数情况下需要切开复位，但复位后不稳定，易出现再移位，有鉴于此，现在的治疗可考虑辅助外侧小接骨板固定或考虑捆绑带／钢丝捆扎固定，避免出现骨块翻转影响愈合的情况出现。

十、主编评述

股骨粗隆间骨折是老年人常见骨折，多由低能量间接暴力引起，患者跌倒过程中，粗隆间承受较大的扭转暴力，同时由于老年患者骨结构强度不足，造成粗隆间应力集中区骨折；对于股骨粗隆间骨折的治疗，原则是无手术禁忌，即建议手术内固定治疗，术后可早期恢复活动，预防长期卧床并发症，降低死亡率，手术治疗原则是伤后早期手术，争取伤后36小时内手术，手术方式可分为髓内固定和髓外固定两种方式，髓外固定常见方式是滑动加压螺钉固定，其优点是具有加压和滑动双重功能，对于稳定性粗隆间骨折有早期活动和负重的优点，缺点在于固定钢板位于负重线外侧，螺钉承受较大的剪切应力，用于A2、A3型不稳定型骨折时，极易导致固定失败，目前临床已逐步淘汰；髓内固定是目前最为广泛应用的固定方式，其优势在于中心固定，力学优势明显，而且闭合复位，软组织创伤小，不干扰骨折断端，有利于骨折愈合，目前临床应用较为广泛的髓内固定系统有Gamma带锁髓内钉、PFNA交锁髓内钉等。总之，股骨粗隆间骨折多为高龄、高危患者，术前应充分完善相关检查，谨慎评估围术期风险，综合考量制定合理治疗方案，术中固定牢固，术后可早期康复锻炼，减少术后并发症发生，延长生存时间，提高生存质量。

参考文献

[1]Dunham CM, Bosse MJ, Clancy TV, et al. Practice management guidelines for the optimal timing of long-bone fracture stabilization in polytrauma patients: the EAST Practice Management Guidelines Work Group. J Trauma, 2001, 50 (5): 958-967

[2]Ostrum RF, Agarwal A, Lakatos, R, et al. Prospective comparison of retrograde and antegrade femoral intramedullary nailing. J Orthop Trauma, 2000, 14 (7): 496-501

[3]Tornetta P 3rd, Tiburzi D. Antegrade or retrograde reamed femoral nailing. A prospective randomised trial. J Bone Joint Surg Br, 2000, 82 (5): 652-654

[4]Ostrum RF, Agarwal A, Lakatos, R, et al. Prospective comparison of

retrograde and antegrade femoral intramedullary nailing. J Orthop Trauma, 2000, 14 (7): 496-501

[5]Tornetta P 3rd, Tiburzi D. Antegrade or retrograde reamed femoral nailing. A prospective randomised trial. J Bone Joint Surg Br, 2000, 82 (5): 652-654

[6]Florschutz AV, Langford JR, Haidukewych GJ, et al. Femoral neck fractures: current management. J Orthop Trauma, 2015, 29 (3): 121-129

[7]Handoll HH, Parker MJ. Conservative versus operative treatment for hip fractures in adults. Cochrane Database Syst Rev, 2008, 16 (3): CD000337

[8]Syed AA, Agarwal M, Giannoudis PV, et al. Distal femoral fractures: long-term outcome following stabilisation with the LISS. Injury, 2004, 35(6): 599-607

[9]Beltran MJ, Gary JL, Collinge CA. Management of distal femur fractures with modern plates and nails: state of the art. J Orthop Trauma, 2015, 29 (4): 165-172

[10]Doshi HK, Wenxian P, Burgula MV, et al. Clinical outcomes of distal femoral fractures in the geriatric population using locking plates with a minimally invasive approach. Geriatr Orthop Surg Rehabil, 2013, 4 (1): 16-20

[11]Haidukewych GJ. Intertrochanteric fractures: ten tips to improve results. Instr Course Lect, 2010, 59: 503-509

[12]Adam P. Treatment of recent trochanteric fractures in adults. Orthop Traumatol Surg Res, 2014, 100 (1 Suppl): S75-83

第六章　胫腓骨骨折

病例 73　胫骨干骨折（AO 分型 A3 型）

一、病历摘要

患者陈某，男，32 岁。

主诉：外伤后右小腿疼痛、活动受限 11 小时。

现病史：患者诉 11 小时前工作时被煤块砸伤右小腿，致右小腿疼痛、活动受限，当时无昏迷、意识障碍等，伤后就诊于当地县医院，行 X 线检查示"右侧胫骨干骨折"，患者要求上级医院就诊，来我院急诊完善胫腓骨 CT 后以"右胫骨干骨折"收入创伤骨科。患者受伤来精神可，饮食睡眠可，大小便无异常。

既往史："乙肝病毒携带"病史 10 年，否认结核等传染病史，否认高血压及糖尿病史，否认食物及药物过敏史，否认其他重大外伤及手术史，否认输血史，预防接种史随当地。

个人史：出生地原籍，否认外地久居史，否认物接触史，生活较规律，偶尔吸烟，有饮酒史，约 200ml/d×8 年。否认毒物、粉尘及放射性物质接触史，否认冶游史。

家族史：父母体健，否认家族性遗传病、传染病史。

二、体格检查

T：36.5℃，P：68 次 / 分，R：17 次 / 分，BP：151/92mmHg，身高 187cm，体重 90kg，疼痛评分 5 分，营养评分 0 分，DVT 评分 8 分。一般情况可，发育正常，体型匀称，营养良好，意识清醒，被动体位，查体合作。全身皮肤、黏膜无黄染，无皮疹，双侧腹股沟区等浅表淋巴结未及肿大。头部无畸形，眼睑无水肿，巩膜无黄染，双侧瞳孔等大等圆，直径约 3mm，对光反射灵敏，鼻中隔无偏曲，鼻腔无分泌物，口唇红润，咽无充血，扁桃体无肿大，伸舌居中，双耳听力正常，乳突无压痛。颈部无抵抗感，气管居中，甲状腺无肿大，颈静脉无充盈、怒张。胸廓无畸形，胸骨无压痛。双侧呼吸均匀，叩诊两侧清音，呼吸音清，无干湿啰音，无胸膜摩擦音。心前区无异常隆起，无震颤，心界正常，心率 68 次 / 分，心律规则，心音有力，无杂音，无周围血管征。腹部平坦，无胃肠型蠕动波，腹壁柔软，无压痛，无反跳痛，无包块。Murphy's 征阴性，肝脏未触及，脾脏未触及，肝区无叩痛，肾区无叩痛，移动性浊音阴性，肠鸣音约 4 次 / 分，外生殖器正常，直肠、肛门正常。脊柱无畸形，各椎体未及明显叩压痛，活动自如。肌张力正常，肱二头肌反射正常，肱三头肌反射正常。

专科检查：右小腿肿胀、畸形，皮肤完整，中下段前方可见片状青紫瘀斑，小腿张力稍高，压痛明显，右足趾感觉、活动可，足背动脉搏动可扪及。

三、辅助检查

右胫腓骨 CT：右胫骨干骨折，骨折移位（病例 73 图 1）。

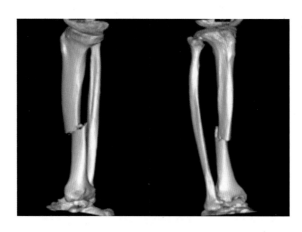

病例 73 图 1　右胫骨干骨折且骨折移位

四、初步诊断

右胫骨干骨折（AO 分型 A3 型）

乙肝病毒携带

五、鉴别诊断及诊疗计划

1. 鉴别诊断　主要从临床表现进行鉴别。

（1）腓肠肌断裂：患者也有明确外伤史，不敢行走，小腿肿胀，足部背伸明显受限，后方压痛，但外观无畸形，前方无压痛，可行局部 B 超明确。

（2）腓骨干骨折：局部可肿胀，但小腿往往无畸形表现，外侧压痛明显，X 线可明确。

2. 诊疗计划　创伤骨科护理常规，Ⅰ级整体护理。入院后完善抽血化验、心电图、胸部 X 线片等。术前完善双下肢静脉彩超检查。下肢石膏固定，给予消肿、止疼、抗凝等治疗，拟排除手术禁忌，择期行手术治疗。

六、治疗过程

患者入院后完善实验室检查无异常，心电图、胸片、静脉彩超未见明显异常。给予行右胫骨干骨折闭合复位髓内钉内固定术。

手术过程：患者入手术室后三方核对患者、患肢、手术方式无误后开始麻醉及手术。麻醉成功后患者仰卧于手术台上，常规消毒右下肢皮肤，铺无菌巾单。右髌前切口，纵形切开髌韧带，胫骨平台开口，插入导针，近端扩髓，导针插入胫骨远端，扩髓至 11.5mm，插入 11mm×375mm 胫骨髓内钉，透视骨折位置可，上远端锁钉，透视位置正确，上近端锁钉。透视位置正确，冲洗刀口，清点器械无误，缝合刀口。

七、术后复查及最终诊断

术后 X 线片见病例 73 图 2。

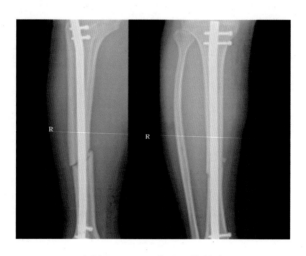

病例 73 图 2　术后 X 线检查

最终诊断：

右胫骨干骨折（AO 分型 A3 型）

乙型肝炎

八、随访

患者术后随访，影像相关检查如病例 73 图 3、病例 73 图 4 所示。

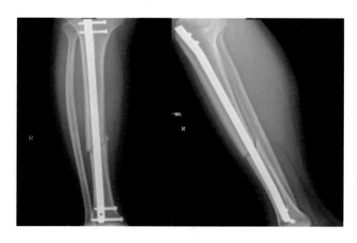

病例 73 图 3　术后 10 周

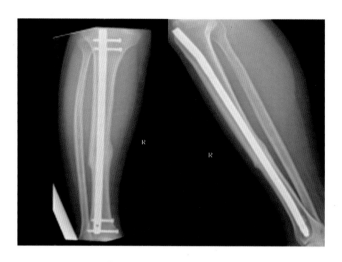

病例 73 图 4　术后 6 个月

九、心得体会及病例讨论

胫骨骨折发病率占全身骨折类型的 12%，在四肢骨折中较为常见，干部骨折常由高能量损伤造成，对于胫骨骨折尤其是不稳定的胫骨骨折，目前临床上倾向于采取内固定治疗，但传统的切开复位内固定会造成额外的软组织损伤、损害骨折周围的血供及软组织刺激。胫骨髓内钉具有保留骨折处血供、不损伤骨折周围软组织、术后即刻可以负重和良好的固定稳定性的优点，因此其适应证扩展为包括开放性胫骨骨折、胫骨干骺端骨折及骨折线延伸到关节内的骨折，逐渐成为胫骨骨折的首选治疗方式。

十、主编评述

胫骨干骨折可因暴力作用下导致，属于临床较为常见骨科类型，经研究统计，30% 的胫骨骨折患者均发生在皮下，且胫骨开放骨折多见，可对患者日常生活造成严重影响。目前胫骨骨折的髓内钉治疗已经成为主流，当然这也并不代表着胫骨骨折髓内钉的治疗是唯一选择，但是需要把握好手术原则，比如简单骨折用钢板进行复位内固定，骨折端需要加压。虽然交锁髓内钉闭合复位内固定是胫骨干骨折治疗的"金标准"，但是也存在一定的并发症例如潜在的膝前区疼痛、膝关节内结构损伤等，需要探究改良入路进一步减少相关并发症。

病例 74 胫骨平台骨折（Schaztker Ⅰ型）

一、病历摘要

患者董某某，男，53 岁。

主诉：外伤后全身多处疼痛、活动受限 11 天。

现病史：患者 11 天前在路边站立时被小轿车撞伤，伤后感颈部、左肩部、胸部、双膝等全身多处疼痛，被工友送往县人民医院，给予 X 线片检查提示左锁骨骨折、左胫骨平台外侧缘骨折、多发肋骨骨折。1 周前行左锁骨复位内固定手术，好转后要求转上级医院继续治疗，就诊于我院，门诊以"左胫骨平台外侧骨折"收入创伤骨科。患者受伤来精神可，食欲不佳，睡眠一般，大小便正常，体重无明显变化。

既往史：平素身体体健，否认肝炎、结核等传染病史及其密切接触病史，否认高血压及糖尿病史，否认重大外伤及手术史，否认输血史，否认食物及药物过敏史，预防接种史随当地。

个人史：生长于原籍，否认外地及疫区长期居留史，否认毒物接触史。生活较规律，否认吸烟史，少量间断饮酒，否认冶游史，否认其他不良嗜好。

婚育史：20 岁结婚，家庭和睦，配偶体健，育有 1 子 1 女，子女体健。

家族史：父母体健，否认家族性遗传病史。

二、体格检查

T：36.1℃，P：89 次 / 分，R：18 次 / 分，BP：120/85mmHg，身高 175cm，体重 80kg，疼痛评分 4 分，营养评分 0 分，VTE 评分 10 分。一般情况良好，发育正常，体型匀称，营养良好，意识清醒，平卧体位，查体合作。全身皮肤、黏膜无黄染，无皮疹，双侧腹股沟区等浅表淋巴结未及肿大。头部无畸形，眼睑无水肿，巩膜无黄染，双侧瞳孔等大等圆，直径约 3mm，对光反射灵敏，鼻中隔无偏曲，鼻腔无分泌物，口唇红润，咽无充血，扁桃体无肿大，伸舌居中，双耳听力正常，乳突无压痛。颈部压痛，活动受限，气管居中，甲状腺无肿大，颈静脉无充盈、怒张。左锁骨区敷料覆盖，压痛，左肩活动受限，胸廓无畸形，胸带外固定，胸壁压痛。双侧呼吸均匀，叩诊两侧清音，呼吸音稍粗，无明显干湿啰音，无胸膜摩擦音。心前区无异常隆起，无震颤，心界正常，心率 89 次 / 分，心律规则，心音有力，无杂音，无周围血管征。腹部平坦，无胃肠型蠕动波，腹壁柔软，无压痛，无反跳痛，无包块。Murphy's 征阴性，肝脏未触及，脾脏未触及，肝区无叩痛，肾区无叩痛，移动性浊音阴性，肠鸣音约 4 次 / 分，外生殖器、直肠、肛门未查。脊柱无畸形，各椎体未及明显叩压痛，活动自如。四肢肌张力正常，膝腱反射正常，跟腱反射正常，肱二头肌反射正常，肱三头肌反射正常，巴宾斯基征阴性，脑膜刺激征阴性。

专科检查：左膝稍肿胀，外侧可见瘀斑，压痛，活动受限，前抽屉试验阴性，侧方应力试验阳性，左足背动脉搏动可扪及，末梢感觉活动可。

三、辅助检查

膝关节 CT：左胫骨平台外侧髁骨折（病例 74 图 1）。

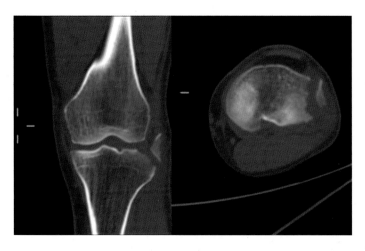

病例 74 图 1　左胫骨平台外侧髁骨折

四、初步诊断

左胫骨平台骨折（Schaztker Ⅰ型）

左膝外侧副韧带损伤

多发肋骨骨折

左锁骨骨折术后

五、鉴别诊断及诊疗计划

1. 鉴别诊断

（1）股骨髁骨折：有明确的外伤史。膝关节积血、肿胀、局部疼痛及功能障碍。可出现各种畸形。有异常活动。常合并半月板或韧带损伤。需要注意的是有无合并血管神经损伤。X 线检查有助于明确诊断。

（2）新鲜前交叉韧带断裂：有明确外伤史，韧带撕裂时伴有撕裂声和关节错动感，关节内出血，导致关节肿胀、疼痛，多数不能继续从事原来的运动，甚至伸直和过屈活动受限；查体时浮髌试验阳性，Lachman 检查松弛、无抵抗。

2．诊疗计划　创伤骨科护理常规，Ⅰ级护理；24 小时内完善常规实验室检查、心电图及胸片等常规检查，复查胸部 CT 明确伤情；给予患肢石膏固定，消肿、止痛、抗凝治疗，排除禁忌后择日手术。

六、治疗过程

入院后完善实验室检查、心电图未见明显异常。考虑胫骨平台骨折诊断明确，入院 4 天，患肢消肿后行左胫骨平台骨折切开复位内固定治疗。肋骨骨折止痛对症处理。

手术过程：患者入手术室，三方核对患者信息无误后，行全身麻醉，成功后，取仰卧体位，常规消毒铺无菌巾单。手术取左膝部外侧弧形切口约 8cm，逐层切开皮肤、皮下组织、深筋膜，显露外侧平台，外侧平台边界骨折，累及关节面，骨块翻转，外侧副韧带断裂，首先清理骨折断端，复位翻转外侧平台骨折块，导针临时固定，透视见位置良好，沿导针打入 2 枚 4.5mm 空心钉，再 1 枚钢板及 6 枚螺钉固定，再修复外侧副韧带。透视见骨折复位良好，内固定物位置良好，生理盐水冲洗、止血、清点无误，逐层关闭手术切口。

七、术后复查及最终诊断

术后 X 线片见病例 74 图 2。

最终诊断：

左胫骨平台骨折（Schaztker Ⅰ型）

左膝外侧副韧带损伤

多发肋骨骨折

左锁骨骨折术后

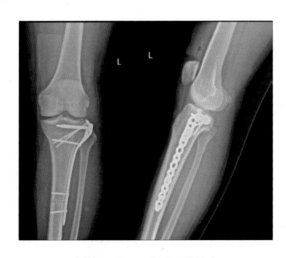

病例 74 图 2　术后 X 线检查

八、随访

患者术后随访，影像相关检查如病例 74 图 3 所示。

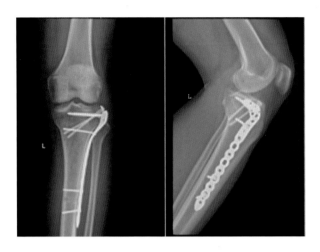

病例 74 图 3　术后 4 周

九、心得体会及病例讨论

Schatzker Ⅰ型胫骨平台骨折属部分关节内骨折，主要受伤机制为膝关节受到外翻应力导致股骨髁撞击胫骨外侧髁，当伤者骨松质足够坚强以够抵挡股骨髁的压缩力量时，往往造成外侧平台的单纯劈裂。Schazker Ⅰ型胫骨平台骨折临床并不常见，多见于骨松质致密的年轻人。对于骨折，既可以应用螺钉固定，也可以应用钢板螺钉固定。一般来讲，2 枚松质骨螺钉可以满足固定强度，但有时也需要联合钢板或者单纯钢板固定以增加稳定性。

十、主编评述

由于外侧平台骨密度低于内侧平台，同时正常膝关节稍外翻，而且膝外侧遭受侧方暴力的概率很大，故多发外侧平台骨折，由于青壮年患者骨密度较高，轴向应力负荷强，若有骨折，常因巨大暴力造成，易发生劈裂骨折。一般来说，Ⅰ型骨折使用两根合适直径的松质骨拉力钉就可以完美固定，即使多出 1 枚也并不会更牢靠，但若患者年龄较大，骨密度不高，或者碎裂严重，最好在外侧使用支撑接骨板或抗滑动接骨板固定，防止因为严重不稳仅靠螺钉无法有效维持。

病例 75 胫骨平台骨折（Schaztker Ⅱ型）

一、病历摘要

患者孔某某，男，48 岁。

主诉：外伤致左膝关节疼痛、活动受限 4 小时。

现病史：患者自诉于 4 小时前骑电动车送孩子上学途中摔倒，伤后即感左膝关节疼痛、活动受限、站立不能，当时无昏迷、意识障碍，无恶心呕吐，无胸闷憋喘，被 120 送至我院急诊就诊，行左膝关节正侧位片示：左胫骨平台骨折，以"左胫骨平台骨折"收入住院。患者自受伤以来神志清，精神可，未进饮食，二便未解。

既往史：平素身体一般，既往"高血压病"病史 5 年，口服硝苯地平缓释片治疗，血压控制可；否认糖尿病、冠心病、脑梗死等病史，否认其他重大外伤及手术史，否认输血史，无药物、食物过敏史，预防接种史随当地。

个人史：出生地原籍，无外地久居史，无毒物接触史，生活较规律，有吸烟史，10 支 / 日 ×25 年，有饮酒史，偶尔饮酒，职业职员，无毒物、粉尘及放射性物质接触史，无冶游史。

婚育史：27 岁结婚，家庭和睦，配偶体健，育有 1 子，儿子体健。

家族史：父母体健，否认家族性遗传病史。

二、体格检查

T：37.3℃，P：80 次 / 分，R：19 次 / 分，BP：123/70mmHg，身高 165cm，体重 62.5kg，疼痛评分 4 分，营养评分 0 分，VTE 评分 9 分。一般情况良好，发育正常，体型匀称，营养良好，意识清醒，自主体位，查体合作。全身皮肤、黏膜无黄染，无皮疹，双侧腹股沟区等浅表淋巴结未及肿大。头部无畸形，眼睑无水肿，巩膜无黄染，双侧瞳孔等大等圆，直径约 3mm，对光反射灵敏，鼻中隔无偏曲，鼻腔无分泌物，口唇红润，咽无充血，扁桃体无肿大，伸舌居中，双耳听力正常，乳突无压痛。颈部无抵抗感，气管居中，甲状腺无肿大，颈静脉无充盈、怒张。胸廓无畸形，胸骨无压痛。双侧呼吸均匀，叩诊两侧清音，呼吸音清，无干湿啰音，无胸膜摩擦音。心前区无异常隆起，无震颤，心界正常，心率 80 次 / 分，心律规则，心音有力，无杂音，无周围血管征。腹部平坦，无胃肠型蠕动波，腹壁柔软，无压痛，无反跳痛，无包块。Murphy's 征阴性，肝脏未触及，脾脏未触及，肝区无叩痛，肾区无叩痛，移动性浊音阴性，肠鸣音约 4 次 / 分，外生殖器、直肠、肛门拒检。脊柱无畸形，各椎体未及明显叩压痛，活动自如。四肢肌张力正常，膝腱反射正常，跟腱反射正常，肱二头肌反射正常，肱三头肌反射正常，巴宾斯基征阴性，脑膜刺激征阴性。

专科检查：左膝及左小腿肿胀明显，浮髌试验（−），左小腿近端压痛明显，左膝关节活动受限，左足背动脉搏动可触及，左下肢末梢血运、感觉、活动可。

三、辅助检查

膝关节 CR：左胫骨平台骨折，内侧平台劈裂、塌陷（病例 75 图 1）。

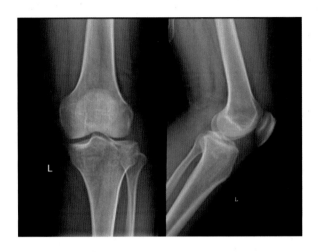

病例 75 图 1　膝关节 CR

四、初步诊断

左胫骨平台骨折（Schaztker Ⅱ型）

高血压病

五、鉴别诊断及诊疗计划

1. 鉴别诊断

（1）后十字韧带断裂：多见于交通事故，轻度不稳的患者可以没有症状，严重不稳的患者表现为关节疼痛，下楼时打软腿，有错动感；后抽屉试验阳性，胫骨结节塌陷。

（2）陈旧性前交叉韧带断裂：患者膝关节松弛不稳，患者在运动中有膝关节错动感或打软腿，不能急停急转，不能用患腿单腿支撑；Lachman 检查松弛无抵抗，前抽屉试验阳性。X 线片或 CT 可鉴别。

2. 诊疗计划　创伤骨科护理常规，Ⅰ级护理；完善常规抽血检查、心电图及胸片等检查，请心内科会诊控制血压，进一步行膝关节三维 CT 重建、膝关节磁共振检查，明确伤情；给予患肢石膏固定，消肿、止痛、抗凝治疗，排除禁忌后择日手术。

六、治疗过程

入院后完善实验室检查、心电图未见明显异常。膝关节 CT 示：左侧胫骨平台外侧骨折并左膝关节积液。膝关节 MRI 示：①左胫骨平台粉碎性骨折并关节面塌陷；②左膝关节前后交叉韧带、外侧副韧带肿胀、损伤；③左膝关节外侧半月板损伤；④左膝关节积液并周围软组织肿胀（病例 75 图 2）。

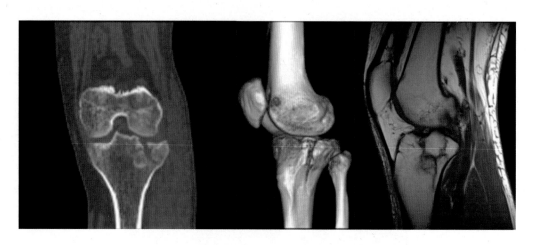

病例 75 图 2　膝关节 MRI

考虑胫骨平台骨折诊断明确，入院 4 天，患肢消肿后行左胫骨平台骨折切开复位内固定治疗。

手术过程：入手术室后三方核对患者、手术部位及方式无误，麻醉成功后患者取仰卧位，常规消毒左下肢、铺单，执行叫停程序。取左小腿近端前外侧切口，依次切开，打开外侧关节间隙，显露胫骨平台关节面，探查见胫骨外侧平台劈裂，关节面粉碎、塌陷，外侧平台下开窗，顶压复位塌陷的关节面，取自体髂骨植骨支撑，取胫骨近端外侧锁定板，先以克氏针初步固定，透视见胫骨外侧平台复位满意，内固定位置好，然后螺钉依次固定，测试外侧平台关节面固定牢固，膝关节活动可，无弹响，再次透视见骨折复位满意，内固定位置好。行抽屉试验和应力试验膝关节稳定性尚可，不再进一步行软组织探查，术后辅以支具固定，如果关节不稳二期再处理。冲洗，止血，清点器械敷料无误，逐层缝合切口，敷料加压包扎，未留置引流。

七、术后复查及最终诊断

术后 X 线片见病例 75 图 3。

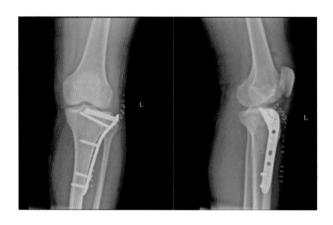

病例 75 图 3　术后 X 线检查

最终诊断：

左胫骨平台骨折（Schaztker Ⅱ型）

高血压病左膝前后交叉韧带损伤

左膝外侧副韧带损伤

左膝半月板损伤

八、随访

患者术后随访，影像相关检查如病例 75 图 4 所示。

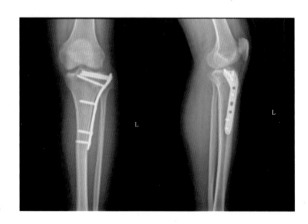

病例 75 图 4　术后 8 周

九、心得体会及病例讨论

Schzker Ⅱ型骨折是胫骨平台骨折中最为常见的骨折，对于骨折，目前较常应用的方式为钢板螺钉固定，选择前外侧切口切开皮肤，逐层分离各层组织，充分暴露骨折端，直视下给予撬拨复位，复位后如有骨缺损，则需给予植骨治疗，并用螺钉、L型钢板、T型钢板、高尔夫钢板等给予内固定治疗。

十、主编评述

针对 Schatzker Ⅱ型骨折的治疗目的及原则为保护软组织，关节面解剖复位，可靠内固定并恢复力线，无肢体缩短与旋转，尽可能修复半月板与韧带损伤，以期最终获得稳定、对位良好、活动正常且无痛的膝关节。一般由低能量因素引起，最常发生在于骨质疏松的老年患者身上。对于塌陷骨折，一般手术方式为开窗或结合 AO 协会的外侧平台"竹筏"钢板，利用其横向的 4 个螺钉孔进行固定，可达到坚强内固定的效果。

病例 76　胫骨平台骨折（Schatzker Ⅲ型）

一、病历摘要

患者吴某某，男，50 岁。

主诉：砸伤致右膝关节疼痛、活动受限 1 天。

现病史：患者自诉 1 天前骑摩托车摔倒被摩托车砸伤右膝部，致右膝部疼痛并活动受限，受伤当时无昏迷，无胸闷、呼吸困难，伤后被人送回家，未予特殊处置，自觉疼痛不缓解，为求进一步治疗我院，急诊行 X 线片检查提示"右胫骨平台骨折"，遂收入院。自受伤以来，患者神志清，精神正常，饮食睡眠正常，大小便正常。

既往史：平素身体体健，否认肝炎、结核等传染病史及其密切接触病史，否认高血压及糖尿病史，否认重大外伤及手术史，否认输血史，否认食物及药物过敏史，预防接种史随当地。

个人史：生长于原籍，否认外地及疫区长期居留史，否认毒物接触史。生活较规律，吸烟约 15 支 / 日 × 约 20 年，不定时、定量饮酒，否认其他不良嗜好。

婚育史：适龄结婚，育有 1 子 2 女，配偶及子女体健。

家族史：父母体健，否认家族性遗传病史。

二、体格检查

T：37℃，P：95 次 / 分，R：20 次 / 分，BP：133/85mmHg，身高 165cm，体重 85kg，疼痛评分 4 分，营养评分 0 分，VTE 评分 8 分。一般情况好，发育正常，体型匀称，营养中等，意识清醒，平卧位，查体合作。全身皮肤、黏膜无黄染，无皮疹，双侧腹股沟区等浅表淋巴结未及肿大。眼睑无水肿，巩膜无黄染，双侧瞳孔等大等圆，直径约 3mm，对光反射灵敏，鼻中隔无偏曲，口唇红润，咽无充血，扁桃体无肿大，伸舌居中，双耳听力正常，乳突无压痛。颈部无压痛，气管居中，甲状腺无肿大。胸廓无畸形，无压痛。双侧呼吸音清，无干湿啰音。心率 98 次 / 分，心律规则，无杂音。腹平软，无压痛及反跳痛，Murphy's 征阴性，肝脏未触及，脾脏未触及，肝区无叩痛，肾区无叩痛，肠鸣音约 4 次 / 分，直肠、肛门及外生殖器未查。脊柱无畸形，各椎体未及明显叩压痛。膝腱反射正常，跟腱反射正常，肱二头肌反射正常，肱三头肌反射正常，巴宾斯基征阴性，脑膜刺激征阴性。

专科检查：右膝关节外翻畸形，轻度肿胀，压痛明显，轴向叩击痛，主动活动明显受限，足背动脉搏动可及，末梢血运可，皮肤感觉正常。

三、辅助检查

膝关节 X 线片：右胫骨平台外侧塌陷骨折（病例 76 图 1）。

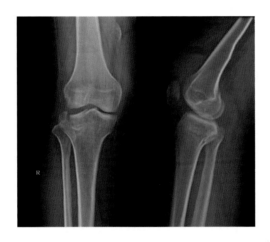

病例 76 图 1 右胫骨平台外侧塌陷骨折

四、初步诊断

右胫骨平台骨折（Schatzker Ⅲ型）

五、鉴别诊断及诊疗计划

1. 鉴别诊断

（1）复发性髌骨脱位：新鲜损伤患者表现为髌骨内侧支持带肿胀、疼痛；陈旧损伤患者表现为运动中反复髌骨关节不稳、脱膝感；严重的可以有髌前疼痛或膝关节交锁。髌骨内侧支持带松弛，推髌恐惧试验阳性。

（2）A 型股骨髁骨折：关节外的股骨髁上骨折，患者膝关节疼痛、肿胀。常合并半月板或韧带损伤、血管神经损伤。可通过 X 线结合查体鉴别。

2. 诊疗计划 创伤骨科护理常规，Ⅰ级护理；完善常规抽血检查、心电图及胸片等检查，进一步行膝关节三维 CT 重建、膝关节磁共振检查；给予患肢石膏固定，消肿、止痛、抗凝治疗，排除禁忌后择日手术。

六、治疗过程

入院后完善实验室检查、心电图未见明显异常。膝关节 MRI 示：①右膝关节胫骨平台骨折；②右膝关节前交叉韧带、外侧副韧带肿胀、损伤；③右膝关节内侧、外侧半月板变性；④右膝关节、髌上囊积液并脂肪沉积；⑤右膝关节周围软组织肿胀。膝关节 CT 示：①右侧胫骨上端骨折；②右侧膝关节积液／血；③左侧膝关节退行性变（病例 76 图 2）。

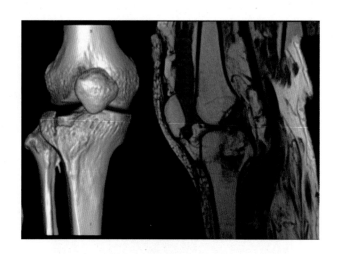

病例 76 图 2　膝关节 MRI 和 CT 表现

考虑胫骨平台骨折诊断明确，入院第 4 天，患肢消肿后行右胫骨平台骨折切开复位内固定治疗。

手术过程：入手术室后三方核对患者信息及手术部位、手术方式无误，麻醉成功后，患者取仰卧位，患肢股部止血带束缚，首先常规消毒下肢皮肤，铺无菌巾，贴护皮膜。手术分别取右膝外侧切口，逐层切开显露骨折端，见胫骨外侧平台劈裂并局部塌陷，骨折端移位明显，骨质压缩明显，向外侧撬起劈裂骨折块，显露塌陷平台关节面，骨刀嵌入压缩平台下方松质骨层，向上方撬起，直视下见塌陷骨折面复位良好，并以克氏针固定撬起平台骨折块，植入磷酸钙充分打压植骨支撑外侧平台关节面，以胫骨近端外侧解剖锁定接骨板系统稳定骨折端并以 1 枚松质骨螺钉辅助支撑平台关节面，透视见骨折复位良好。彻底冲洗止血，清点器物无误后逐层缝合伤口。

七、术后复查及最终诊断

术后 X 线片见病例 76 图 3。

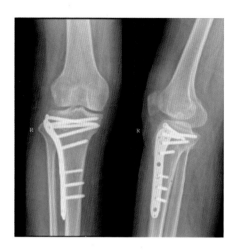

病例 76 图 3　术后 X 线检查

最终诊断：右胫骨平台骨折（Schatzker Ⅲ型）。

八、随访

患者术后随访，影像相关检查如病例 76 图 4 所示。

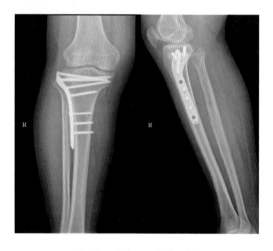

病例 76 图 4　术后 4 周

九、心得体会及病例讨论

Schatzker Ⅲ型骨折较为罕见，手术方式一般在胫骨平台下方靠近塌陷处 3～4mm 的地方，用骨刀通过骨皮质开一个小槽或开窗，将塌陷的关节面给予撬拨复位，再将预备好的骨质填充到小槽内，骨质填充必须紧密，以防关节面再次塌陷，复位适当高于关节面以允许骨质适当沉积，最后用松质骨螺钉或钢板给予固定。

十、主编评述

Schatzker Ⅲ型骨折多发于骨质疏松的中老年患者，且受伤多为低能量损伤，并发韧带及半月板损伤的比例较低，Schatzker Ⅲ型胫骨平台骨折也是一种复杂关节内骨折。治疗时同样应解剖复位，加强内固定及能够早期活动，若治疗方法欠妥当将会导致患侧创伤性关节炎、关节僵硬至活动范围降低、关节活动时疼痛等并发症的发生，严重影响日后膝关节的功能。对于塌陷骨折，一般手术方式为"开窗"，近年来，随着球囊扩张术在脊柱外科的应用并取得良好，通过球囊扩张可有效的抬起塌陷的胫骨平台，骨水泥灌注可充填空壳状的骨缺损区，骨水泥完全固化后可即刻获得足够的强度支撑。术后可以早期下地活动并进行膝关节功能锻炼，住院天数缩短，膝关节僵硬的发生率降低。

病例 77　胫骨平台骨折（Schatzker Ⅳ型）

一、病历摘要

患者李某某，女，46岁。

主诉：外伤致左膝关节疼痛、活动受限2小时。

现病史：患者于2小时前骑车翻到路旁沟中，伤后即感左膝关节疼痛、活动受限、站立不能，当时无昏迷、意识障碍，无恶心呕吐，无胸闷憋喘，被120送至我院急诊就诊，行左膝CT示：左胫骨平台骨折。以"左胫骨平台骨折"收入院。患者自受伤以来神志清，精神可，未进饮食，二便未解。

既往史：平素身体一般。否认高血压病、冠心病、糖尿病等慢性疾病，无乙肝病史及其密切接触者，无手术史，无血制品输入史，无药物过敏史，无食物过敏史，预防接种史不详。

个人史：出生地原籍，无外地久居史，生活较规律，无吸烟史，无饮酒史，职业农民，无毒物、粉尘及放射性物质接触史，无冶游史。

月经史：13岁月经来潮，平时月经规律。

婚育史：22岁结婚，家庭和睦，配偶病逝，育2子，儿子体健。

家族史：父母因病去世多年，具体不详，否认家族性遗传病史。

二、体格检查

T：36.8℃，P：77次/分，R：20次/分，BP：133/77mmHg，身高155cm，体重61.5kg，疼痛评分4分，营养评分0分，VTE评分12分。一般情况可，发育正常，体型匀称，营养良好，意识清醒，被动体位，查体合作。全身皮肤、黏膜无黄染，无皮疹，双侧腹股沟区等浅表淋巴结未及肿大。头部无畸形，眼睑无水肿，巩膜无黄染，双侧瞳孔等大等圆，直径约 3mm，对光反射灵敏，鼻中隔无偏曲，鼻腔无分泌物，口唇红润，咽无充血，扁桃体无肿大，伸舌居中，双耳听力正常，乳突无压痛。颈部无抵抗感，气管居中，甲状腺无肿大，颈静脉无充盈、怒张。胸廓无畸形，胸骨无压痛，双侧呼吸均匀，叩诊两侧清音，呼吸音清，无干湿啰音，无胸膜摩擦音。心前区无异常隆起，无震颤，心界正常，心率 77 次 / 分，心律规则，心音有力，无杂音，无周围血管征。腹部平坦，无胃肠型蠕动波，腹壁柔软，无压痛，无反跳痛，无包块。Murphy's 征阴性，肝脏未触及，脾脏未触及，肝区无叩痛，肾区无叩痛，移动性浊音阴性，肠鸣音约 4 次 / 分，直肠、肛门未查。脊柱无畸形，活动自如。膝腱反射正常，跟腱反射正常，肱二头肌反射正常，肱三头肌反射正常，巴宾斯基征阴性，脑膜刺激征阴性。

　　专科检查：左膝关节前方可见皮肤擦伤，少量渗血，左膝关节局部压痛。足趾活动可，足背动脉搏动可触及，足部皮肤感觉及末梢血运可。

三、辅助检查

膝关节 CT：左胫骨近段粉碎性骨折（病例 77 图 1）。

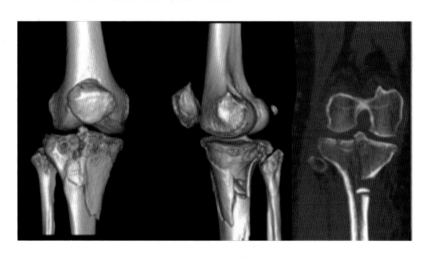

病例 77 图 1　左胫骨近段粉碎性骨折

四、初步诊断

左胫骨平台骨折（Schatzker Ⅳ型）

五、鉴别诊断及诊疗计划

1. 鉴别诊断

（1）B 型股骨髁骨折：部分关节内的股骨髁骨折，患者有外伤史。膝关节疼痛、功能障碍、畸形。可出现异常活动。X线照片有助于明确诊断及分型。

（2）胫骨病理性骨折：病理性骨折的常见原因是原发性或转移性骨肿瘤，而不是由外伤引起的。骨骼本身已经具有影响其结构坚固性的内部因素。

2. 诊疗计划　创伤骨科护理常规，Ⅰ级护理；完善常规抽血检查、心电图及胸片等检查，明确伤情；给予患肢石膏固定，消肿、止痛、抗凝治疗，排除禁忌后择日手术。

六、治疗过程

入院后完善实验室检查、心电图、胸片未见明显异常。考虑胫骨平台骨折诊断明确，入院4天，患肢消肿后行左胫骨平台骨折切开复位内固定治疗。

手术过程：患者入手术室，三方核对患者信息无误后，行全身麻醉，成功后，取俯卧体位，常规消毒铺无菌巾单。手术首先取胫骨近端内侧切口约10cm，逐层切开皮肤、皮下组织、深筋膜，显露胫骨近端内侧，见内侧粉碎性骨折、移位，给予复位后克氏针临时固定，再1枚内侧钛板及8枚螺钉固定，再取后外侧切口约7cm，逐层切开，在腓肠肌外侧头外侧进入，显露后外侧平台，见后外侧平台塌陷，给予撬拨复位，塌陷区人工骨植骨，1枚钛板及5枚螺钉固定，台上活动患肢见骨折固定稳定，透视见骨折复位良好，内固定物位置良好。生理盐水冲洗、止血、清点无误，逐层关闭手术切口，放置1枚负压引流球。

七、术后复查及最终诊断

术后X线片见病例77图2。

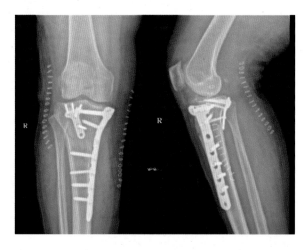

病例77图2　术后X线检查

最终诊断：左胫骨平台骨折（Schatzker Ⅳ型）。

八、随访

患者术后随访，影像相关检查如病例 77 图 3 所示。

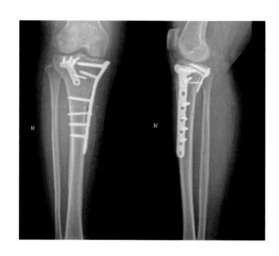

病例 77 图 3　术后 8 周

九、心得体会及病例讨论

胫骨与股骨相互接触的部分形成关节面，称为胫骨平台，胫骨平台有两个微凹的凹面，为内侧和外侧关节面，由于内侧关节面较外侧关节面大，暴露较少，且骨质强度都大于外侧关节面，所以骨折一般发生在外侧平台，内侧平台骨折往往是较大的暴力所致，常常合并有韧带、血管、神经等损伤。手术入路最常见的为内侧入路，当累及后方时往往应用后内侧入路，比如经典的倒 "L" 入路。本病例累及双侧胫骨平台并合并后外侧平台塌陷，首先固定内侧劈裂，稳定住总体结构，然后从后外侧入路复位后方塌陷骨折，注意后方血管神经的保护。

十、主编评述

Schazker 分型从外到内暴力能力依次递增，从Ⅳ型平台开始大部分都为高能量损伤导致。Schatzker Ⅳ型胫骨平台骨折患者大部分患者处于屈膝位，受到内翻、内旋暴力致小腿以膝关节内侧为轴发生过度内翻、内旋所致，另有一部分患者为屈膝内翻加轴向暴力所致，此类型占整个胫骨平台骨折的比例并不高，但若处理不当，会造成膝内翻畸形、关节不灵活、不稳、关节炎这些并发症，可以说这种类型是所有胫骨平台骨折预后效果最不理想的。当骨折类型为单一内髁骨折时，可选经典的内侧入路，同时应用支撑钢板固定，但是内侧胫骨平台往往骨折类型复杂，当骨折累及后侧平台时还可能选择或联合后内侧、后外侧入路甚至腓骨头截骨等入路。

病例 78 胫骨平台骨折（Schaztker Ⅴ型）

一、病历摘要

患者刘某某，男，71岁。

主诉：外伤致左膝关节疼痛、活动受限3天。

现病史：患者3天前骑电动三轮车时摔倒，伤后即感左膝关节疼痛、活动受限、站立不能，当时无昏迷、意识障碍，无恶心呕吐，被家属送至县医院就诊，行左膝关节正侧位片示：左胫骨平台骨折。建议手术治疗，患者拒绝后回家。患者自觉左膝疼痛无明显缓解，来我院门诊就诊，门诊以"左胫骨平台骨折"收入住院。患者受伤以来神志清，饮食睡眠可，二便正常。

既往史：平素身体体健，否认肝炎、结核等传染病史及其密切接触病史，否认高血压及糖尿病史，否认重大外伤及手术史，否认输血史，否认食物及药物过敏史，预防接种史随当地。

个人婚育史：生长于原籍，否认外地及疫区长期居留史，否认毒物接触史。生活较规律，无吸烟史，少量间断饮酒，否认其他不良嗜好。21岁结婚，育有1子1女，家庭和谐，配偶及子女体健。

家族史：父母因病去世，具体不详，否认家族性遗传病、传染病史。

二、体格检查

T：36.4℃，P：90次／分，R：19次／分，BP：150/99mmHg，身高165cm，体重80kg，疼痛评分5分，营养评分0分，VTE评分10分。一般情况良好，发育正常，体型匀称，营养良好，意识清醒，平卧体位，查体合作。全身皮肤、黏膜无黄染，无皮疹，双侧腹股沟区等浅表淋巴结未及肿大。头部无畸形，颌面部可见部分皮肤擦伤，眼睑无水肿，巩膜无黄染，双侧瞳孔等大等圆，直径约3mm，对光反射灵敏，鼻中隔无偏曲，鼻腔无分泌物，口唇红润，咽无充血，扁桃体无肿大，伸舌居中，双耳听力正常，乳突无压痛。颈部无抵抗感，气管居中，甲状腺无肿大，颈静脉无充盈、怒张。胸廓无畸形，胸骨无压痛。双侧呼吸均匀，叩诊两侧清音，呼吸音清，无干湿啰音，无胸膜摩擦音。心前区无异常隆起，无震颤，心界正常，心率90次／分，心律规则，心音有力，无杂音，无周围血管征。腹部平坦，无胃肠型蠕动波，腹壁柔软，无压痛，无反跳痛，无包块。Murphy's征阴性，肝脏未触及，脾脏未触及，肝区无叩痛，肾区无叩痛，移动性浊音阴性，肠鸣音约4次／分，外生殖器正常，直肠、肛门正常。脊柱无畸形，各椎体未及明显叩压痛，活动自如。四肢肌张力正常，跟腱反射正常，肱二头肌反射正常，肱三头肌反射正常，巴宾斯基征阴性，脑膜刺激征阴性。

专科检查：左膝肿胀，浮髌试验（-），小腿近端压痛明显，局部可及骨擦感，左膝关节活动受限，双侧踝关节及右足趾背伸跖屈肌力无明显减弱，双下肢末梢血运、感觉、活动可。

三、辅助检查

膝关节CT：左胫骨近段内、外侧髁骨折，断端移位（病例78图1）。

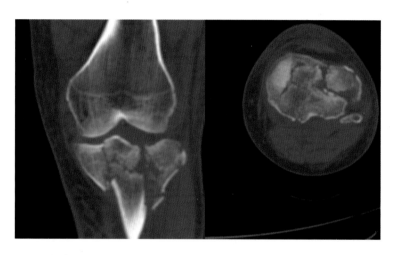

病例78图1 左胫骨近段内、外侧髁骨折且断端移位

四、初步诊断

左胫骨平台骨折（Schaztker Ⅴ型）

五、鉴别诊断及诊疗计划

1. 鉴别诊断

（1）C型股骨髁骨折：C型为累及关节内的骨髁间骨折。患者有明确外伤史，主要表现为膝关节肿胀、疼痛、活动受限，X线片或CT可明确。

（2）髌骨骨折：患者有外伤史，髌骨部压痛、膝不能伸直。常有皮下瘀斑以及膝部皮肤擦伤。可通过X线明确诊断。

2. 诊疗计划 创伤骨科护理常规，Ⅰ级护理；完善常规抽血检查、心电图及胸片等检查，进一步行膝关节磁共振检查，明确伤情；给予患肢石膏固定，消肿、止痛、抗凝治疗，排除禁忌后择日手术。

六、治疗过程

入院后完善实验室检查、心电图未见明显异常。膝关节MRI示：①左侧胫骨平台及腓骨头粉碎性骨折；②左股骨外侧髁骨挫伤并骨髓水肿；③左髌骨后缘异常信号：考虑骨软骨炎、软骨变性；④左膝关节外侧副韧带损伤、撕裂；髌韧带及后交叉韧带损伤；⑤左膝关节内侧、外侧半月板变性、损伤；⑥左膝关节、髌上囊积液、脂肪沉积并周围软组织肿胀；髌下脂肪垫损伤（病例 78 图 2）。

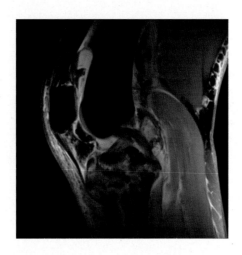

病例 78 图 2　膝关节 MRI

考虑胫骨平台骨折诊断明确，入院 7 天，患肢消肿后行左胫骨平台骨折切开复位内固定治疗。

手术过程：患者入手术室，三方核对患者信息无误后，行全身麻醉，成功后，取仰卧体位，常规消毒铺无菌巾单。手术首先取左膝内侧切口约 5cm，逐层切开，显露内侧平台，见内侧平台骨折，无明显移位，给予复位后 1 枚钛板及 6 枚螺钉固定，再取外侧切口约 12cm，逐层切开，显露外侧平台，见外侧平台粉碎性骨折，向外移位明显，给予复位后克氏针临时固定，透视见平台复位满意，下方粉碎骨折处人工骨植骨，外侧 1 枚锁定板及数枚螺钉固定，透视见骨折复位良好，内固定物位置良好，应力测试阴性，结合 MRI 检查，决定术后给予支具固定。生理盐水冲洗、止血、清点无误，逐层关闭手术切口。

七、术后复查及最终诊断

术后 X 线片见病例 78 图 3。

最终诊断：

左胫骨平台骨折（Schaztker Ⅴ型）

左膝韧带软组织损伤

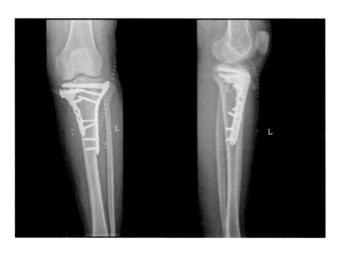

病例 78 图 3　术后 X 线检查

八、随访

患者术后随访，影像相关检查如病例 78 图 4 所示。

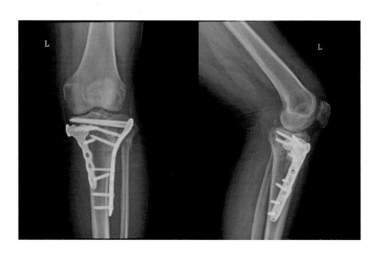

病例 78 图 4　术后 8 周

九、心得体会及病例讨论

对于胫骨平台 V、VI 型骨折，可以根据骨折及皮肤伤口情况，选择单钢板或螺钉和单钢板联合进行有效的固定治疗，在切口方面，可以选择正中直切口、内外双侧切口、内外侧弧形切口，因正中切口对软组织损伤较大，一般选择双切口，两切口之间的距离应当大于 7cm，这样可以避免软组织发生坏死概率，切开皮肤、逐层分离各层组织，暴露骨折端，清理关节内积血及碎骨片，确定骨折复位的参照平面，对有塌陷的骨折，应在骨折塌陷的前方骨皮质处，用骨刀在塌陷骨折下方开一骨窗，并通过骨刀将塌陷骨折给予撬拨复位，恢复关节面的解剖位置，并用自体骨植骨，为防止复位的骨块再次塌陷，植骨一定要严密。

十、主编评述

Schzaker 分型从 I 型到 VI 型是暴力逐渐增加，软组织在 Schatzker 分级中，每增加 I 级所受创伤就严重得多，不仅仅是对骨头所造成直接创伤的暴力能量大小，也代表了粉碎与移位程度的增加。而由高能量因素引起的骨折，由于骨折碎裂程度高，极不稳定，就对内固定的牢固性提出了更高的要求。对于胫骨内外侧平台双骨折，在骨折稳定性较高，内侧平台骨折块数目少，形态完整时才可用单外侧解剖钢板固定，因解剖钢板的多枚螺钉的特殊排列方向可使其较稳固地把持住内侧平台的骨折块。若内侧平台骨折较复杂，碎裂程度高，单外侧钢板稳固性会大打折扣，无法对抗内侧剪切力，容易发生内翻畸形。因此，对于胫骨内外侧平台的粉碎性骨折，常采用的还是经典的内外侧双钢板固定。这种内固定方式具有生物力学上最高的稳定性，能够很好地对抗轴向的压力和水平方向的扭转剪切力。

参考文献

[1]Rüedi TP, Allgower M. The operative treatment of intra-articular fractures of the lower end of tibia. Clin Orthop, 1979, 138（1）：105

[2]Scalea TM, Boswell SA, Scott JD, et al. External fixation as a bridge to intrame-dullary nailing for pations with multiple injuries and with femur fractures：damage control orthopedics. Trauma, 2000, 48（4）：613-621

[3]衡科，张云坤. 后方入路治疗后侧 Pilon 骨折. 江苏医药，2015（2）：220-222

[4]Ketz J, Sanders R. Staged posterior tibial plating for the treatment of Orthopaedic Trauma Association 43C2 and 43C3 tibial pilon fractures. J Orthop Trauma, 2012, 26（6）：341-347. doi：10.1097/bot.0b013e318225881a

[5]赵宏谋，张言，胡东，等. 支撑钢板与螺钉固定治疗旋后—内收型 II 度踝关节骨折的比较研究. 中国修复重建外科杂志，2017，31（5）：553-558

[6]Jones DA, Cannada LK, Bledsoe JG. Are hook plates advantageous compared to antiglide plates for vertical shear malleolar fractures？Am J Orthop（Belle Mead NJ），2016，45（3）：98-102

[7]Schottel PC, Berkes MB, Little MT, et al.Comparison of clinical outcome of pronation external rotation versus supination external rotation ankle fractures.Foot Ankle Int, 2014, 35 (4): 353-359

[8] 王海洲, 陈海云, 林强.Lauge-Hansen 分型指导踝关节骨折的诊断及治疗决策.广州中医药大学学报, 2012, 29 (3): 381-384

[9] 马信龙.踝关节骨折的损伤机制.中华骨科杂志, 2013, 33 (4): 429-432

[10] 王亦璁.骨与关节损伤(第 4 版).北京: 人民卫生出版社, 2007: 1508

[11]Ao WeiMeng.Observation of the effect of open reduction and internal fixation through posterolateral approach for the treatment of trimalleolar fracture.Contemporary Medical Theories Series, 2018, 16 (2): 44-45

[12] 杨根, 丁振华, 林奕旋, 等.旋前型踝关节骨折特殊类型的诊断与治疗.中国矫形外科杂志, 2004, 12 (16): 1270-1271

[13] 唐军伟, 麦合木提, 蔡佳, 等.胫骨多向锁定髓内针与胫骨远端钢板治疗胫骨远端骨折的疗效比较.中国矫形外科杂志, 2016, 24 (24): 2247-2251

[14]Kuhn S, Greenfield J, Arand C, et al.Treatment of distal intraarticular tibial fractures: A biomechanical evaluation of intramedullary nailing vs.angle-stable plate osteosynthesis.Injury, 2015, 46 (Suppl 4): S99-S103

[15]Weaver MJ.The chioce of fixation in bicondylar tibial plateau fractures.Injury, 2011, 12: 1661-1667

[16]Garner MR, Warner SJ, Lorich DG.Surgical approaches to posterolateral tibial plateau fractures.J Knee Surg, 2016, 29 (1): 12-20

[17] 王阳, 李建军, 陈旭, 等.前内侧钢板支撑固定治疗胫骨平台后外侧塌陷骨折的临床研究.中国骨与关节损伤杂志, 2014, 29 (4): 351-352

[18]Carrera I, Gelber PE, Chary G, et al.An intact fibula may contribute to allow early weight bearing in surgically treated tibial plateau fractures.Knee Surgery Sports Traumatology Arthroscopy, 2018, 26(4): 1-6

[19] 杨胜松, 王满宜, 荣国威, 等.Schatzker Ⅳ型胫骨平台骨折的分型及治疗.中华外科杂志, 2004, 42 (19): 1161-1164

[20]Zhai QL, Hu CF, Xu YF, et al.Morphologic Study of Posterior Articular Depression in Schatzker Ⅳ Fractures.Orthopedics.2015, 38 (2):

e124-e128

[21] 王驭恺，罗从风，翟启麟. 胫骨平台骨折关节面塌陷治疗研究进展. 国际骨科学杂志，2014，35（3）：147-150

[22] Basques BA，Webb ML，Bohl DD，et al. Adverse events, length of stay, and readmission after surgery for tibial plateau fractures. Orthop Trauma，2015，29（3），e121-e126

第七章 踝部骨折

病例 79 Pilon 骨折（Rüedi-Augower Ⅲ型）

一、病历摘要

患者周某某，女，73 岁。

主诉：外伤后右踝部疼痛、肿胀、活动受限 5 小时。

现病史：患者 5 小时前在居住小区门口走路时被小轿车撞伤，伤后即感右踝部疼痛、活动受限，伤后拨打"120"来我院就诊，给予行 X 线检查提示：右踝关节骨折，建议手术治疗，以"右踝关节骨折"收入创伤骨科。患者受伤来精神可，大小便正常。

既往史：平素身体一般，既往高血压病、冠心病、糖尿病、慢性支气管炎多年，无乙肝病史及其密切接触者，无手术史，无其他外伤史，无血制品输入史，无药物过敏史，无食物过敏史，预防接种史随当地。

个人史：出生地原籍，无外地久居史，生活较规律，无吸烟史，无业，无毒物、粉尘及放射性物质接触史，无冶游史。

月经及婚育史：既往月经规律，50 岁绝经，20 岁结婚，家庭和睦，配偶去世，儿女体健。

家族史：父亲、母亲去世（原因不详），无家族性遗传病、传染病史。

二、体格检查

T：36.5℃，P：84 次 / 分，R：20 次 / 分，BP：158/62mmHg，身高 156cm，体重 41kg，疼痛评分 2 分，营养评分 1 分，VTE 评分 12 分。一般情况良好，发育正常，体型匀称，营养良好，意识清醒，被动体位，查体合作。全身皮肤、黏膜无黄染，无皮疹，双侧腹股沟区等浅表淋巴结未及肿大。头部无畸形，眼睑无水肿，巩膜无黄染，双侧瞳孔等大等圆，直径约 3mm，对光反射灵敏，鼻中隔无偏曲，鼻腔无分泌物，口唇红润，咽无充血，扁桃体无肿大，伸舌居中，双耳听力正常，乳突无压痛。颈部无抵抗感，气管居中，甲状腺无肿大，颈静脉无充盈、怒张。胸廓无畸形，胸骨无压痛。双侧呼吸均匀，叩诊两侧清音，呼吸音粗，无干湿啰音，无胸膜摩擦音。心前区无异常隆起，无震颤，心界正常，心率 84 次 / 分，心律规则，心音有力，无杂音，无周围血管征。腹部平坦，无胃肠型蠕动波，腹壁柔软，无压痛，无反跳痛，无包块。Murphy's 征阴性，肝脏未触及，脾脏未触及，肝区无叩痛，肾区无叩痛，移动性浊音阴性，肠鸣音约4次/分，外生殖器正常，直肠、肛门正常。脊柱无畸形，各椎体未及明显叩压痛，活动自如。四肢肌张力正常，肱二头肌反射正常，肱三头肌反射正常，巴宾斯基征阴性，脑膜刺激征阴性。

专科检查：右踝部明显肿胀，皮肤完整，皮肤张力稍高，无张力性水泡，右踝部压痛、叩击痛，关节屈伸活动受限。右足背动脉可触及，趾端活动可，血运可。

三、辅助检查

右踝关节X线片：右内踝及前踝骨折（院内急诊报告）（病例79图1）。

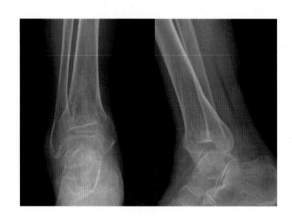

病例79图1　右内踝及前踝骨折

四、初步诊断

右侧Pilon骨折（Rüedi-Augower Ⅲ型）

高血压病

冠心病

糖尿病

慢性支气管炎

五、鉴别诊断及诊疗计划

1. 鉴别诊断　主要与内外踝骨折和距骨骨折鉴别。

（1）内外踝骨折：表现为踝关节肿胀明显，局部瘀斑，活动出血，足趾活动感觉、血运障碍。CT表现往往无明显的胫骨远端的压缩和劈裂。

（2）距骨骨折：主要表现是踝关节出现肿胀和畸形，局部有压痛，关节活动可受限。往往需要行CT检查鉴别。

2. 诊疗计划　创伤骨科护理常规，Ⅰ级护理；完善常规抽血、心电图、胸片、静脉彩超、踝三维CT、足CT平扫等检查。给予消肿、止痛、抗凝治疗，告知患者行踝泵锻炼，给予肢体气压治疗，并邀请相关科室会诊治疗高血压等内科疾病，控制血糖。给予患肢石膏固定，排除手术禁忌，择日行手术治疗。

六、治疗过程

入院后完善实验室检查、心电图未见明显异常。胸部X线示：心肺膈未见明确病变。CT示：右侧胫骨下段粉碎性骨折累及右踝关节面（病例79图2）。

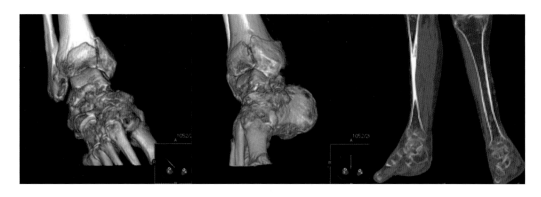

病例79图2　右侧胫骨下段粉碎性骨折累及右踝关节面

入院第8天，患肢消肿后行右侧Pilon骨折切开复位内固定术。

手术过程：入手术室后三方核对患者信息无误，麻醉成功后患者仰卧位。常规消毒患肢，铺单，执行叫停程序。首先右胫前外侧切开，依次进入，保护胫前动静脉、腓深神经、皮神经，探查见：胫骨远端关节面塌陷，将关节面截骨复位后，临时克氏针固定维持，之后其下植入磷酸钙人工骨支撑，透视见骨折复位良好，取胫骨远端前外侧解剖锁定钢板固定。再取内踝切口，探查见：内踝骨折，向近端移位，骨折块严重骨质疏松，仔细保护，将骨折复位后，1/3管型钛板塑形后固定于内踝内侧，支撑。再用2枚空心钉固定骨折块，复位、维持复位，透视见骨折复位良好。冲洗，探查无活动性出血，清点器械敷料无误，逐层缝合切口。

七、术后复查及最终诊断

术后X线片见病例79图3。

最终诊断：

右侧Pilon骨折（Rüedi-Augower Ⅲ型）

高血压病（1级，高危组）

冠心病

糖尿病

慢性支气管炎

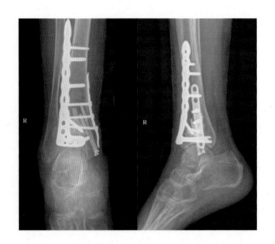

病例 79 图 3　术后 X 线检查

八、随访

患者术后随访，影像相关检查如病例 79 图 4、病例 79 图 5 所示。

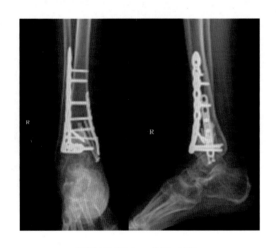

病例 79 图 4　术后 4 周

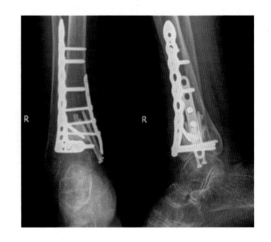

病例 79 图 5　术后 8 周

九、心得体会及病例讨论

Pilon 骨折是一种特殊类型的踝关节骨折，其定义是指骨折线累及了踝穴关节面的胫骨远端骨折，通常为严重的暴力性损伤，伴有广泛的周围软组织损伤，X 线表现为胫骨远端的关节面不平整，甚至出现关节面严重塌陷、移位的情况，通常伴有腓骨骨折和小腿局部软组织损伤。手术治疗 Pilon 骨折，根据骨折类型、骨折程度，可选择不同的术式，比如：钢板内固定，钢针内固定配以外固定架联合手术，手术入路也根据骨折的类型还有所选择，比如前外侧入路、前内侧入路、后外侧入路、后内侧入路或者两种以上的入路联合运用。术中固定牢固后，术后可早期康复锻炼，减少术后并发症发生。

十、主编评述

Pilon 骨折受伤机制为高能量胫骨轴向暴力和低能量旋转剪切力。轴向作用力是高能力暴力，造成关节面塌陷，破碎分离，干骺端骨质粉碎，软组织损伤，大部合并腓骨骨折，预后不佳；低能量扭转暴力使胫骨远端骨折呈螺旋形，关节面损坏轻，软组织损伤小，预后好。1969 年 Ruedi 和 Allgower 等提出了 Pilon 骨折手术治疗的 4 个标准步骤：①复位固定腓骨，通过腓骨的复位固定恢复下肢的长度和稳定性；②胫骨远端关节面直视下解剖重建，减少创伤性关节炎的发生率；③对骨缺损进行充分植骨（自体骨或人工骨），从而促进骨折的愈合，减少骨不愈合和畸形愈合的发生；④钢板内固定支撑胫骨，防止内（外）翻畸形和肢体短缩。早锻炼，晚负重。由于 Pilon 骨折往往合并较严重的软组织损伤，目前分期手术是降低伤口愈合问题和深部感染风险的有效方法，骨折的治疗应分阶段逐步实施，首先采用创伤小并且简单的方式临时固定，待局部软组织条件及全身状况允许后，最终选择有效的内固定。

病例 80　后 Pilon 骨折（AGH I 型）

一、病历摘要

患者吕某某，男，47 岁。

主诉：左踝部外伤后肿痛、活动受限 2 周。

现病史：患者 2 周前在上班途中摔倒，伤后即感左踝部疼痛、活动受限，站立不能，逐渐出现踝部肿胀，当时无昏迷、意识障碍，无恶心呕吐，于当地县人民医院就诊，行 X 线检查提示："左踝关节骨折"，予以支具外固定，外用"膏药"治疗。于 3 天前复查 X 线示"左踝关节骨折，断端移位"，为求进一步诊治来我院就诊，以"左踝关节骨折"收入创伤骨科。患者自受伤以来，睡眠饮食、入眠可，大小便正常，体重无明显变化。

既往史：平素身体健康，无高血压病、糖尿病、冠心病等慢性病史，无乙肝病史及其密切接触者，无手术史，无外伤史，无血制品输入史，无过敏史，预防接种史随当地。

个人史：出生地原籍，无外地久居史，无毒物接触史，生活较规律，有吸烟史，已戒烟；偶尔饮酒。

婚育史：24 岁结婚，育有 1 子，配偶及儿子体健。

家族史：父母体健，无家族性遗传病、传染病史。

二、体格检查

T:36.3℃，P:92 次 / 分，R:20 次 / 分，BP:119/67mmHg。左小腿远端、踝部肿胀，压痛，左踝关节活动受限，足背动脉可触及，足趾活动可，末梢血运可，浅感觉无明显减退。

三、辅助检查

左踝关节 X 线：左踝关节骨折，断端移位（病例 80 图 1）。

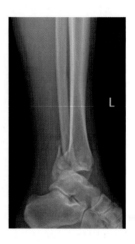

病例 80 图 1　左踝关节骨折，断端移位

四、初步诊断

左侧后 Pilon 骨折（AGH Ⅰ型）

五、鉴别诊断及诊疗计划

1. 鉴别诊断　主要从受伤机制上进行鉴别。

（1）距骨骨折：主要表现为踝关节肿胀、畸形，局部压痛。可伴有踝关节脱位，往往需要行 CT 检查鉴别。

（2）后踝骨折：临床表现与后 Pilon 骨折相似，主要依靠影像检查，一般后踝骨折为撕脱骨折，骨折块影响关节面较小，且一般不累及内踝。

2. 诊疗计划　创伤骨科护理常规，Ⅱ级护理；入院后行常规抽血检查，心电图、胸片、静脉彩超等。入院后继续给予患肢外固定，给予消肿、止痛、抗凝等对症治疗；嘱给予双侧足踝泵治疗，排除手术禁忌，择期手术治疗。

六、治疗过程

入院后完善实验室检查、心电图未见明显异常。X 线示：心肺膈未见明确病变。彩超示：双侧下肢静脉未见明确异常。CT 示：①左侧胫腓骨下端粉碎性骨折累及内外踝，左侧胫距关节半脱位可能；②左踝部软组织肿胀（病例 80 图 2）。

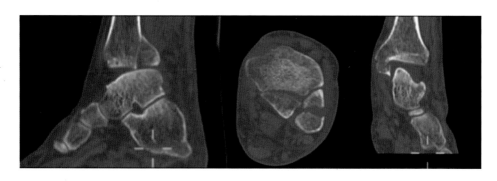

病例 80 图 2　术前 CT 表现

考虑患者左踝关节骨折诊断明确，入院 3 天，行左踝关节骨折切开复位内固定治疗。

手术过程：患者入手术室，三方核对患者信息无误后，行全身麻醉，成功后，取右侧漂浮体位。常规消毒患肢，铺单，执行叫停程序。手术首先取腓骨远端后方弧形切口约 13cm，逐层切开皮肤、皮下组织、深筋膜，外侧显露腓骨远端，见腓骨远端长斜形骨折，短缩、成角移位明显，断端可见骨痂，给予清理骨折断端及骨痂，仍难以复位，再向后显露后踝，见后踝骨折，移位明显，骨折断端有骨痂生长，给予清理骨痂，再取内踝切口，显露骨折断端，见骨折移位，断端有瘢痕组织，给予清理，经松解后再复位腓骨远端，1 枚钛板及 7 枚螺钉固定，再复位后踝，1 枚钛板及 3 枚螺钉固定，再复位内踝，导针临时固定，透视见位置良好，沿导针打入 2 枚 4.0mm×48mm 空心钉，透视见骨折复位良好，内固定物位置良好。生理盐水冲洗、止血、清点无误，内外踝粉碎骨折间隙取下骨痂混合人工骨植骨，逐层关闭手术切口，结束手术。

七、术后复查及最终诊断

术后 X 线片见病例 80 图 3。

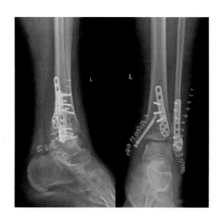

病例 80 图 3　术后 X 线检查

最终诊断：左侧后 Pilon 骨折（AGH Ⅰ型）。

八、随访

患者术后随访，影像相关检查如病例 80 图 4、病例 80 图 5 所示。

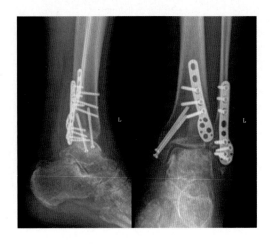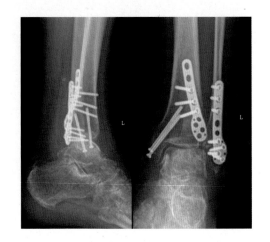

病例 80 图 4　术后 3 周　　　　　　　　病例 80 图 5　术后 8 周

九、心得体会及病例讨论

　　临床上约有 1/5 的后踝骨折骨折线涉及整个后踝冠状面甚至延伸至内踝前丘，其损伤机制无法用 Lauge-Hansen 分型解释，这一特殊类型骨折是介于低能量旋转暴力所致踝关节骨折与高能量垂直暴力所致 Pilon 骨折之间的中间型，被称为后 Pilon 骨折。这类骨折往往有距骨与后踝骨折块向近端移位、关节面部分塌陷等 Pilon 骨折的特点。于三角韧带深层胫距后韧带附着于后踝内侧骨折块，后踝内侧骨折块移位可导致相应韧带功能丧失，引起踝关节不稳定，进而造成距骨向后内侧半脱位。典型的后 Pilon 骨折整个后踝干骺端向内侧移位，正位 X 线片可见胫骨远端内侧缘典型"双廓征"，与侧 X 线片上"台阶征"作为诊断后 Pilon 骨折标准。目前后 Pilon 骨折手术入路仍以为治疗后踝骨折设计的后外侧入路居多，另有后内侧入路和后内侧与后外侧联合入路。鉴于后 Pilon 骨折合并距骨半脱位的发生率很高，用于后踝骨折的拉力螺钉不适合固定后 Pilon 骨折块，因为单纯依靠螺钉难以有效对抗轴向剪切力。因此，需从后侧采用坚强的支撑钢板固定，鼓励早期康复锻炼。

十、主编评述

　　后 Pilon 骨折常合并严重软组织挫伤，骨折特点是当足处于外旋位且踝关节被迫过度跖屈时，距骨体撞击胫骨远端后方所致，由垂直压缩暴力导致、存在压缩或嵌插的后侧骨折块，不同于经典 Pilon 骨折损伤机制所导致胫骨远端骨折严重粉碎。与后踝骨折不同，后 Pilon 骨折往往伴有关节面的塌陷和压缩，所以在复位时先复位塌陷关节面，再复位后外侧骨块、后内侧骨块、外踝骨折块、最后复位内踝骨折块。

病例 81　踝关节骨折（Lauge-Hansen 旋后内收 II 度）

一、病历摘要

患者吴某某，男性，53 岁。

主诉：砸伤致左踝关节疼痛、畸形、流血并活动受限 2.5 小时。

现病史：患者 2.5 小时前在某面粉厂工作时被"面轮铁器"砸伤左踝关节，即感左踝关节疼痛、流血并活动受限，受伤当时无昏迷，无胸闷、呼吸困难，无腹痛、腹泻，无大小便失禁，伤后急来我院就诊，行 X 线检查提示"左踝关节骨折并脱位"并收入创伤骨科。病程中，患者神志清，精神可，未进饮食，大小便未解。

既往史：平素身体体健，否认肝炎、结核等传染病史及其密切接触病史，否认高血压、冠心病及糖尿病史，否认重大外伤及手术史，否认输血史，否认食物及药物过敏史，预防接种史随当地。

个人史：生长于原籍，否认外地及疫区长期居留史，否认毒物接触史。生活较规律，无吸烟、酗酒史，否认其他不良嗜好。

婚育史：23 岁结婚，育有 1 子 1 女，配偶及子女体健。

家族史：父亲因"食管癌"去世，母亲健在，否认家族性遗传病、传染病史。

二、体格检查

T：37 ℃，P：95 次 / 分，R：20 次 / 分，BP：133/85mmHg，身高 165cm，体重 85kg，疼痛评分 4 分，营养评分 0 分，VTE 评分 6 分。一般情况良好，发育正常，体型匀称，营养良好，意识清醒，平卧体位，查体合作。全身皮肤、黏膜无黄染，无皮疹，双侧腹股沟区等浅表淋巴结未及肿大。头部无畸形，眼睑无水肿，巩膜无黄染，双侧瞳孔等大等圆，直径约 3mm，对光反射灵敏，鼻中隔无偏曲，鼻腔无分泌物，口唇红润，咽无充血，扁桃体无肿大，伸舌居中，双耳听力正常，乳突无压痛。颈部无抵抗感，气管居中，甲状腺无肿大，颈静脉无充盈、怒张。胸廓无畸形，胸骨无压痛。双侧呼吸均匀，叩诊两侧清音，呼吸音清，无干湿啰音，无胸膜摩擦音。心前区无异常隆起，无震颤，心界正常，心率 89 次 / 分，心律规则，心音有力，无杂音，无周围血管征。腹部平坦，无胃肠型蠕动波，腹壁柔软，无压痛，无反跳痛，无包块。Murphy's 征阴性，肝脏未触及，脾脏未触及，肝区无叩痛，肾区无叩痛，移动性浊音阴性，肠鸣音约 4 次 / 分，外生殖器、直肠、肛门未查。脊柱无畸形，各椎体未及明显叩压痛，活动自如。

四肢膝腱反射正常，跟腱反射正常，肱二头肌反射正常，肱三头肌反射正常，巴宾斯基征阴性，脑膜刺激征阴性。

专科检查：左踝关节畸形明显，压痛并活动受限，内踝上可见一约 1.5cm 伤口，出血明显，与骨折断端相通，周围挫伤明显，外踝处可见小部分皮肤暗红色，足背动脉搏动可及，末梢血供正常，感觉、运动尚可。

三、辅助检查

左踝关节 X 线：左踝关节骨折并脱位（病例 81 图 1）。

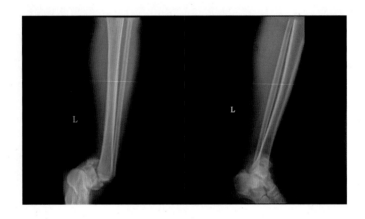

病例 81 图 1　左踝关节骨折并脱位

四、初步诊断

左踝关节开放性骨折并脱位（Lauge-Hansen 旋后内收 II 度）

五、鉴别诊断及诊疗计划

1. 鉴别诊断

（1）Pilon 骨折 Ruedi-Allgower Ⅰ型：经关节面的胫骨远端骨折，仅有较小的移位。严重者出现张力性水疱，局部压痛，关节活动受限，X 线检查可明确。

（2）距骨骨折 Hawkin Ⅰ型：距骨颈无移位骨折，患者出现局部肿胀、疼痛、皮下瘀斑、不能站立行走等临床表现，CT 检查可明确诊断。

2. 诊疗计划　创伤骨科护理常规，Ⅰ级整体护理。入院后急诊行检查，如化验（血常规、血型、凝血常规、肝炎六项、术前三抗体、肝肾功能、尿便常规等），急查心电图等。治疗计划：给予手法复位，排除手术禁忌证后，急诊行手术治疗，给予骨折切开复位内固定术，术后指导患者逐渐行患肢功能锻炼，促进恢复。

六、治疗过程

入院后给予手法复位后复查 X 线示复位成功，考虑患者开放骨折，急症行手术治疗（病例81图2）。

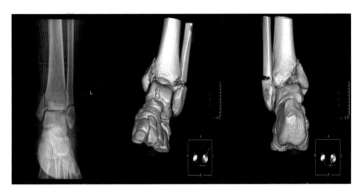

病例81图2　手法复位后影像学检查

　　手术过程：患者入手术室，三方核对患者信息无误后，行全身麻醉，成功后，取仰卧体位，常规消毒铺无菌巾单。手术首先清创，见内踝上方约1cm开放性伤口，周围皮肤脱套，给予清创后缝合伤口，再重新消毒，铺无菌巾单，取外侧切口约10cm，逐层切开皮肤、皮下组织、深筋膜，显露骨折断端，见骨折为横断，移位明显，胫骨前缘外侧撕脱，给予复位腓骨远端，1枚钛板及8枚螺钉固定，再取内侧切口约7cm，逐层切开，显露内踝骨折处，见骨折为垂直，移位明显，断端有3枚粉碎骨折块，累及关节面，给予复位后2枚空心钉固定，再1枚钛板及3枚螺钉固定，透视见骨折复位良好，内固定物位置良好。生理盐水冲洗、止血、清点无误，逐层关闭手术切口，内侧切口放置1枚引流条。

七、术后复查及最终诊断

　　术后X线片见病例81图3。

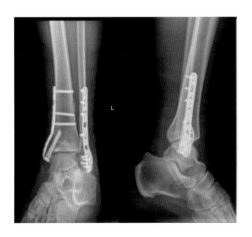

病例81图3　术后X线检查

最终诊断：

左踝关节开放性骨折并脱位（Lauge-Hansen 旋后内收Ⅱ度）

左小腿局部皮肤坏死

八、随访

患者术后随访，影像相关检查如病例 81 图 4 至病例 81 图 6 所示。

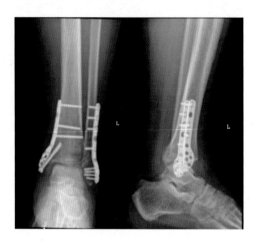

病例 81 图 4　术后 4 周

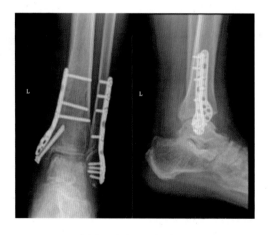

病例 81 图 5　术后 8 周

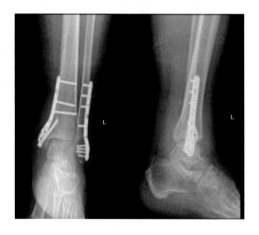

病例 81 图 6　术后 12 周

九、心得体会及病例讨论

旋后内收型Ⅱ度踝关节骨折损伤严重、机制复杂。当足处于中立位，遭受内翻内收应力时，产生了旋后内收型踝关节骨折。应力首先集中在踝关节外侧，作用于踝关节外侧韧带和外踝，暴力增加到一定程度，致使韧带断裂或外踝骨折发生（Ⅰ度损伤）；暴力继续，距骨开始内翻。以踝穴内上角为"支点"，造成胫骨远端内上角关节面、内踝穴软骨下骨骨折、压缩，内踝骨块发生骨折，骨折线呈现"垂直线"样。内踝整体向内、向上移位。踝关节旋后内收Ⅱ度损伤属不稳定骨折，可累及内踝、外踝、踝关节外侧韧带等，为复合损伤。巨大暴力造成踝关节脱位，复位一般是先复位固定腓骨，再固定内踝，术中对踝关节反复冲洗，一旦出现关节感染，治疗十分棘手，开放创面可考虑延期闭合。术后需要定期复查、指导患者功能锻炼，以减少并发症的发生和加速踝关节功能的恢复。

十、主编述评

踝关节骨折中 Lauge-Hansen 分型中旋后内收型比较少见，约占所有踝关节骨折的 5%，在Ⅱ度损伤中，出现内踝的垂直形骨折线，如果踝关节同时背伸则可发生胫骨远端内侧关节面的压缩性骨折，此类骨折的内踝骨折线是垂直形骨折线，因此在选用空心拉力螺钉固定时，如果从内踝尖由内下向外上 45° 斜形打入 2 枚螺钉，则在加压过程中因加压方向与骨折线呈锐角，会导致内踝骨折块向上滑移。即使早期没有出现滑移，在患者逐渐负重活动后，由于骨折块没有垂直骨折线的横向加压作用，也会导致复位丢失，骨折不愈合。在进行内踝骨折固定时，应选择前内侧弧形切口，充分显露踝关节内上角，将内踝骨折块牵开，撬起压缩的关节面，必要时进行结构性植骨，并且将内踝复位后再进行固定。对于骨折线较长或伴有胫骨远端关节面塌陷者，复位后建议使用支撑钢板内固定。

病例 82　踝关节骨折（Lauge-Hansen 旋前外展Ⅲ度）

一、病历摘要

患者李某某，男，20 岁。

主诉：外伤后右踝疼痛、活动受限 1 小时。

现病史：患者 1 小时前小区内跑步时摔倒，感右踝剧烈疼痛，受伤当时无昏迷，无胸闷、心悸，无恶心、呕吐，无大小便异常。伤后被家人送至我院，急诊行 X 线片检查提示：右内踝骨折，右腓骨骨折。建议住院手术治疗，遂收入院。患者自受伤以来，一般情况可，神志清，精神可，未进食水，未解大小便。

既往史：平素身体健康，无乙肝病史及其密切接触者，无手术史，无外伤史，无血制品输入史，无过敏史，预防接种史随当地。

个人史：出生地原籍，无外地久居史，无毒物接触史，生活较规律，吸烟约 20 支 / 天 ×2 年，平时偶尔饮酒。

婚育史：未婚未育。

家族史：父母体健，否认家族性遗传病、传染病史。

二、体格检查

T：36.7℃，P：90 次 / 分，R：18 次 / 分，BP：124/63mmHg，身高 180.8cm，体重 80kg，疼痛评分 2 分，营养评分 0 分，DVT 评分 6 分。一般情况良好，发育正常，体型匀称，营养良好，意识清醒，仰卧体位，查体合作。右踝关节畸形、肿胀明显，右踝关节压痛、叩击痛，可及骨擦音及骨擦感，右足背动脉搏动可及，右足趾活动、感觉可。

三、辅助检查

右踝关节 X 线：右踝关节骨折并脱位（病例 82 图 1）。

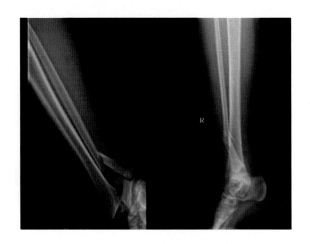

病例 82 图 1　右踝关节骨折并脱位

四、初步诊断

右踝关节骨折（Lauge-Hansen 旋前外展Ⅲ度）

右踝关节脱位

五、鉴别诊断及诊疗计划

1. 鉴别诊断

（1）Pilon 骨折 Ruedi-Allgower Ⅱ型：明显的关节面移位而粉碎程度较小，外伤后踝部肿胀、畸形、不能负重。X 线检查可明确。

（2）距骨骨折 Hawkin Ⅱ型：距骨颈移位骨折，患者有外伤史，多为暴力压伤或高空坠落，受伤部位局部肿胀、畸形、压痛，CT 检查可明确诊断。

2. 诊疗计划　创伤骨科护理常规，Ⅰ级护理。入院后行常规抽血化验、心电图、胸片、双下肢静脉彩超、患肢三维 CT 等，给予患肢冰敷消肿、石膏外固定、卧床期间注意行肌肉收缩、踝部运动功能锻炼，抗凝等治疗，拟排除手术禁忌证，待患肢消肿后行手术治疗。

六、治疗过程

患者入院后完善实验室检查无异常，心电图未见明显异常，完善三维 CT 检查（病例 82 图 2）。

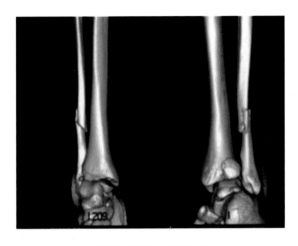

病例 82 图 2 三维 CT

患者诊断右踝关节骨折明确。入院后给予充分消肿、完善检查后给予行踝关节骨折切开复位内固定术。

手术过程：患者入手术室后三方核对患者信息无误，实施全麻复合神经阻滞麻醉成功后手术开始，患肢上止血带，消毒铺巾。首先取小腿外侧切口进入，分离肌肉暴露外踝骨折端，见骨折端斜形骨折，复位后骨折端不稳，垂直骨折线 1 枚拉力螺钉植入，之后用 1/3 解剖接骨板固定，透视见复位满意，之后内踝处纵形切口进入，见内踝横行骨折，用点式复位钳复位，2 枚导针远端穿入，透视见位置满意，遂拧入 2 枚空心拉力螺钉，透视见复位满意，进一步探查三角韧带完整，应力试验下胫腓联合稳定。手术顺利，冲洗缝合，手术结束。

七、术后复查及最终诊断

术后 X 线片见病例 82 图 3。

最终诊断：

右踝关节骨折（Lauge-Hansen 旋前外展Ⅲ度）

右踝关节脱位

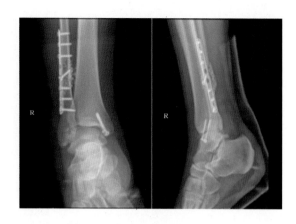

病例 82 图 3　术后 X 线检查

八、随访

患者术后随访，影像相关检查如病例 82 图 4、病例 82 图 5 所示。

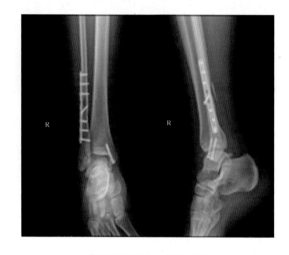

病例 82 图 4　术后 4 周

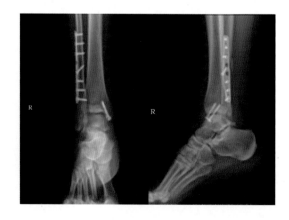

病例 82 图 5　术后 8 周

九、心得体会及病例讨论

完整的骨性结构（内踝、距骨、腓骨远端）以及一系列复杂而坚强的软组织（三角韧带、外侧韧带复合体、下胫腓联合韧带、骨间膜）共同维持着踝关节的稳定性，同时正常的踝部关节面对位及稳定的韧带也保证了关节正常功能，旋前外展Ⅲ度踝关节骨折的损伤机制为足在受伤时处于旋前位，距骨在踝穴内受到强力外展的外力，造成内踝撕脱骨折或三角韧带断裂，下胫腓韧带不全或完全损伤，腓骨骨折。复位顺序一般是固定腓骨，稳定外侧复合体，保持踝关节匹配，之后固定和稳定内踝和内侧复合体结构，最后根据测试的稳定性决定是否固定下胫腓联合。

十、主编评述

旋前外展型踝关节骨折往往伴有较严重的软组织损伤，尤其是合并下胫腓联合的分离，往往需要下胫腓螺钉固定治疗，本例属于较为典型的旋前外展Ⅲ度损伤，并出现了踝关节脱位。术中稳定后内外侧结构。另外结合本病例讨论下胫腓联合固定的必要性，但是现在是否一定要固定下胫腓联合目前仍有争议，大部分学者赞成行 Cotton 试验，如果内外侧结构稳定后下胫腓联合间隙分离超过 3mm，仍建议固定。

病例 83　踝关节骨折（Lauge-Hansen 旋前外旋Ⅳ度）

一、病历摘要

患者赵某，女，32 岁。

主诉：扭伤后右踝部疼痛、活动受限 2 小时。

现病史：患者 2 小时前在自己家中下楼梯时扭伤右踝部，伤后即感右踝部疼痛、活动受限，受伤当时无昏迷，无头痛、头晕，无胸闷、呼吸困难，无恶心、呕吐，伤后就诊于我院，急诊检查后以"右踝关节骨折"收入创伤骨科。患者受伤来精神可，未进食水，未行睡眠，大小便未解。

既往史：平素身体体健，11 个月前行"剖宫产"手术，否认肝炎、结核等传染病史及其密切接触病史，否认高血压及糖尿病史，否认重大外伤及手术史，否认输血史，否认食物及药物过敏史，预防接种史随当地。

个人史：生长于原籍，否认外地及疫区长期居留史，否认毒物接触史。生活较规律，无吸烟、酗酒史，否认其他不良嗜好。

月经史：月经初潮 15 岁，经期 5 ～ 7 天，周期 28 ～ 30 天。经量中等，月经规律。未绝经。

婚育史：24 岁结婚，育有 2 子，家庭和谐，配偶及儿子体健。

家族史：父母体健，否认家族性遗传病、传染病史。

二、体格检查

T：36.3℃，P：98 次 / 分，R：17 次 / 分，BP：133/80mmHg，身高 165cm，体重 62.5kg，疼痛评分 2 分，营养评分 0 分，VTE 评分 4 分。一般情况良好，发育正常，体型匀称，营养良好，意识清醒，平卧体位，查体合作。右踝部肿胀明显，局部压痛并活动受限，足背动脉搏动可及，末梢血供正常，感觉、运动正常。

三、辅助检查

踝关节 X 线：右踝关节骨折（病例 83 图 1）。

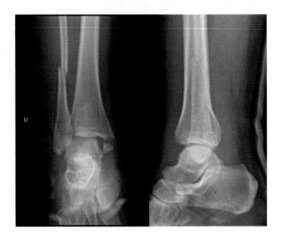

病例 83 图 1　右踝关节骨折

四、初步诊断

右踝关节骨折（Lauge-Hansen 旋前外旋Ⅳ度）

五、鉴别诊断及诊疗计划

1. 鉴别诊断

（1）踝韧带扭伤：患者有外伤史，外踝前下方或下方有疼痛、肿胀，急性期可有瘀斑。做足内翻动作会加重疼痛，做足外翻则可无疼痛。通过 X 线可鉴别。

（2）距骨骨折 Hawkin Ⅲ型：患者外伤后局部疼痛、肿胀。距骨颈移位骨折，伴有距下关节及胫距关节半脱位或全脱位。CT 检查可明确诊断。

2. 诊疗计划　创伤骨科护理常规，Ⅰ级护理。入院后行常规抽血化验，心电图、胸片、踝关节 MRI、双下肢静脉彩超等，给予患肢冰敷消肿、石膏外固定，卧床期间注意行肌肉收缩、踝部运动功能锻炼，抗凝等治疗，排除手术禁忌证，患肢消肿后行手术治疗。

六、治疗过程

患者入院后完善实验室检查无异常，心电图未见明显异常，完善踝磁共振检查（病例 83 图 2）。

患者诊断右踝关节骨折明确。入院后给予充分消肿，完善检查后给予行踝关节骨折切开复位内固定术。

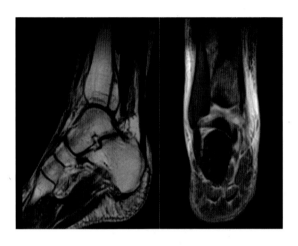

病例 83 图 2 踝磁共振表现

手术过程：三方共同确认手术部位无误后，麻醉成功，仰卧位，消毒铺无菌巾，上止血带。首先外侧腓骨后外侧切开，探查见：腓骨斜形骨折，骨折复位后 7 孔重建锁定钛板固定，再内踝切开，暴露内踝，探查见：内踝骨折，翻转，移位明显，骨折复位后，克氏针固定维持，之后空心钉内固定。固定内踝后，透视见骨折复位满意。复位前钳夹下胫腓，踝关节充分背伸，下胫腓打入 1 枚皮质骨螺丝钉。再后外侧入路，后踝骨折充分复位后，1 枚桡骨远端 T 型锁定板支撑固定。透视见骨折复位满意。手术顺利，麻醉效果好，冲洗后缝合。

七、术后复查及最终诊断

术后 X 线片见病例 83 图 3。

最终诊断：

右踝关节骨折（Lauge-Hansen 旋前外旋Ⅳ度）

右距腓前韧带、胫距韧带损伤

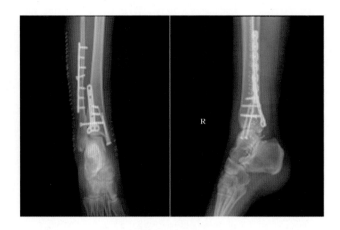

病例 83 图 3 术后 X 线检查

八、随访

患者术后随访，影像相关检查如病例 83 图 4、病例 83 图 5 所示。

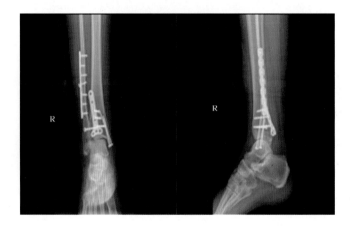

病例 83 图 4 术后 4 周

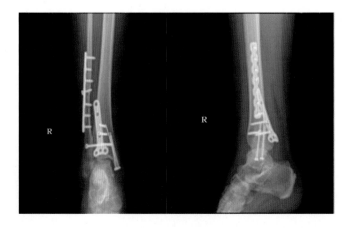

病例 83 图 5 术后 12 周

九、心得体会及病例讨论

旋前外旋型系足处于旋前位再加外旋暴力所致，一般分为4度。Ⅰ度：内踝骨折或三角韧带撕裂；Ⅱ度：第Ⅰ度加下胫腓韧带及骨间韧带断裂；Ⅲ度：第Ⅱ度加骨间膜撕裂和腓骨下方螺旋形骨折（外踝上方6～8cm处）；Ⅳ度：第Ⅲ度加后踝撕脱骨折。此类型骨折有以下几个特点。第一，此类型骨折踝关节周围环破裂，距骨运动轨迹有所改变，如果不行复位固定，可大大增加踝关节创伤性关节炎可能；第二，此类型骨折内踝多数不能愈合，在行重新截断复位固定时内踝最容易截断；第三，内踝的解剖复位能够良好纠正距骨的外侧移位。复位顺序一般为先腓骨，后内踝、后踝。另外Ⅳ度、Ⅲ度合并下胫腓联合损伤，往往需要行下胫腓螺钉固定。

十、主编评述

旋前外旋型踝关节骨折首先损伤踝关节内侧结构，包括内踝骨折或三角韧带断裂，然后依次损伤下胫腓前韧带、腓骨和下胫腓后韧带。此类骨折最主要的特点是内侧结构最先受损，骨折类型相对较简单，腓骨骨折水平常高于下胫腓联合且为粉碎性，常合并下胫腓联合及骨间膜损伤，在生物力学和治疗原则方面比较复杂。旋前外旋型踝关节骨折患者，由于腓骨骨折短缩及向前方移位，首先需要纠正腓骨长度以恢复踝穴的正常匹配关系，其次，内踝也需要复位固定以维持踝穴稳定性。踝关节内、外侧结构得到初步稳定后，一般后踝也能随之复位。另外旋前外旋型常合并下胫腓联合的分离，但是并非所有的下胫腓联合分离都需要手术介入，下胫腓联合固定的手术适应证为外踝及内踝稳定后仍存留下胫腓不稳定，建议稳定三踝后采取拉钩应力试验检测下胫腓联合稳定性，如果试验阳性，建议给予下胫腓螺钉固定。

病例84　踝关节骨折（Lauge-Hansen 旋后外旋Ⅳ度）

一、病历摘要

患者曹某某，女性，50岁。

主诉：左踝扭伤后疼痛、活动受限1小时。

现病史：1小时前患者在运动时扭伤左踝部，感疼痛，不敢行走，无昏迷、意识障碍，无头痛、头晕，无胸闷、心悸、呼吸困难，无恶心、呕吐，伤后被120送往我院，给予行X线、CT检查提示：左内踝、后踝、外踝骨折，移位明显，为行进一步治疗，以"左踝关节骨折"收入我科。患者自受伤来，神志清，精神可，未进食水，未行睡眠，大小便未排。

既往史：平素身体体健，否认肝炎、结核等传染病史及其密切接触病史，否认高血压及糖尿病史，否认重大外伤及手术史，否认输血史，否认食物及药物过敏史，预防接种史随当地。

个人史：出生地原籍，无外地久居史，无毒物接触史，生活较规律，无吸烟史，无饮酒史。

月经史：月经初潮 13 岁，经期 6 天，周期 28 ～ 30 天。经量中等，无痛经，月经规律。未绝经。

婚育史：24 岁结婚，家庭和睦，配偶体健，女儿体健。

家族史：无家族性遗传病、传染病史，无类似病史。

二、体格检查

T：36.5℃，P：72 次 / 分，R：18 次 / 分，BP：140/90mmHg，身高 165cm，体重 65kg，疼痛评分 5 分，营养评分 0 分，DVT 评分 8 分。一般情况良好，发育正常，体型匀称，营养良好，意识清醒，自主体位，查体合作。全身皮肤、黏膜无黄染，无皮疹，双侧腹股沟区等浅表淋巴结未及肿大。头部无畸形，眼睑无水肿，巩膜无黄染，双侧瞳孔等大等圆，直径约 3mm，对光反射灵敏，鼻中隔无偏曲，鼻腔无分泌物，口唇红润，咽无充血，扁桃体无肿大，伸舌居中，双耳听力正常，乳突无压痛。颈部无抵抗感，气管居中，甲状腺无肿大，颈静脉无充盈、怒张。胸廓无畸形，胸骨无压痛。双侧呼吸均匀，叩诊两侧清音，呼吸音清，无干湿啰音，无胸膜摩擦音。心前区无异常隆起，无震颤，心界正常，心率 72 次 / 分，心律规则，心音有力，无杂音，无周围血管征。腹部平坦，无胃肠型蠕动波，腹壁柔软，无压痛，无反跳痛，无包块。Murphy's 征阴性，肝脏未触及，脾脏未触及，肝区无叩痛，肾区无叩痛，移动性浊音阴性，肠鸣音约 4 次 / 分，外生殖器正常，直肠、肛门正常。脊柱无畸形，各椎体未及明显叩压痛，活动自如。四肢肌张力正常，膝腱反射正常，跟腱反射正常，肱二头肌反射正常，肱三头肌反射正常，巴宾斯基征阴性，脑膜刺激征阴性。

专科检查：左踝部肿胀、压痛、畸形，活动受限，足趾活动良好，足背动脉搏动可触及，足趾感觉、活动良好。

三、辅助检查

左踝 X 线：左内踝、后踝、外踝骨折，移位明显（病例 84 图 1）。

四、初步诊断

左踝关节骨折（Lauge-Hansen 旋后外旋Ⅳ度）

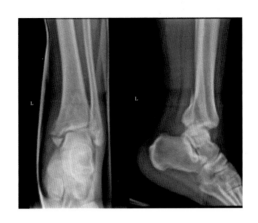

病例 84 图 1　左内踝、后踝、外踝骨折且移位明显

五、鉴别诊断及诊疗计划

1. 鉴别诊断

（1）Pilon 骨折 Ruedi-Allgower Ⅲ型：患者有外伤史，踝部肿胀、畸形、不能负重。关节面粉碎移位及粉碎程度较严重，X 线检查可明确。

（2）距骨后突骨折：踝关节后部压痛，足呈跖屈状，踝关节背伸跖屈均可使疼痛加重，CT 检查可明确诊断。

2. 诊疗计划　创伤骨科护理常规，Ⅰ级护理。完善常规抽血检查、心电图及胸片等检查，进一步行踝关节三维 CT 重建，明确伤情；给予患肢石膏固定，消肿、止痛、抗凝治疗，排除禁忌后择日手术。

六、治疗过程

入院后完善实验室检查、心电图未见明显异常。踝关节 CT 提示内踝、外踝、后踝骨折（病例 84 图 2）。

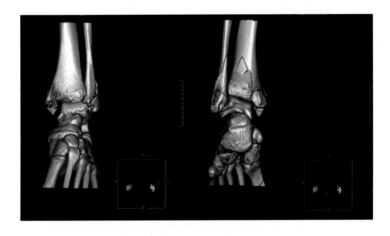

病例 84 图 2　内踝、外踝、后踝骨折

　　考虑踝关节骨折诊断明确，入院 7 天，患肢消肿后行踝关节骨折切开复位内固定治疗。

　　手术过程：患者入手术室后三方核对患者信息无误后，行腰硬联合麻醉，成功后，取漂浮体位，常规消毒铺无菌巾单。手术首先取左小腿后外侧切口，逐层切开皮肤、皮下组织、深筋膜，外侧显露腓骨远端，见腓骨远端大斜形劈裂骨折，累及外踝，下胫腓前韧带撕裂，给予复位腓骨及外踝，首先 1 枚螺钉固定，再 1 枚钛板及 6 枚螺钉固定，再向后显露后踝，见后踝骨折，向后移位，给予牵引、撬拨复位，1 枚钛板及 5 枚螺钉固定，再取内踝处弧形切口约 6cm，逐层切开，见内踝、胫骨远端后内侧粉碎骨折，局部压缩，给予复位骨折块，导针临时固定，透视见位置良好，沿导针打入 3 枚空心钉，再 1 枚普通螺钉固定，透视见内踝间隙仍宽，给予钳夹下胫腓复位，透视见间隙位置恢复正常，1 枚螺钉固定下胫腓，透视见骨折复位良好，内固定物位置良好。生理盐水冲洗、止血、清点无误，内踝粉碎骨折处人工骨植骨，逐层关闭手术切口。

七、术后复查及最终诊断

　　术后 X 线片见病例 84 图 3。

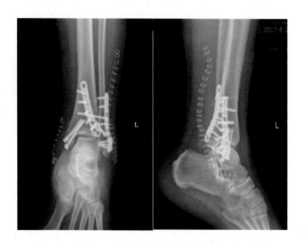

病例 84 图 3　术后 X 线检查

　　最终诊断：踝关节骨折（Lauge-Hansen 旋后外旋Ⅳ度）。

八、随访

　　患者术后随访，影像相关检查如病例 84 图 4 至病例 84 图 6 所示。

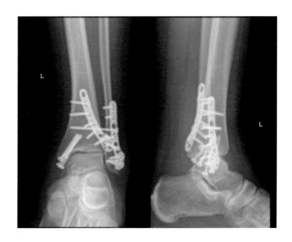

病例 84 图 4　术后 4 周

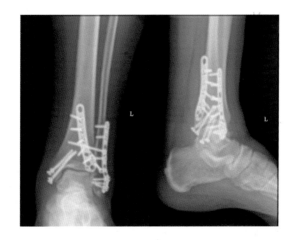

病例 84 图 5　术后 8 周

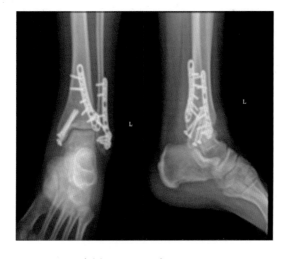

病例 84 图 6　术后 12 周

九、心得体会及病例讨论

踝关节损伤多由旋转及垂直暴力所致，可单独或同时累及内踝、外踝、后踝，以及内外侧副韧带、下胫腓联合韧带等重要组织结构，一旦出现上述损伤，踝穴的稳定性必然遭到不同程度的破坏。旋后外旋这一类型最常见，分4度，足受伤时处于旋后位，距骨受到外旋外力或小腿内侧距骨受到相对外旋外力。距骨在踝穴内以内侧为轴，向外后方旋转，冲击外踝向后移位。造成距腓前韧带损伤－腓骨骨折－距腓后韧带或后踝损伤－内踝骨折或三角韧带损伤。此病例为旋后外旋4度，内、外、后踝、下胫腓均有损伤。分别给予内外后踝及下胫腓固定，8～12周取出下胫腓螺钉。指导患者功能锻炼，恢复踝关节功能。

十、主编评述

旋后外旋型Ⅳ度踝关节骨折是临床最常见的踝关节骨折类型，目前，临床对该疾病内固定的入路路径主要分为外侧＋前侧入路以及后外侧入路两种，对于合并后踝的骨折，更推荐应用后外侧入路，一般认为后踝骨折累及胫距关节面前后径≥25%，且移位≥2mm或台阶≥1mm建议行手术治疗，较小的后踝骨折可以应用空心钉固定，较大的劈裂骨折更建议应用抗滑钢板进行固定。本病例后踝骨折应用外踝钢板固定，匹配良好，几乎不用预弯，是一个比较成功的应用。

参考文献

[1]Rüedi TP, Allgower M.The operative treatment of intra-articular fractures of the lower end of tibia.Clin Orthop, 1979, 138（1）：105

[2]Scalea TM, Boswell SA, Scott JD, et al.External fixation as a bridge to intrame-dullary nailing for pations with multiple injuries and with femur fractures：damage control orthopedics.Trauma, 2000, 48（4）：613-621

[3]衡科，张云坤.后方入路治疗后侧Pilon骨折.江苏医药, 2015，（2）：220-222

[4]Ketz J, Sanders R.Staged posterior tibial plating for the treatment of Orthopaedic Trauma Association 43C2 and 43C3 tibial pilon fractures.J Orthop Trauma, 2012, 26（6）：341-347.doi：10.1097/bot.0b013e318225881a

[5]赵宏谋，张言，胡东，等.支撑钢板与螺钉固定治疗旋后－内收型Ⅱ度踝关

节骨折的比较研究．中国修复重建外科杂志，2017，31（5）：553-558

[6]Jones DA, Cannada LK, Bledsoe JG.Are hook plates advantageous compared to antiglide plates for vertical shear malleolar fractures？Am J Orthop（Belle Mead NJ），2016，45（3）：E98-102

[7]Schottel PC, Berkes MB, Little MT, et al.Comparison of clinical outcome of pronation external rotation versus supination external rotation ankle fractures.Foot Ankle Int，2014，35（4）：353-359

[8]王海洲，陈海云，林强.Lauge-Hansen 分型指导踝关节骨折的诊断及治疗决策．广州中医药大学学报，2012，29（3）：381-384

[9]马信龙．踝关节骨折的损伤机制．中华骨科杂志，2013，33（4）：429-432

[10]王亦璁．骨与关节损伤（第 4 版）．北京：人民卫生出版社，2007：1508

[11]Ao WeiMeng.Observation of the effect of open reduction and internal fixation through posterolateral approach for the treatment of trimalleolar fracture.Contemporary Medical Theories Series，2018，16（2）：44-45

[12]杨根，丁振华，林奕旋，等．旋前型踝关节骨折特殊类型的诊断与治疗．中国矫形外科杂志，2004，12（16）：1270-1271